자세 교정
다이어트

**도움 주신 곳**
의상 에스라티(slatty.co.kr)

자세 바로잡고 몸매 라인까지 예뻐지는 14일 프로그램
# 자세 교정 다이어트

**1판 1쇄 발행** 2014년 5월 30일
**1판 4쇄 발행** 2017년 5월 25일

**지은이** 황상보
**펴낸이** 고병욱

**기획편집2실장** 장선희 **기획편집** 양춘미, 이새봄, 김소정 **외서기획** 엄정빈
**마케팅** 이일권, 김재욱, 이석원, 곽태영, 김은지 **디자인** 공희, 진미나
**제작** 김기창 **관리** 주동은, 조재언, 신현민 **총무** 문준기, 노재경, 송민진

**펴낸곳** 청림Life | **출판등록** 제2010-000315호
**주소** 135-816 서울시 강남구 도산대로38길 11 (논현동 63)
413-120 경기도 파주시 회동길 173 (문발동 518-6번지) 청림아트스페이스
**전화** 02)546-4341 | **팩스** 02)546-8053
**홈페이지** www.chungrim.com | **이메일** Life@chungrim.com
**블로그** chungrimlife.blog.me | **페이스북** www.facebook.com/chungrimLife
**트위터** @chungrimLife

ⓒ 황상보, 2014

이 책은 저작권법에 따라 보호를 받는 저작물이므로 무단 전재와 무단 복제를 금지하며,
이 책 내용의 전부 또는 일부를 이용하려면 반드시 저작권자와 청림Life의 서면 동의를 받아야 합니다.

**포토** 필립 | **모델** 김연진 | **디자인** 디자인그룹 올

ISBN 978-89-97195-49-7 (13510)

*책값은 뒤표지에 있습니다. 잘못된 책은 바꾸어 드립니다.
*청림Life는 청림출판㈜의 논픽션·실용도서 전문 브랜드입니다.

자세 바로잡고 몸매 라인까지
예뻐지는 14일 프로그램

# 자세 교정 다이어트

황상보 지음

청림Life

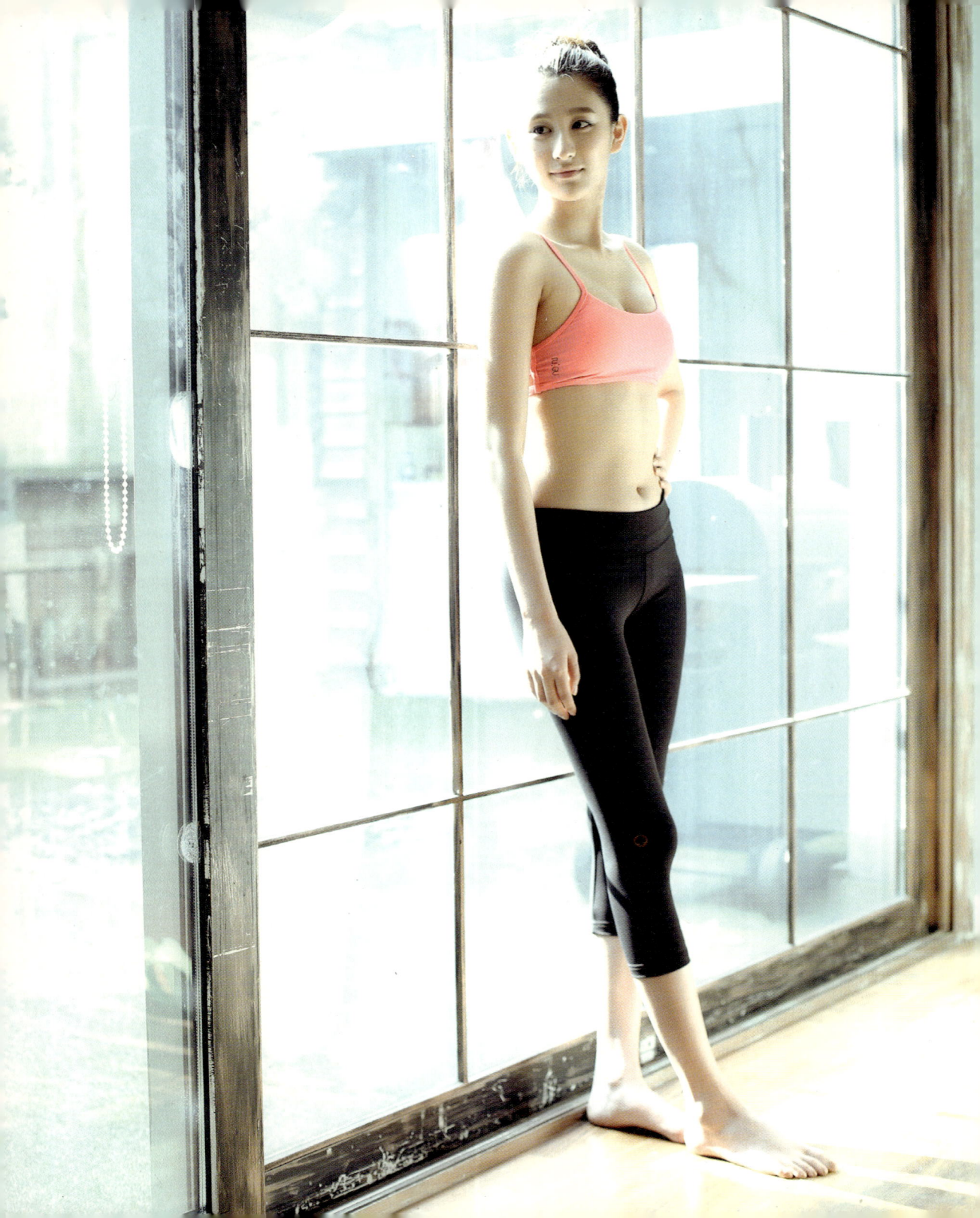

## PROLOGUE

## 자세만 바로잡아도 살이 빠진다

다이어트, 이 단어를 인터넷에서 검색하면 수십 수백 가지의 방식이 등장한다. 하나의 문제에 수많은 해결책이 나열되는 상황이다. 생각하기에 따라서는 그만큼 기술이 발달하면서 해결법이 다양해졌다고 볼 수도 있겠다. 다른 한편으로는 이 방법도 좋다, 저 방법도 좋다는 자기 자랑만이 난무한 상황이다. 근본적인 해결 원리를 제대로 모르기 때문에 중구난방 식의 여러 방식들이 생겨나는 형국인 것이다.

15년이 넘게 수많은 사람들의 비만 콤플렉스를 대하면서 참 각양각색의 다양한 스토리를 만나왔다. 나는 그 다양함 속에서 하나의 공통점을 발견하게 되었다. 그리고 그것이 바로 다이어트 해결의 본질이라는 점이 이 책을 쓰게 된 이유다.

비만 콤플렉스를 해결하기 위해 방문하는 사람들을 보면, 한결같이 전신에 보기 안 좋은 군살이 퉁퉁하게 쌓여 있을 뿐 아니라 동시에 공통적으로 자세가 망가져 목과 등이 구부정하고 좌우 어깨 높낮이가 비뚤어져 안 맞거나 척추가 휘어져 한쪽 허리 라인이 움푹 파여져 있고, 골반이 비틀어져 걸음걸이도 안 좋은 것을 발견하게 된다. 뿐만 아니라 한쪽 발 아치와 발목마저 꺾여 있어 그야말로 전신이 체형 불균형(일명 비뚤어진 몸) 상태이다.

## POSTURE CORRECTION DIET

비만 체형과 동시에 굽은 자세로 인해 상체의 체중을 고르게 하체로 분산시키지 못하게 되어 이를 지탱하는 목(경추), 허리(요추), 무릎(슬관절), 고관절이 심하게 손상된 경우도 대부분이다. 그래서 비만으로 고민하는 사람들은 공통적으로 목, 어깨, 허리 통증과 심하면 팔다리가 찌릿찌릿 저리는 목, 허리 디스크 증상 등으로 고생한다. 목, 어깨, 허리, 무릎, 고관절의 연골이 닳아 없어져 뼈마디가 서로 부딪쳐 관절에서 '뚝뚝' 소리가 나는 것은 말할 것도 없다.

즉 비만과 함께 체형이 심하게 비뚤어지고 왜곡된 몸을 갖고 있는 것이다. 더욱 심각한 문제는 대다수 현대인들이 구부정하게 앉아서 스마트폰이나 컴퓨터를 들여다보는 생활을 주로 하기 때문에 과거와 달리 더욱 빠른 속도로 신체가 비뚤어지게 되고, 그로 인해 몸의 전체적인 균형이 무너지게 되면서 심각한 비만 체형으로 바뀌어가고 있다는 것이다.

다이어트에 실패한 사람들에게는 공통점이 있다. 시작은 창대하나 끝이 흐지부지 허무하다는 점이다. 삼시 세끼를 건강하게 꼭꼭 씹어 섭취해야 하는데 한 끼만 먹어 건강을 해친다든지, 갑자기 운동을 한다고 거창하게 과도한 유산소운동(달리기, 줄넘기 등)을 시작하다 결국 관절을 망가뜨리는 분들이 얼마나 많은지 이 글을 읽는 사람들은 잘 모를 것이다. 정말 많다.

근본적인 것을 해결하지 않았기 때문에 계속 재발되거나 효과를 보지 못하는 것이다. 목표가 없고, 정확한 목표에 맞춘 디테일한 해결 방법이 없기 때문이다. 또한 목적의식 없이 그냥 보기 싫어서 하기에 당연히 실패한다.

자세 교정 다이어트는 족부와 다리, 골반, 척추, 경추(목)까지 전신의 비틀어지고 구부러진 체형을 균형 잡히도록 바르게 세워줘 다이어트에 가장 핵심이 되는 순환을 원활하게 만들어준다. 즉 틀어진 체형을 근본적으로 바로잡아 순환을 원활하게 해줘, 신체에 쌓인 각종 노폐물과 지방 덩어리, 몸의 부기를 빼준다. 여간해서는 잘 빠지지 않는 전신의 군살, 노폐물과 지방 덩어리, 셀룰라이트를 최대한 제거해준다. 교정 후 온몸이 가볍고 활동적이며 날씬한 체형이 만들어지는 것이다.

자세 교정 다이어트 운동은 우리 몸의 자생력을 이용한 안전한 방식인 동시에 몸의 균형을 잡아줘 건강하고 탄력 있는 몸매를 완성시키는 방법이다. 신체의 균형과 신진대사 활동, 순환 활동을 원활하게 만들어 군살을 제거하는 이상적인 자생 방법이다. 소중한 내 자식에게도 아낌없이 권할 수 있을 만큼 안전하고 근본적인 방법이 자세 교정 다이어트 운동법이다. 단순히 살만 빼자는 일시적인 생각보다는 자세 교정 다이어트를 통해 아름다운 체형 라인과 함께 건강함을 동시에 얻겠다는 근본적인 생각을 가지고 꾸준히 임하길 바란다. 모쪼록 이 글을 읽는 모든 분들(특히 여성분들)은 14일이라는 인생에서 참 짧은 기간을 아낌없이 투자해보길 권해드린다.

마지막으로 인간은 언젠가 죽는다. 어떻게 죽느냐가 문제라고 볼 때, 이 글을 읽는 모든 독자 분들이 여든 살이 넘어서도 균형 잡힌 몸매와 건강한 관절을 얻기를 진심으로 기원한다.

2014년 4월 황상보

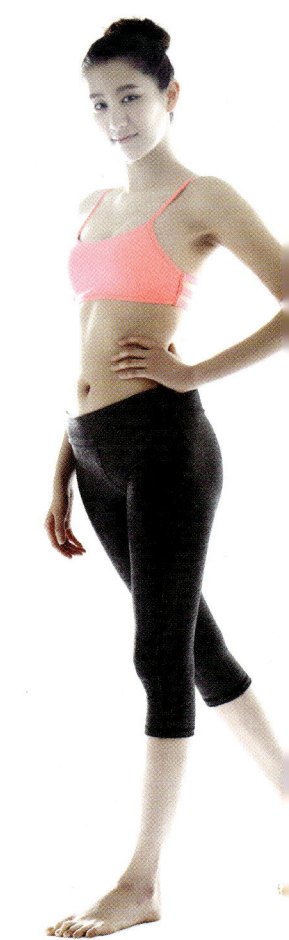

# HOW TO
## 이 책의 사용법

**운동 명칭**
주요 동작의 움직임을
운동명으로 적었다.

**포인트**
운동 중에 명심해야 할
부분을 설명하였다.

**운동 일차**
총 14일로 구성하였다.

**운동 설명**
어떻게 동작을 따라 하면
되는지 설명하였다.

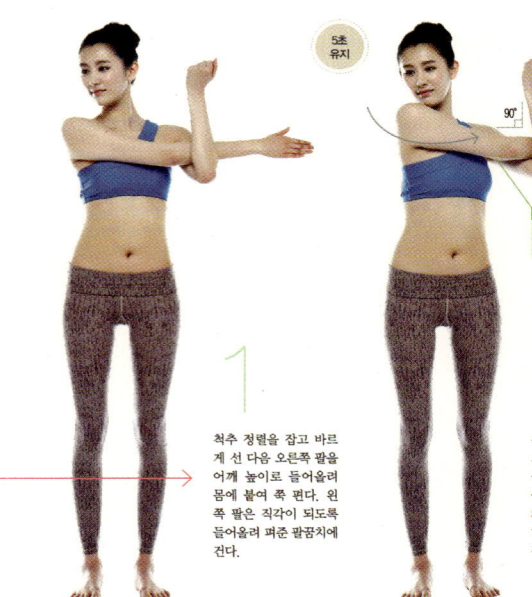

DAY 01 어깨 빼기

5초 유지

POINT
편 팔을 구부려서는 안 된다.

1
척추 정렬을 잡고 바르게 선 다음 오른쪽 팔을 어깨 높이로 들어올려 몸에 붙여 쭉 편다. 왼쪽 팔은 직각이 되도록 들어올려 펴준 팔꿈치에 건다.

2
왼팔로 오른팔을 몸 쪽으로 잡아당기면서 몸통을 왼쪽으로 최대한 틀어준다. 동작 완성 시 5초간 멈췄다가 원위치 하고 팔 바꿔 똑같은 동작을 반복해준다.

PART 02 14일 자세 교정 다이어트

**운동 목표**
운동으로 기대할 수 있는 효과를 의미한다.

**운동 횟수**
동작마다 몇 회를 해야 하는지 적었다.

★ 운동 횟수는 잘 안 되는 방향과 잘되는 방향을 2 : 1의 비율로 실시한다. 예를 들면, 오른쪽 다리로 했을 때는 잘되는데 왼쪽 다리로 바꿔서 했을 때 힘들다면, 왼쪽은 30회 오른쪽은 15회를 한다. 잘 안 되는 방향은 문제가 있다는 표시이므로 운동을 더 많이 해줘야 교정이 되기 때문이다. 그리고 전체적으로 운동이 쉬운 사람은 책에 적혀 있는 운동 횟수를 기본(하)으로 해서 상·중·하 단계로 나눠서 실시한다. 예를 들면 운동 강도를 세게 하고 싶으면(상) 운동 횟수를 3배로 늘려서 실시한다. 중간 정도 강도로 하고 싶으면(중) 2배의 횟수로 늘린다. 약하게 하고 싶으면(하) 책에서 정한 횟수대로 따라 하면 된다.

들어지고 뻣뻣해진 어깨 근육과 등 근육, 척추 근육을 개운하게 풀어준다.

1세트 좌우 10개,
2세트 반복(총 20개)

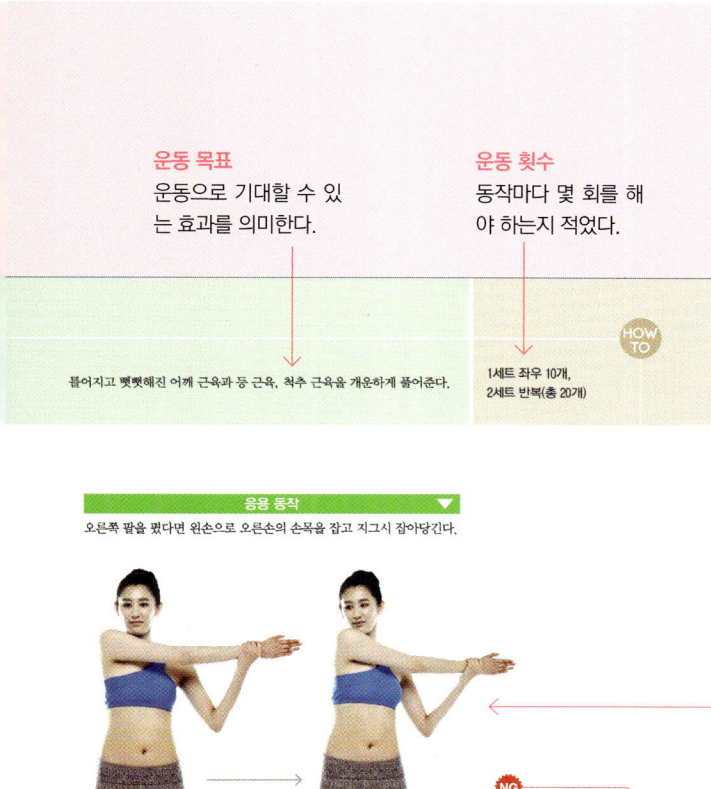

**응용 동작**
좀 더 쉽게 또는 좀 더 효과 있는 동작을 설명하였다.

**NG 동작**
운동 중에 자주 틀리는 부분을 설명하였다.

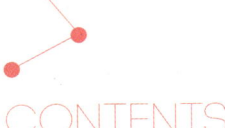

# CONTENTS

머리말 — 5
이 책의 사용법 — 8

## PART 01
## 자세 교정 다이어트란 무엇인가

자세를 교정해야 아름다운 라인이 살아난다 — 16
자세 교정 다이어트의 뛰어난 효과 — 19
체형을 망가뜨리는 생활 속 불량 자세 — 22
바른 자세 체크리스트 — 27
내 몸 상태 알아보기 — 30
몸매를 돋보이게 만드는 바른 자세 — 37
자세 교정 다이어트, 제대로 하기 — 44
칼럼: 바른 걸음걸이가 예쁜 체형을 만든다 — 47
자세 교정 다이어트 후 이렇게 달라졌어요 — 48

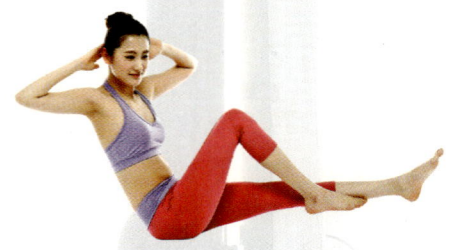

## PART 02
## 14일 자세 교정 다이어트

DAY 01 기초 관절 풀기 운동 — 62
DAY 02 기초 근육 풀기 운동 — 70
DAY 03 굽은 등, 굽은 허리 교정 운동 1 — 78
DAY 04 굽은 등, 굽은 허리 교정 운동 2 — 86
DAY 05 굽은 어깨 교정 운동 — 94
DAY 06 비뚤어진 등 라인, 휘어진 척추 교정 운동 — 102
DAY 07 비뚤어진 허리 라인, 골반 교정 운동 — 110
DAY 08 어깨, 팔, 겨드랑이 군살 제거, 탄력 강화 운동 — 118
DAY 09 등 군살 제거, 탄력 강화 운동 — 126
DAY 10 옆구리 군살 제거, 골반 코어 강화 운동 — 134
DAY 11 복부 군살 제거, 골반 탄력 강화 운동 — 142
DAY 12 엉덩이, 허벅지 군살 제거, 하체 탄력 강화 운동 — 150
DAY 13 상하체 자세 교정, 골반 심부 코어 강화 운동 1 — 158
DAY 14 상하체 자세 교정, 골반 심부 코어 강화 운동 2 — 166

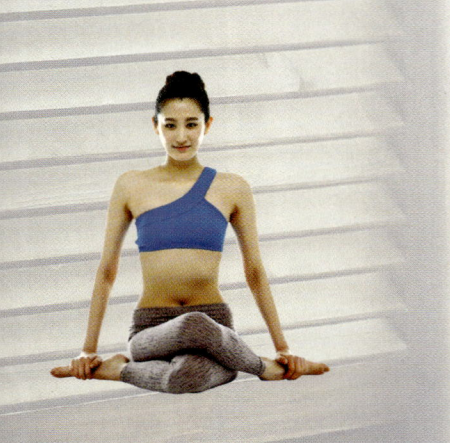

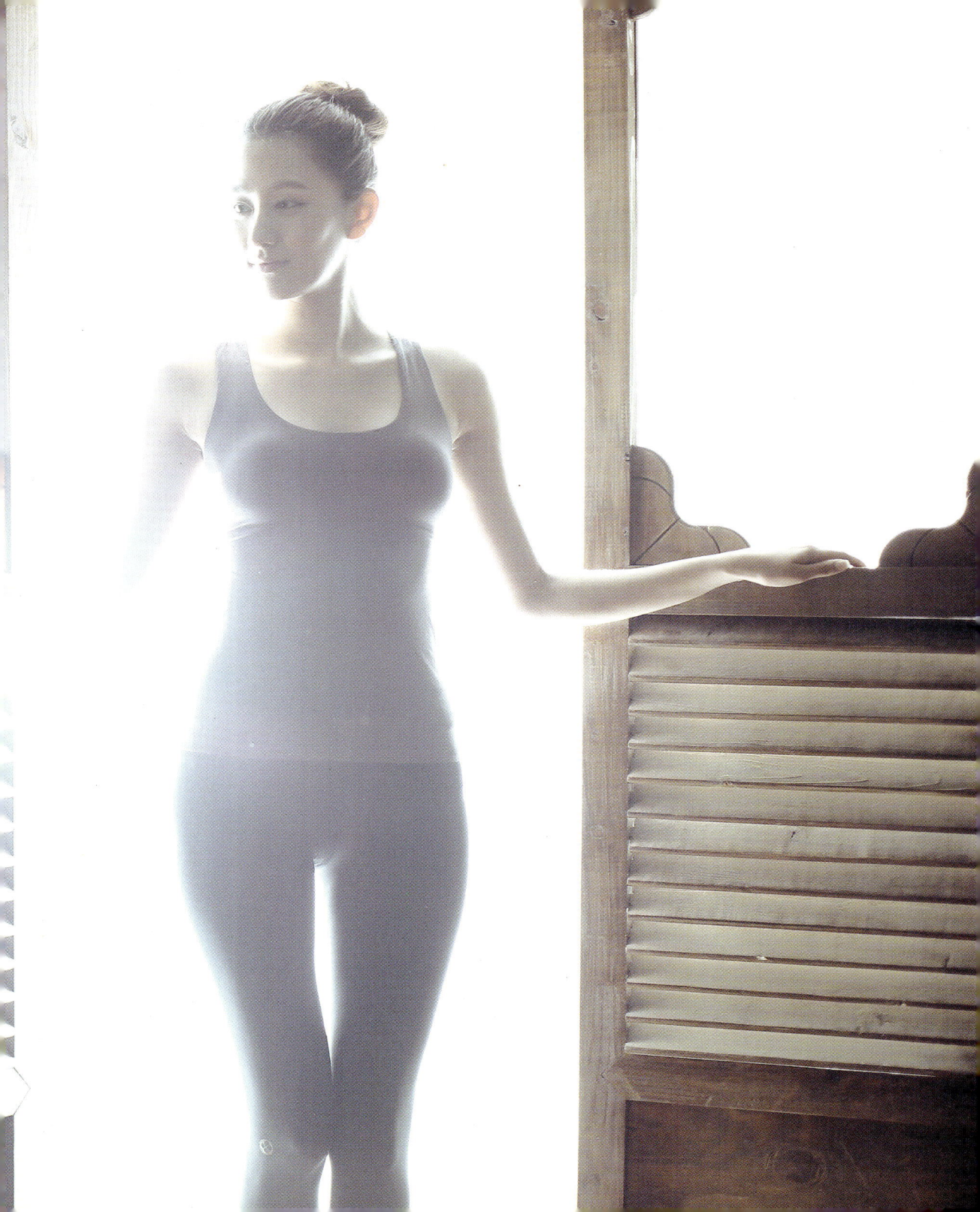

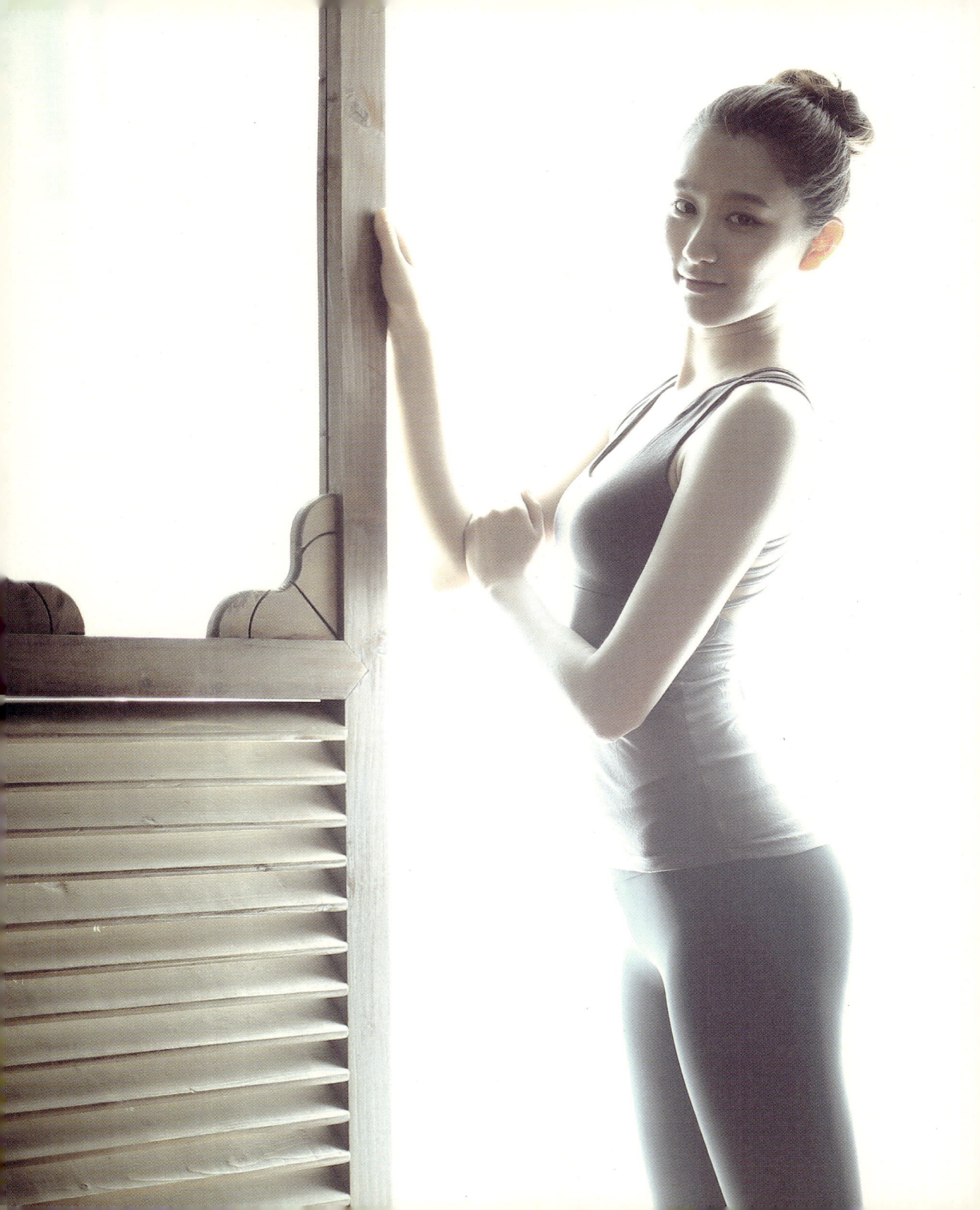

## PART 03
### 생활 속 자세 교정 다이어트

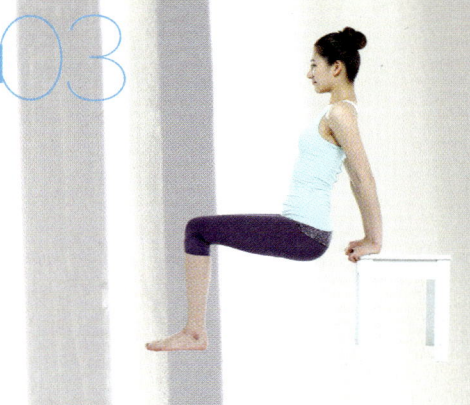

- **LIFE 01** 복사기 앞에서 — 176
- **LIFE 02** 사무실에서 — 184
- **LIFE 03** 침대에서 — 192
- **LIFE 04** 거실에서 — 198
- **LIFE 05** 욕실에서 — 206

## PART 04
### 고민 부위별 자세 교정 운동

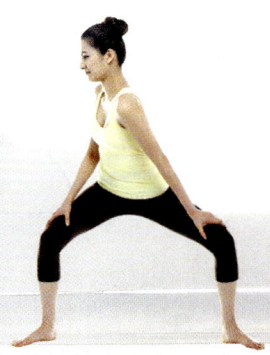

- **PROBLEM 01** 좌우 비대칭, 비뚤어진 목 라인 교정 운동 — 218
- **PROBLEM 02** 자글자글 목주름 제거 운동 — 226
- **PROBLEM 03** 좁은 어깨 넓게 만드는 어깨 교정 운동 — 230
- **PROBLEM 04** 좌우 비대칭, 짝짝이 어깨 라인 교정 운동 — 238
- **PROBLEM 05** 한쪽 등이 더욱 튀어나온 비틀어진 등 & 짝가슴 교정 운동 — 244
- **PROBLEM 06** 돌출된 아랫배, 곧고 판판하게 펴주는 탄력 운동 — 252

## PART 05
### 명품 웨딩드레스 뒤태 만들기

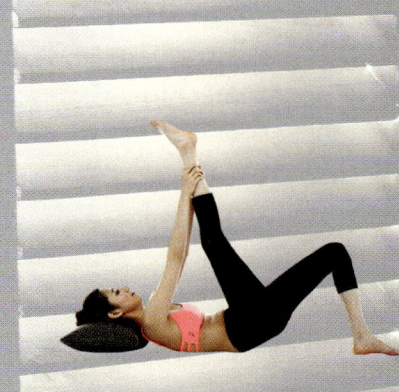

- 결혼식의 하이라이트는 웨딩드레스 자태 — 258
- **3WEEK** 전신 교정 다이어트 심부 코어 근육 스트레칭 연속 운동 01~13 — 260
- **칼럼** 각질 제거보다 자세 교정이 우선이다 — 286

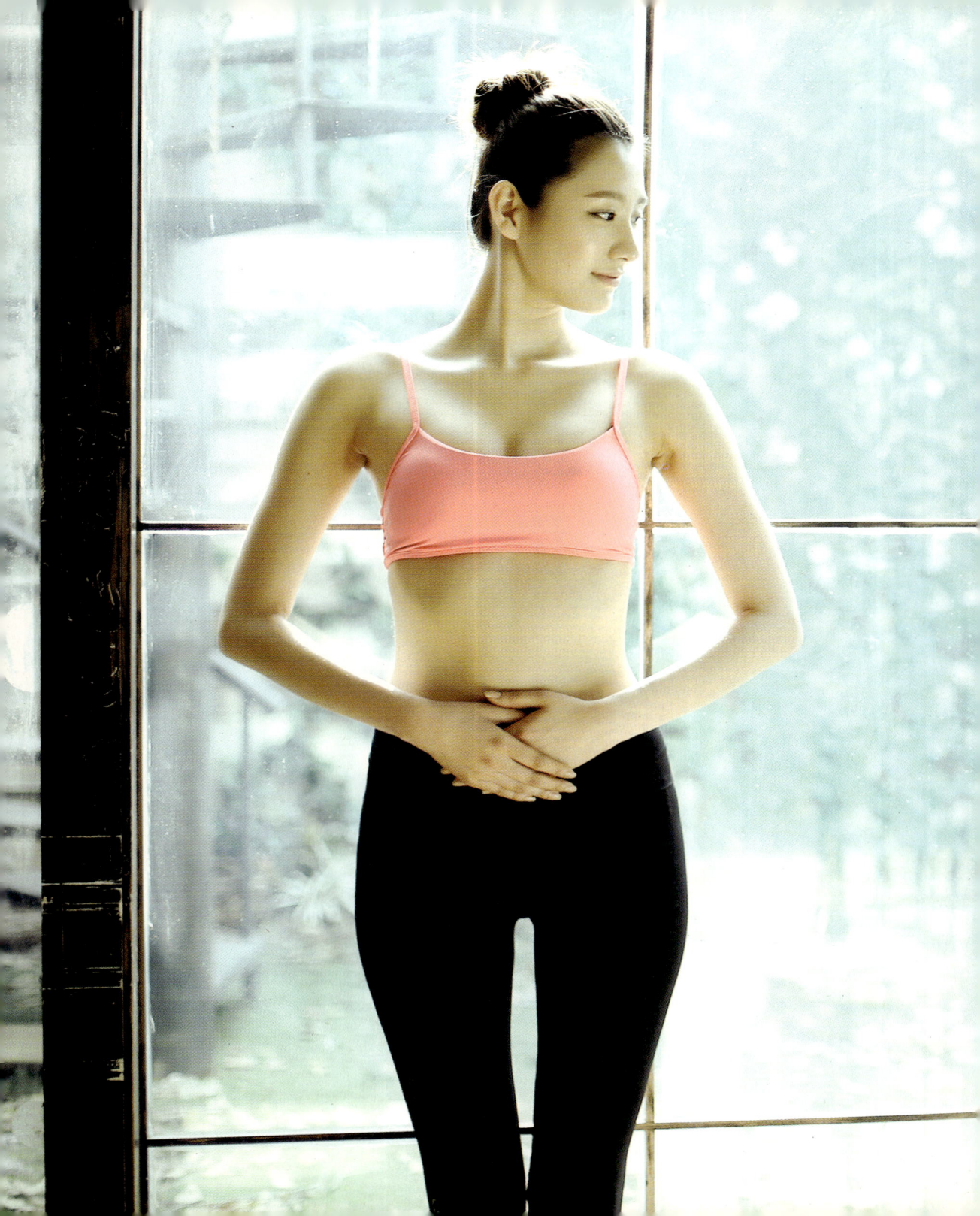

# PART 1
# 자세 교정 다이어트란 무엇인가

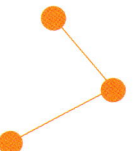

사람의 인상은 단 4초 내에 결정된다고 한다. 자신감 넘치는 사람은 자세부터가 다르다. 한 연구에 의하면 미인은 좌우 균형감이 뛰어난 사람이라고 한다. 얼굴과 몸이 어딘가 비뚤어진 사람은 좋은 인상을 주지 못한다. 귀와 고관절이 일직선이 되는 균형 잡힌 자세는 전체 인상을 좋게 만들 뿐 아니라 전신 순환을 촉진시켜 군살도 덜 쌓이게 한다. 평생 유지되는 다이어트 방법, 바로 자세 교정에서부터 시작되어야 한다.

# 01

## 자세를 교정해야 아름다운 라인이 살아난다

BASIC

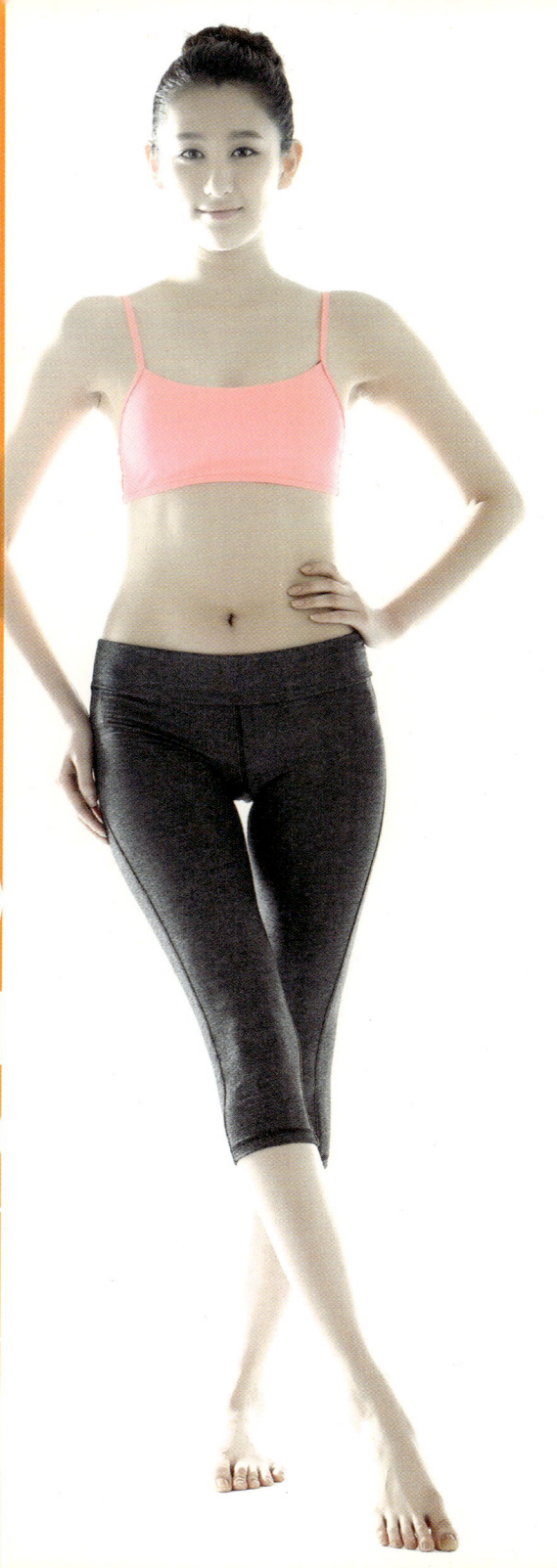

### 굽은 자세는 온몸에 군살이 쌓이게 만든다

요즘 스마트폰을 사용하는 사람들의 모습을 보면 정말 걱정이 된다. 평소 무심코 구부정하게 웅크리고 잘 움직이지도 않고 목을 앞으로 쭉 뺀 채 스마트폰을 들여다보는 거북목, 굽은 등 자세는 정상적인 곧은 체형(바른 자세)을 심하게 망가뜨리기 때문이다. 동시에 척추와 골반을 휘어지고 비틀어지게 만들어 척추측만증(척추 휘어짐)과 골반 틀어짐으로 인한 2센티미터 이상의 좌우 다리 길이 차이 증상을 불러와 걸음걸이가 불균형해지고 심하면 목, 허리 디스크 통증까지 겪게 된다. 더욱이 구부정한 자세에서 양발까지 크로스하고 있으면 다리와 발목까지 꺾여 그야말로 목부터 척추, 골반, 다리, 발까지 전신이 구부러지고 비뚤어지게 된다.

문제는 여기서 그치지 않는다. 이처럼 자세가 심각하게 구부러지고 비틀어지면 목, 어깨, 등 근육 전체가 돌처럼 굳어버리고 엉덩이와 허벅지 근육이 심하게 짓눌리기 때문에 노폐물과 체내 독소 등이 원활히 순환이 안 되어 배출되지 않고 신체 곳곳에 쌓인다. 그러면 목덜미(경추), 등(흉추) 전체, 복부(요추), 엉덩이(골반)와 허벅지(하체) 등 상체와 하체 전신에 과도한 지방과 노폐물이 집중적으로 축적되어 통통한 군살이 보기 안 좋게 덕지덕지 붙게 된다.

또 혈액, 림프액 등도 제대로 상체와 하체를 콸콸 흐르지 못하여 체내 독소로 변하고 이는 전신의 피로감과 통증을 유발시킨다.

### 왜 자세가 곧게 펴지면 군살이 없어질까?

그와 반대로, 귀와 고관절이 일직선이 되는 반듯한 체형(바른 자세), 즉 중립 자세(NEUTAL POSITION)에서는 척추가 곧고 탄탄하게 펴지고 골반의 좌우, 전후 균형이 잡혀 순환작용이 원활하게 일어나 손발이 차갑지 않고 다리 또한 쉽게 붓지 않게 된다.

곧은 자세를 습관화하면 눈에는 잘 보이지 않지만 전체적인 인상을 결정하는 목덜미, 등과 겨드랑이의 탄력 없이 축 처진 군살과 복부, 옆구리, 허벅지의 퉁퉁하고 축 처진 부기들이 놀라울 정도로 정돈되어 맵시 있는 라인을 갖게 된다. 즉 전신이 군살 없이 날씬한 체형이 되어 라인이 살아 보이게 된다.

결론적으로 곧은 체형은 군살 없이 슬림한 체형 라인에 가장 중요한 핵심요소라 할 수 있다.

자세를 교정해야 아름다운 라인이 살아난다. 이 원리를 알면 왜 전지현, 김연아의 곧고 반듯한 자세가 그토록 눈부시게 시선을 사로잡는지 이해가 될 것이다.

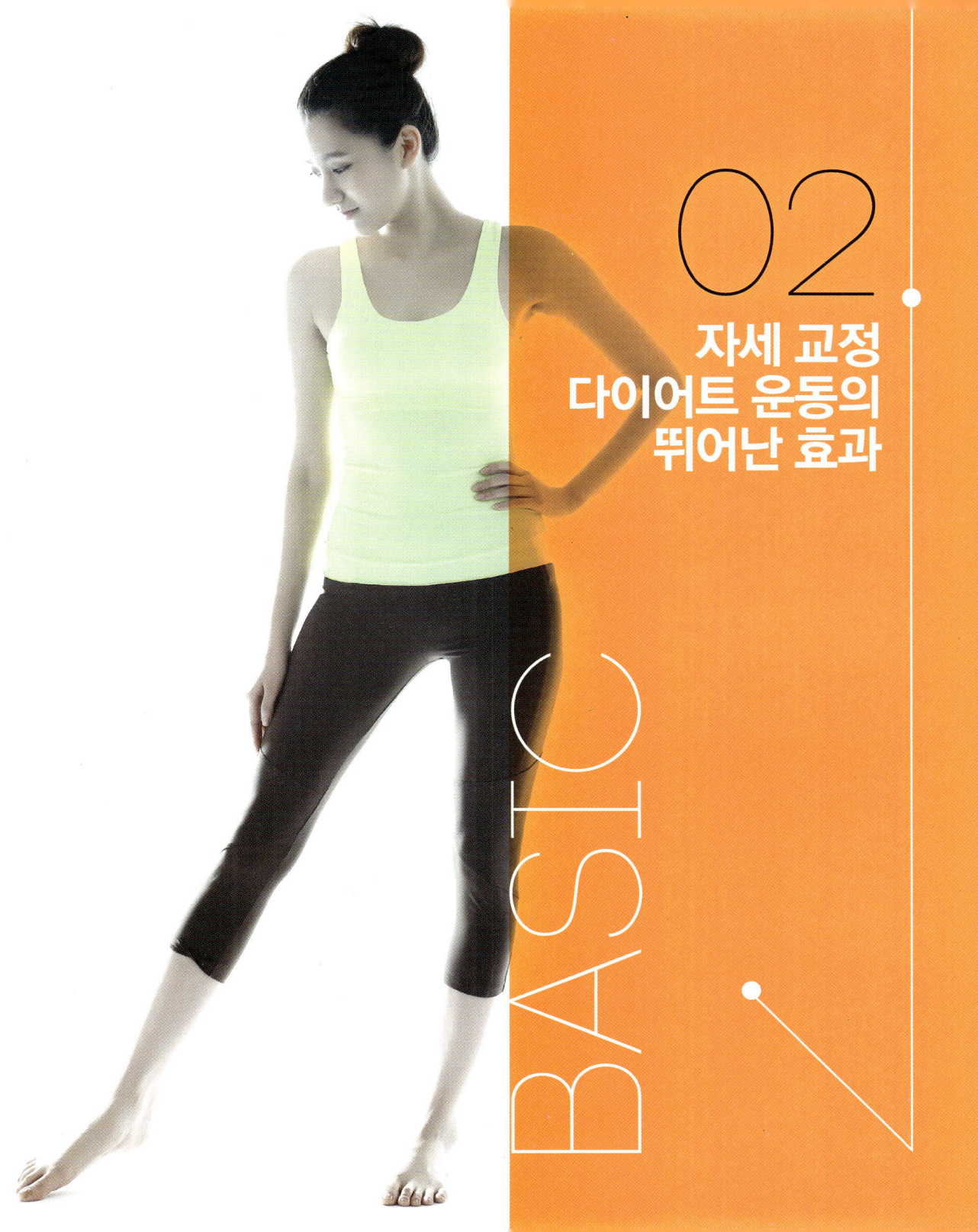

# 02
## 자세 교정 다이어트 운동의 뛰어난 효과

BASIC

수없이 다이어트를 시도해보고도 실패하는 사람들에게는 공통적인 특징이 있다. 대부분 갑자기 식사량을 확 줄이거나 몸에 무리가 될 정도로 갑작스럽게 유산소운동을 심하게 하는 것이다.

건강을 해치고, 관절까지 손상시키는 이런 다이어트 방법으로 설령 운 좋게 몇 킬로그램을 뺏다 해도 자세가 바르지 않고 몸이 틀어져 있으면 순환장애로 인해 곧 군살이 생기는 요요현상이 일어나는 것이 전형적인 패턴이다. 자세가 바르지 않으면 심지어 지방 흡입 수술을 해도 다시 살이 찐다. 위 절제 수술을 한 사람조차 다시 위가 늘어나며 살이 쪘다고 고민하는 것을 인터넷을 통해 수없이 볼 수 있다. 전신 순환 개선을 통한 근본적인 군살 생성 원인의 제거 없이는 어떤 다이어트도 소용없다는 것을 알려주는 증거이다.

저자는 15년간 수많은 다이어트 실패자들을 보면서 관절에 무리가 가지 않으면서 탄력적인 몸매를 만들어주는 동시에 전신의 균형을 맞춰주는 '자세 교정 다이어트 운동법'이야말로 최적의 다이어트 방법이라고 자부하게 되었다.

모든 문제는 악순환의 고리가 반복되지 않게 끊어야, 즉 발생 원인을 없애야 근본적인 해결책이다. 그래야 재발이 되지 않는다. 자세가 좋지 않으면 구부러진 척추와 골반 관절에 붙어 있는 근육이 꼬이면서 체형이 틀어지고 그러면 순환이 안 돼 전신에 군살과 노폐물이 쌓이게 된다. 자세 교정 다이어트는 이러한 틀어진 관절과 근육을 펴주어 곧고 균형 잡힌 체형으로 만들어준다. 신체의 노폐물 배출, 체내 독소 제거로 날씬한 몸매와 살 빼기 좋은 체질로 변화시키는 것이다. 또한 근육을 탄력 있게 만들어 뒤태가 탄탄해 보이고 슬림한 체형 라인을 갖도록 도와준다. 무엇보다 틀어진 체형으로 인해 생기는 근본적인 군살 발생 원인을 해결해

주기 때문에 재발 없는 탁월한 효과를 얻는 것이 가장 큰 장점이다.

## 자세 교정 다이어트의 장점

1. 체형이 틀어지면서 관절에 붙어 있는 근육이 꼬인 것을 교정시켜, 슬림한 몸매와 살 빼기 좋은 체질로 변화시킨다(체형 꼬임 교정 효과).
2. 신체 순환이 원활해지면서 군살 제거, 부기 제거 효과가 탁월하다.
3. 노폐물 배출, 체내 독소 제거 효과가 뛰어나 피부까지 빛나게 된다.
4. 나이에 비해 훨씬 젊어 보이고 활력이 넘치게 된다.
5. 척추와 골반이 휘어지거나 틀어지지 않은 곧고 균형 잡힌 체형을 갖게 된다. 그러면 전신의 군살이 제거되어 체형 라인(등, 옆구리, 허리, 골반 라인)이 더욱 돋보이게 된다(구부러진 자세에서 군살만 빠지면 여전히 체형 라인은 울퉁불퉁하다).
6. 자세가 곧게 펴지면서 키가 커진다.
7. 척추·골반 코어 근육이 탄탄해져 체형이 쉽게 틀어지거나 구부러지지 않는다.
8. 나이 들어서도 관절 통증에 시달리지 않게 된다.

즉 자세 교정 다이어트는 탁월한 체중 감량·군살 제거 효과와 균형 잡힌 몸매, 체형 교정 효과라는 두 마리 토끼를 동시에 잡게 해준다.

# 03

## 체형을 망가뜨리는 생활 속 불량 자세

BASIC

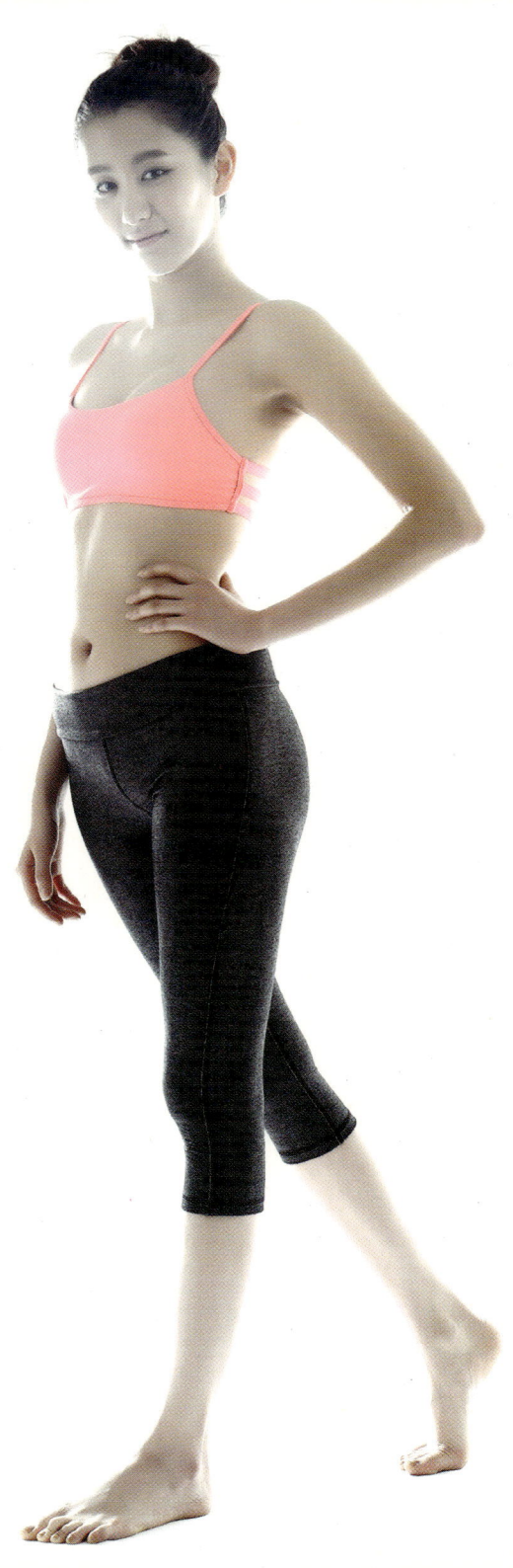

### 불량 자세는 체내에 독소가 쌓이게 만든다

왜 컴퓨터로 업무를 보는 사무직 종사자들과 고시생들에게서 목, 어깨, 등, 다리 전체가 퉁퉁해지고 탄력이 없어지는 증상이 많이 나타날까? 왜 다리를 꼬면 고관절(골반과 연결된 다리 부위)과 허벅지, 엉덩이에 군살이 쌓이게 될까?

모두 잘못된 자세 습관 때문이다. 잘못된 자세 습관은 척추와 골반이 틀어지지 않도록 지탱해주는 코어 근육(심부 근육)의 자생력을 망가뜨린다. 처음에 몇 번 다리를 꼬는 것은 괜찮다. 척추와 골반을 감싸고 지탱하는 등, 허리, 복근, 엉덩이, 허벅지 근육의 탄성이 원래의 자리로 회복되도록 만드는 자생력을 갖고 있기 때문이다. 하지만 장시간 한 자세로 웅크린 채 다리를 꼬거나 비딱하게 기대어 앉는 불량자세 습관을 계속하다 보면 근육의 자생력이 망가져, 원래의 균형 잡힌 척추와 골반 위치로 되돌아오지 못하게 된다. 마치 늘어진 엿가락같이 변형되는 것이다.

자생력을 잃은 굽고 비틀린 체형에서는 척추와 골반 관절에 붙어 있는 근육이 꼬이면서 신체의 노폐물이 제대로 배출되지 않아 체내 독소가 전신에 쌓이게 된다. 즉 살찌기 좋은 체질로 변하는 것이다. 따라서 평소 무심코 하는 다리 꼬기, 옆으로 눕기, 기대어 서 있기 등의 불량 자세 습관을 즉시 중지해야 한다. 사소한 습관이 몸매를 망가뜨린다. 평소 다음의 불량 자세를 무심코 습관적으로 하지 않도록 주의해야 한다.

## 불량 자세 · 앉는 자세

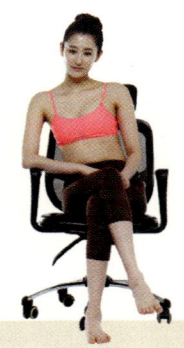
다리 꼬고 앉기

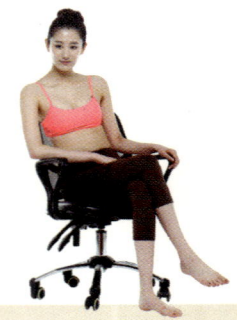
의자 팔걸이에 비딱하게 기대어 앉기

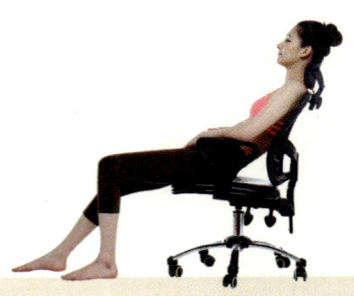
앞으로 엉덩이 쭉 빼고 등받이에 목 기대 걸터앉기

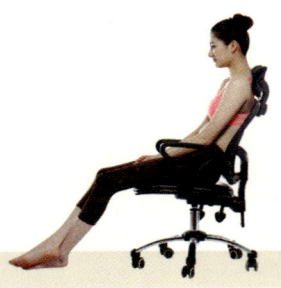
발 크로스하고 앉기

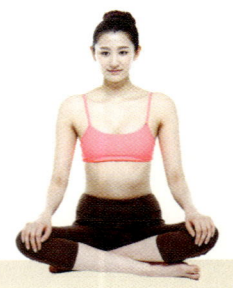
양반다리로 앉기

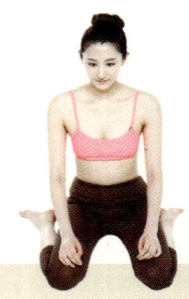
W자 다리 앉기

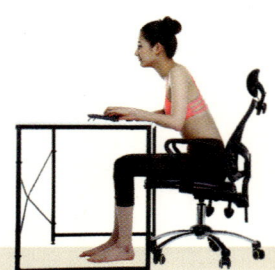
책상에서 목을 앞으로 쭉 뺀 채 컴퓨터나 책을 들여다보는 거북목 자세

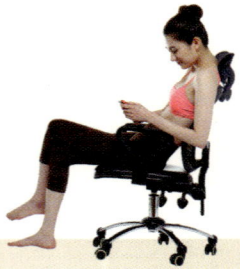
전철 등에서 앉아 스마트폰, 태블릿 PC, 책 등을 고개 숙이고 보기

**최악의 경우!**

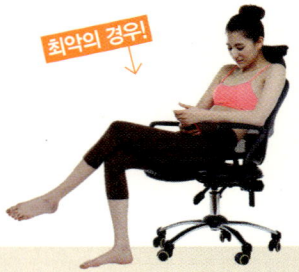
다리 꼬고 의자 팔걸이에 기대어 고개 숙이고 목을 쭉 뺀 채 스마트폰 들여다보는 자세

## 불량 자세 · 서 있는 자세

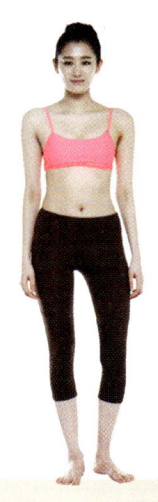

짝다리 습관

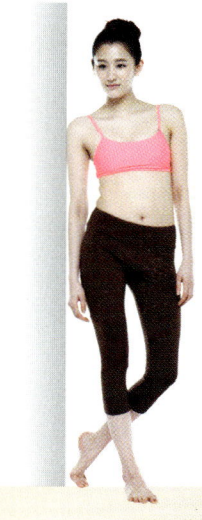

발목을 교차시키고 벽에 기대기

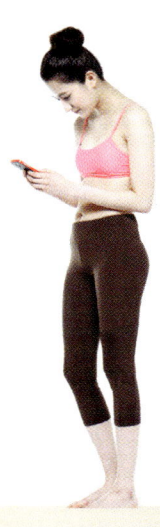

서서 목을 앞으로 빼 구부정하게 스마트폰 들여다보기

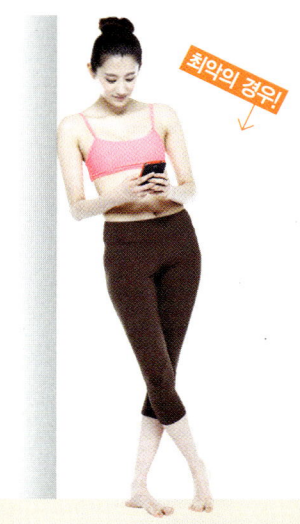

최악의 경우!

발 교차시키고 벽에 기대어 고개 숙이고 스마트폰을 들여다보는 자세

## 불량 자세 · 걷는 자세

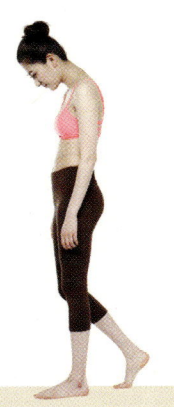

고객 숙이고 땅 보며 걷기

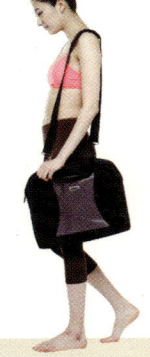

한쪽 어깨에만 가방 메고 걷기

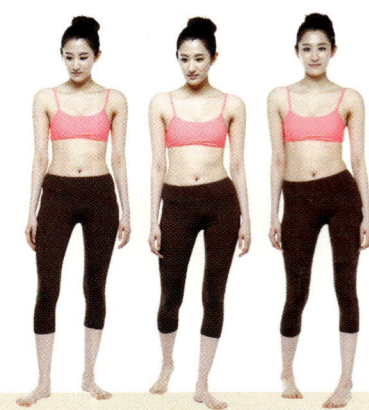

팔자걸음, 터벅걸음, 안짱걸음

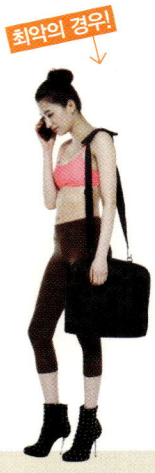

최악의 경우!

스마트폰을 귀에 대고, 무거운 가방을 어깨에 메고, 하이힐 신고 걷기

## 불량 자세 · 누워 있는 자세

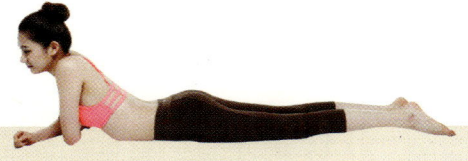

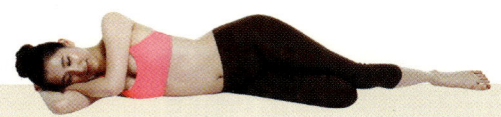

엎드려 있기

옆으로 누워 있기

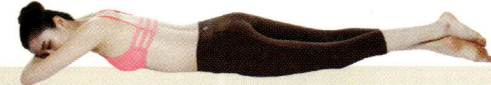

발 크로스하고 엎드려 눕기

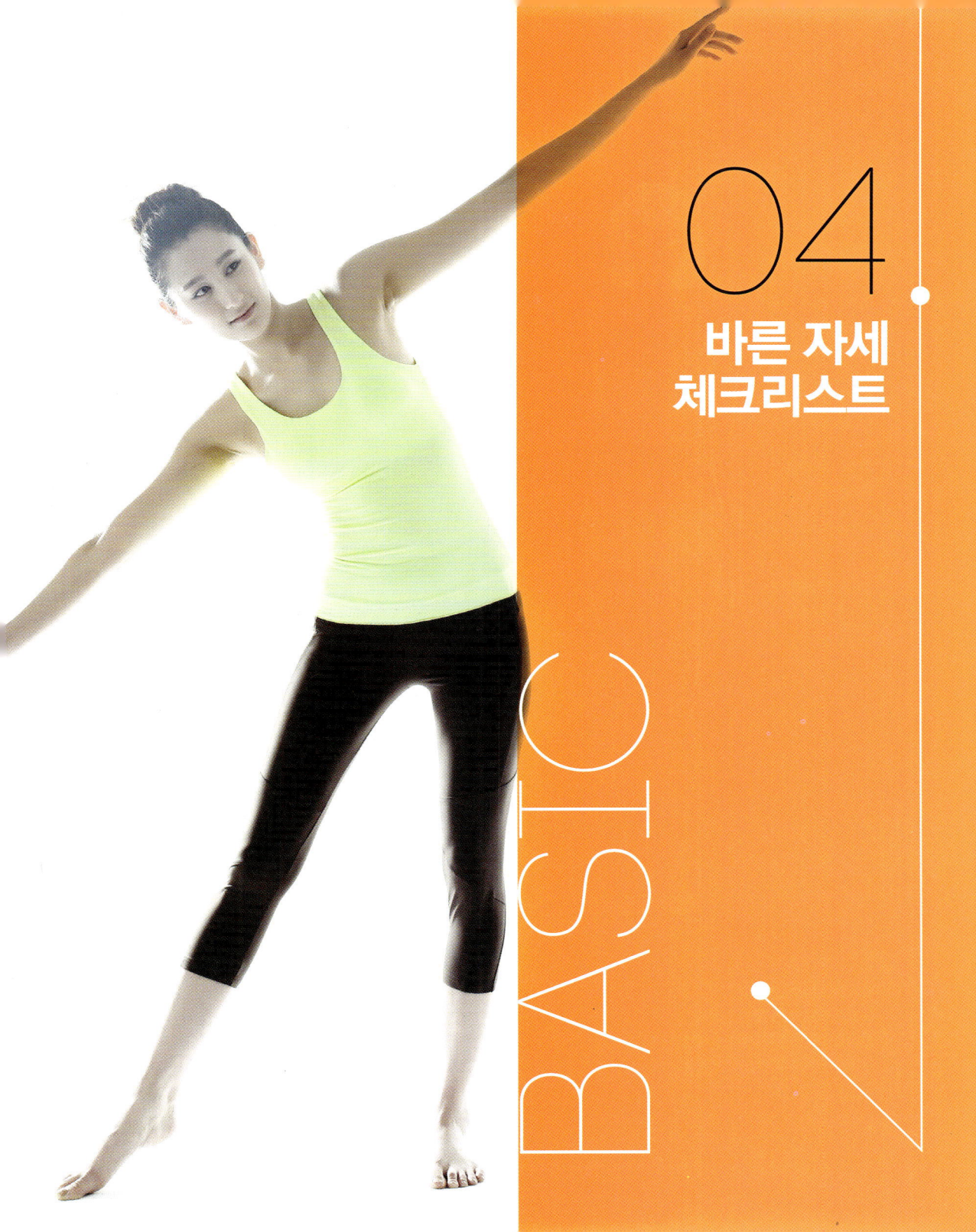

# 04
## 바른 자세 체크리스트

BASIC

## 바른 자세(곧은 체형)

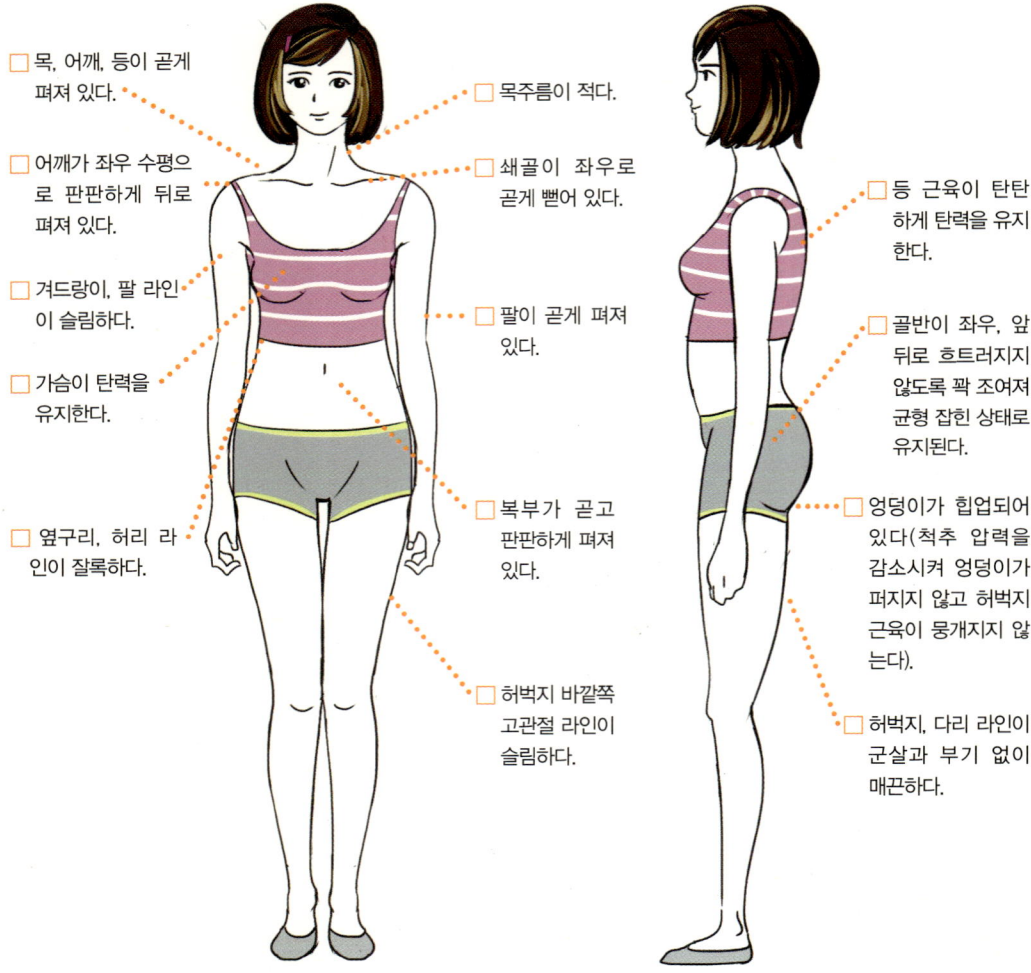

- ☐ 목, 어깨, 등이 곧게 펴져 있다.
- ☐ 어깨가 좌우 수평으로 판판하게 뒤로 펴져 있다.
- ☐ 겨드랑이, 팔 라인이 슬림하다.
- ☐ 가슴이 탄력을 유지한다.
- ☐ 옆구리, 허리 라인이 잘록하다.
- ☐ 목주름이 적다.
- ☐ 쇄골이 좌우로 곧게 뻗어 있다.
- ☐ 팔이 곧게 펴져 있다.
- ☐ 복부가 곧고 판판하게 펴져 있다.
- ☐ 허벅지 바깥쪽 고관절 라인이 슬림하다.
- ☐ 등 근육이 탄탄하게 탄력을 유지한다.
- ☐ 골반이 좌우, 앞뒤로 흐트러지지 않도록 꽉 조여져 균형 잡힌 상태로 유지된다.
- ☐ 엉덩이가 힙업되어 있다(척추 압력을 감소시켜 엉덩이가 퍼지지 않고 허벅지 근육이 뭉개지지 않는다).
- ☐ 허벅지, 다리 라인이 군살과 부기 없이 매끈하다.

**바른 자세의 효과**
키가 커 보이게 만든다.
나이 들어도 키가 줄지 않는다.
전체적으로 탄력이 넘치는 체형과 라인을 유지시킨다.
상대방에게 호감 가는 인상을 심어준다.
군살이 쉽게 생기지 않는다.
부기가 생기지 않는다.
척추기립근이 탄탄하게 유지되어 척추 압력을 감소시켜 목, 어깨, 허리가 항상 개운하다.

## 불량 자세(굽은 체형)

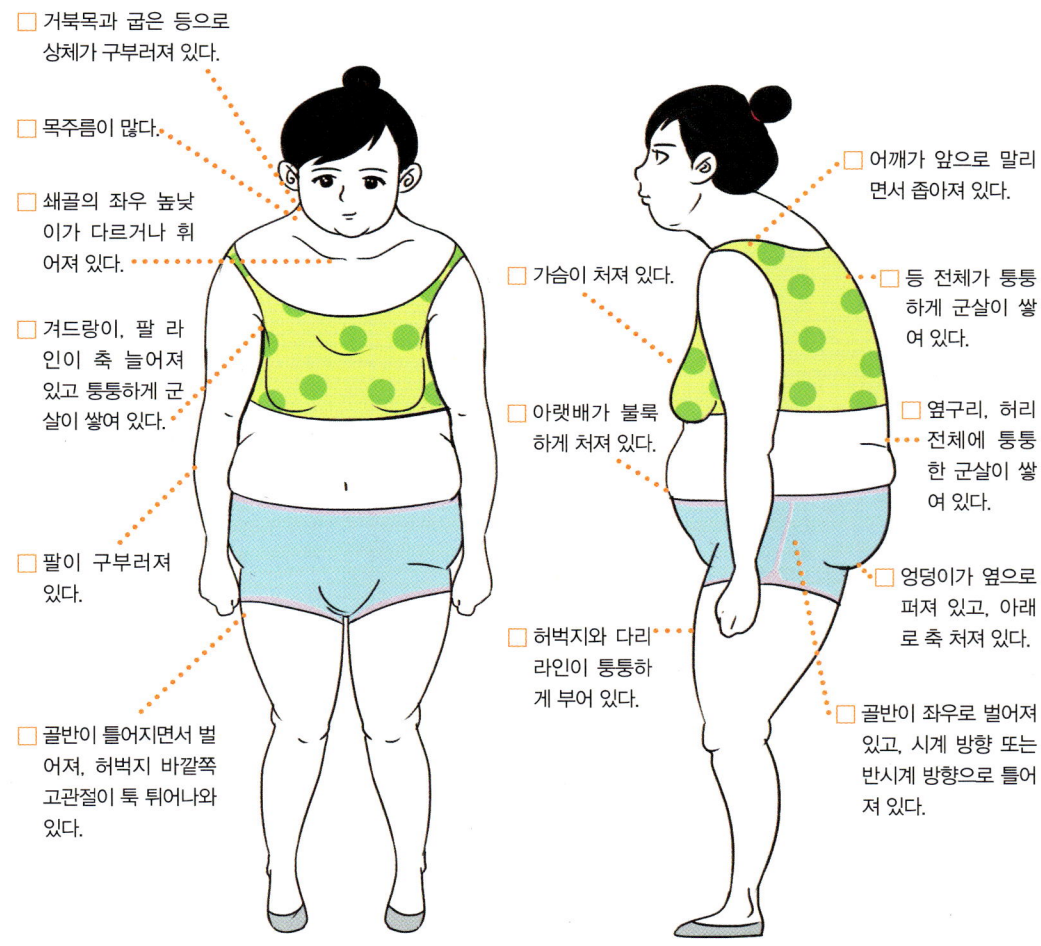

- 거북목과 굽은 등으로 상체가 구부러져 있다.
- 목주름이 많다.
- 쇄골의 좌우 높낮이가 다르거나 휘어져 있다.
- 겨드랑이, 팔 라인이 축 늘어져 있고 통통하게 군살이 쌓여 있다.
- 팔이 구부러져 있다.
- 골반이 틀어지면서 벌어져, 허벅지 바깥쪽 고관절이 툭 튀어나와 있다.
- 가슴이 처져 있다.
- 아랫배가 볼록하게 처져 있다.
- 허벅지와 다리 라인이 통통하게 부어 있다.
- 어깨가 앞으로 말리면서 좁아져 있다.
- 등 전체가 통통하게 군살이 쌓여 있다.
- 옆구리, 허리 전체에 통통한 군살이 쌓여 있다.
- 엉덩이가 옆으로 퍼져 있고, 아래로 축 처져 있다.
- 골반이 좌우로 벌어져 있고, 시계 방향 또는 반시계 방향으로 틀어져 있다.

### 불량 자세의 문제점
키가 작아 보이게 만든다.
키가 점점 줄어든다.
전체적으로 왜소해 보이게 된다.
비호감 인상을 심어준다.
신체의 순환을 막히게 만들어 군살이 쌓이게 된다.
노폐물이 쉽게 쌓여 항상 피곤하다.
팔과 다리가 쉽게 붓는다.
척추기립근(척추를 지탱하는 핵심 근육)이 늘어지면서 약해져 목, 어깨, 등, 허리가 항상 뻐근하다.

## 05

### 내 몸 상태 알아보기

BASIC

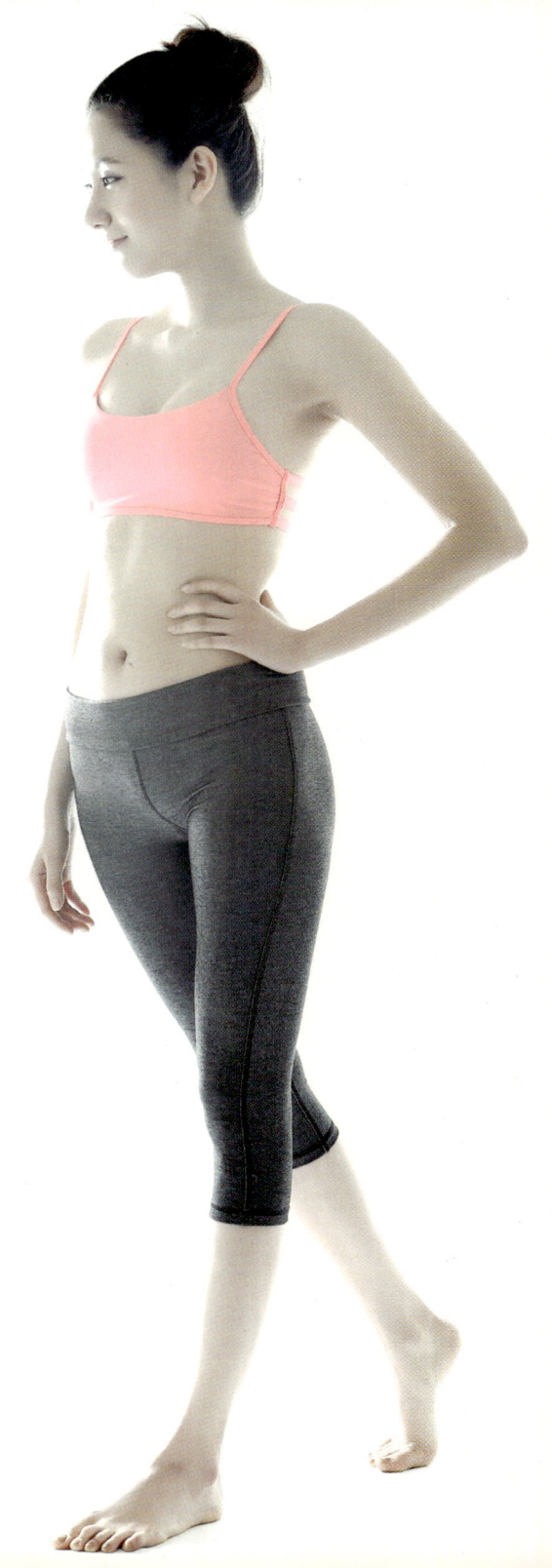

### 바른 자세 측정, 스마트폰 & 카메라 촬영법

자세가 반듯하면 옆모습은 발목부터 귀 라인이 일직선상에 놓이게 된다. 앞뒤 모습은 어깨 높이, 골반 높이가 좌우 대칭을 이루어 평행 상태로 유지되어 있다. 동시에 이러한 곧은 체형(바른 자세) 상태에서는 한결같이 탄탄하고 군살 없이 날씬한 몸을 볼 수 있게 된다. 하지만 자세가 구부정하면(굽은 체형에서는) 옆모습은 심하게 앞이나 뒤로 구부러져 있게 된다. 목은 앞으로 튀어나온 거북목이기 쉽고, 등은 뒤로 불룩하게 튀어나온 굽은 등, 아랫배는 툭 튀어나온 요추전만(배불뚝이 체형) 상태가 되기 마련이다.

### 혹시 내 자세가 굽은 체형?

간단하게 스마트폰의 격자형 카메라 모드로 정확하게 곧은 체형, 굽은 체형을 확인할 수 있으니, 지금 바로 스마트폰으로 자신의 상태를 확인해보자.

1. 디지털 카메라 또는 스마트폰 카메라를 준비한다. 삼발이에 고정시켜 촬영하면 더욱 좋다.
2. 상의를 탈의하거나 가슴 위가 훤히 드러나는 옷을 입는다(비틀어져 있는 경우 견갑뼈의 좌우 높낮이를 확인해야 하기 때문이다).
3. 편안한 자세로 선다(일부러 힘을 주어서는 안 된다. 자연스런 상태로 촬영해야 정확하다).
4. 스마트폰의 줄무늬 격자 모드로 좌우에서 촬영한 후 앞뒤에서 촬영한다.
5. 옆모습 촬영 시에서는 발목이 격자무늬 세로선 중앙에 놓이게 선다.
6. 앞뒤 모습 촬영 시에는 두 발 사이 가운데에 세로선 중앙이 놓이게 선다.
7. 촬영 각도는 카메라가 지면과 수평이 되도록 한다(위에서 아래 방향으로 촬영하거나, 아래에서 위 방향으로 촬영을 하면 정확하게 판단할 수 없다).

스마트폰 화면으로 확인해도 좋지만, 보다 큰 PC 모니터로 확인하면 정확한 자세 균형 상태를 확인할 수 있다. 바른 자세 체크리스트를 참고하여 내 자세 상태를 확인한다(불량 자세에 3개 이상 해당한다면 자세 교정 다이어트 운동 스케줄을 짜고 즉시 실행하기 바란다.).

### 바른 자세 자가 테스트 '펜 쥐고 옆으로 팔 들기'

거북목(앞으로 튀어나온 목), 굽은 등(등이 뒤로 볼록하게 튀어나온 상태), 굽은 어깨(어깨가 앞으로 말린 상태)에서는 어깨관절이 안쪽으로 틀어져 있기 때문에 팔도 틀어진 상태에서 올려지게 된다. 그러면 펜 끝이 12시 방향이 되지 않고 11시(오른손), 1시(왼손) 방향을 향하게 된다. 펜이 항상 12

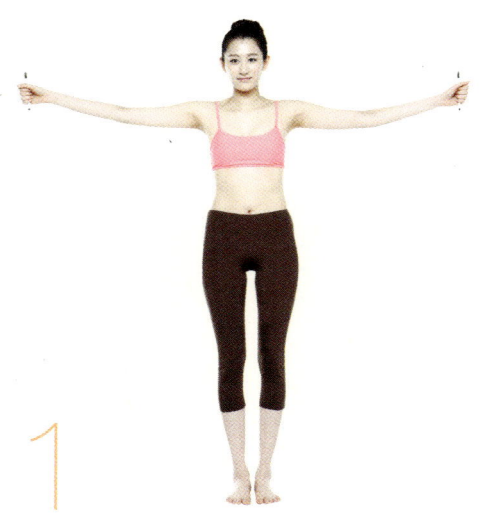

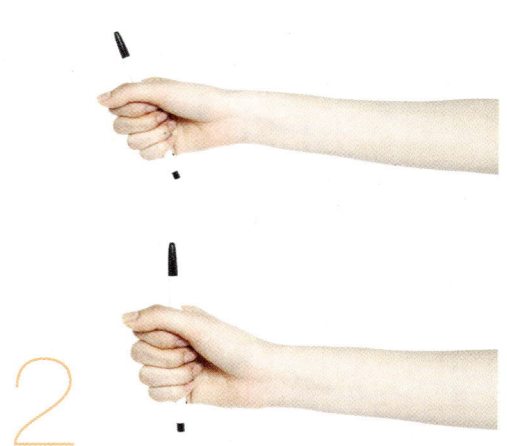

**1** 양손에 펜을 쥐고 자연스럽게 선다(일부러 힘을 주거나 바르게 서려고 의식하지 않는다. 평소 서는 대로 선다). 자연스럽게 팔을 펴 옆으로 들어올린다.

**2** 펜 끝이 향하는 방향을 확인한다. 11시 방향 또는 1시 방향으로 향할 경우 자세가 굽어 있는 것이다. 12시 방향으로 펜이 세워져 있으면 곧은 체형이다.

시 방향이 되도록 수시로 테스트하여 자신의 자세 상태를 확인하는 습관을 들이면 좋다.

예전에는 꼬부랑 할머니라는 말처럼 늙어야만 자세가 굽었지만, 지금은 전혀 다르다. 하루 종일 스마트폰과 컴퓨터를 들여다보는 현대인들은 심한 경우 10대 청소년들과 20대 초, 중반에도 꼬부랑 체형과 비만 체형을 갖게 되었다. 수시로 허리를 곧게 펴는 습관을 들여 항상 바른 자세를 유지하도록 노력해야 늙어서 꼬부랑 할머니가 되지 않을 뿐만 아니라, 맵시 있는 체형을 끝까지 유지할 수 있다.

## 굽은 체형으로 인해 군살이 생기기 쉬운 부위

### 목덜미

현대인들은 컴퓨터 스크린이나 스마트폰을 보면서, 과도하게 장시간 목을 앞으로 쭉 빼거나 고개를 떨어뜨려 들여다보는 동작을 하기 마련이다. 이러한 동작을 장시간 반복적으로 하면, 경추(목)를 뒤에서 곧게 지탱해주는 척추기립근(척추 지탱 근육)이 약해져 거북이처럼 목이 앞으로 튀어나오게 된다. 그러면 목 앞쪽에는 주름이 생기고, 순환이 안 되는 목 뒤쪽 부분에는 군살과 노폐물이 쌓이게 마련이다. 결국 목 라인 전체가 탄력이 없어진다.

### 팔과 겨드랑이

굽은 자세에서는 팔과 팔꿈치 관절이 동시에 내전되어(안쪽으로 비틀림) 틀어져 있기 마련이다. 또한 팔꿈치도 곧게 펴지지 않고 팔꿈치 관절 주변의 인대는 경직되어 있게 된다. 그러면 전체적으로 팔이 짧아 보이고 팔을 옆으로 들었을 때 겨드랑이 근처 부분이 탄력 없이 축 처지고 통통하게 지방과 셀룰라이트, 노폐물이 한 움큼 쌓이게 된다.

## 등

굽은 자세에서는 축 처진 군살이 목부터 등, 허리 전체에 걸쳐 쌓이게 된다. 그러면 곧고 바른 체형에서 날씬한 뒤태의 모습과는 정반대로 전반적으로 답답해 보이게 된다. 무엇보다 등 부분의 지방 세포는 단단하고 섬유질이 풍부해 한번 쌓이게 되면 근본적인 원인을 해결하지 않고는 제거가 어렵다.

## 복부, 옆구리

자세가 안 좋은 사람은 한결같이 배불뚝이로 배가 불룩하게 앞으로 튀어나와 있다. 러브핸들이라는 단어처럼 옆구리, 허리 살도 못지않게 허리 전체에 손에 잡히도록 쌓여 있다. 자연히 요추의 앞부분을 지탱하는 장요근과 복직근(복근)을 약화시켜, 복부 내 장기를 아래로 축 처지고 튀어나오게 만든다. 그러면 몸 전체의 순환 기능이 떨어져 지방과 노폐물이 계속 쌓이게 된다.

## 엉덩이, 허벅지 뒤쪽, 다리

장시간 의자에 구부정하게 앉아 있는 사람들치고 엉덩이, 허벅지 비만이 아닌 사람이 거의 없다. 특히 수험생, 고시생, 야근을 자주하는 직장인 여성들의 경우 더욱 그렇다.

장시간의 좌식 생활은 골반을 시계 방향, 반시계 방향으로 틀어지게 만들면서 허벅지 아래 근육인 햄스트링과 둔근(엉덩이 근육)을 과도하게

## 굽은 체형으로 인해 군살이 생기기 쉬운 부위

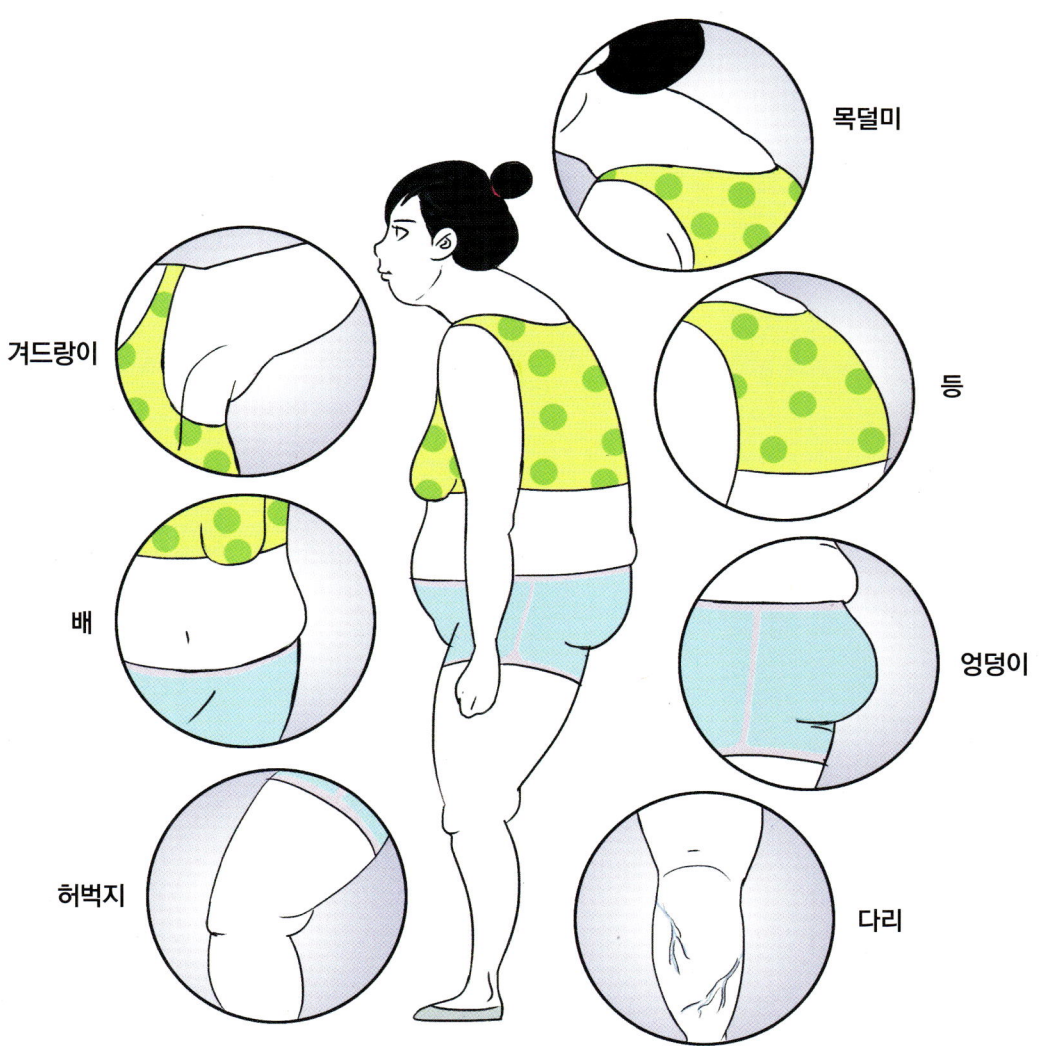

짓누른다. 결국 골반과 허벅지 근육이 약화되면서 혈액 순환과 림프, 노폐물 등의 정상적인 하체 순환을 막아 군살과 셀룰라이트가 유발된다. 심각해지면 엉덩이에서부터 종아리, 발 등 하체 전체가 퉁퉁하게 붓는, 하체 부종(다리 부기)과 혈액 순환 장애 증상인 하지정맥류 등의 이상 증상까지 유발되기도 한다.

**허벅지 앞쪽**

굽은 체형에서는 골반이 과도하게 앞으로 기울어진 골반전방경사(골반 경사면이 앞으로 기울어진 상태) 구조로 변형되어, 골반과 요추(허리)의 무게중심이 앞으로 쏠리게 된다. 동시에 허벅지 앞 전체가 퉁퉁하게 지방과 군살이 쌓여 순환이 안 되는 상태로 변형된다.

자연히 허벅지 앞쪽이 과도하게 앞으로 불룩하게 튀어나오면서, 바지나 치마를 입었을 때 다리와 골반(치골 부위)의 경계선이 심하게 파이는 현상이 유발된다. 체형적으로 유독 다리가 짧아 보이게 만든다.

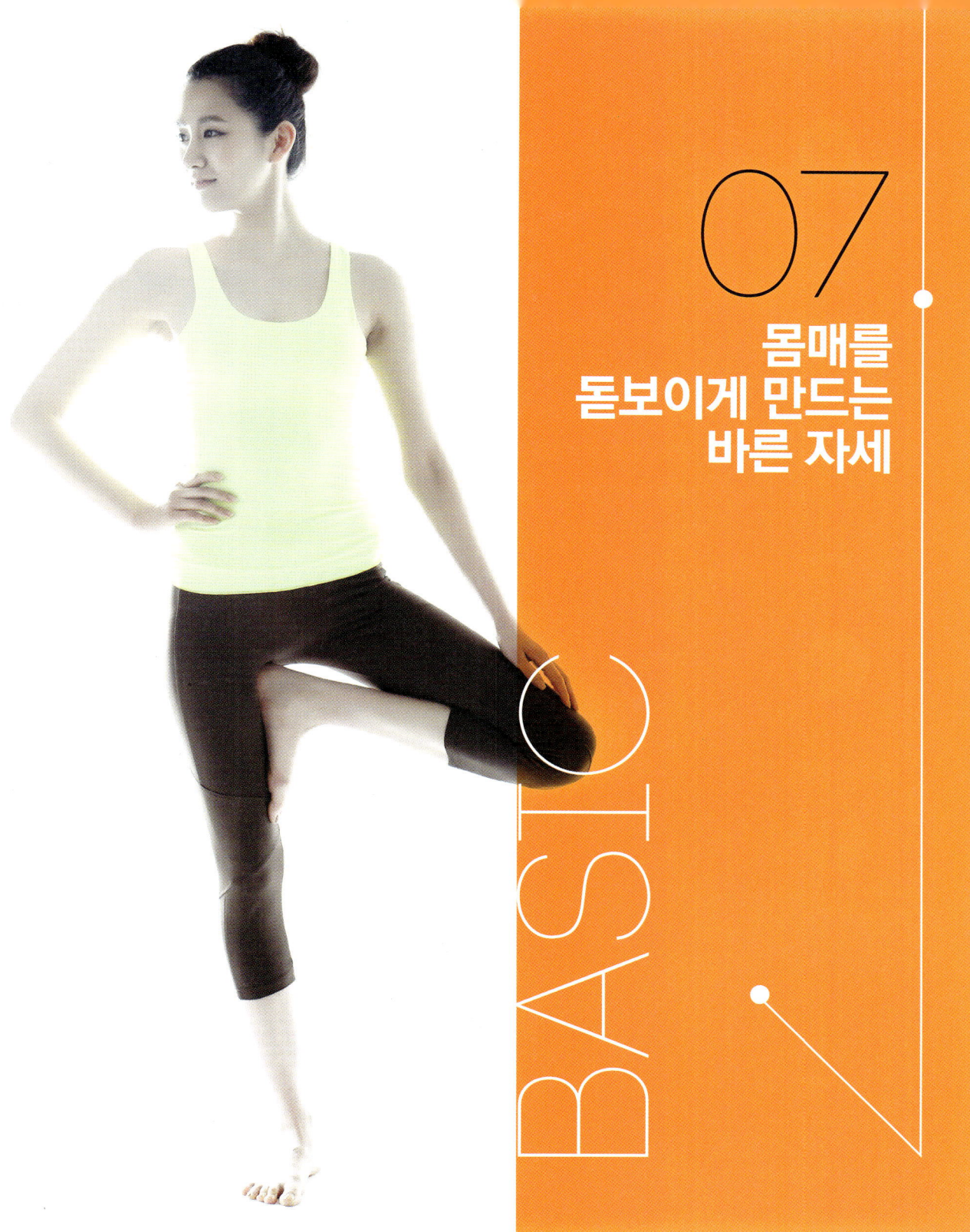

# 07
## 몸매를 돋보이게 만드는 바른 자세

BASIC

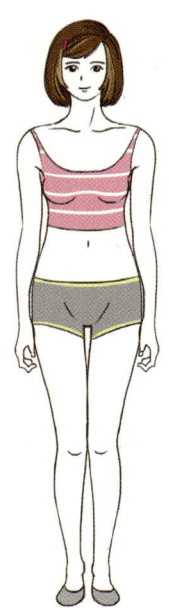

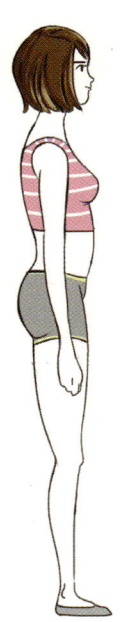

### 곧은 자세는 바른 자세 생각에서부터 만들어진다

잠깐, 지금 여러분의 자세는 어떠한가?

스마트폰에 혼을 빼앗긴 듯 열중하다가도 불현듯 바른 자세를 취하고자 자신의 상태를 가다듬으며 고쳐 앉는 생각(일명 포스추어 리셋 마인드)의 습관이 예쁜 체형 만들기의 첫 단추이다. 짧으면 수년, 길면 수십 년 동안 무심코 취하던 불량 자세 습관을 이번 기회에 싹 고쳐보기 바란다.

자세만 곧게 해도 척추와 골반이 확실하게 균형 잡히게 되어, 체형 라인이 놀라울 정도로 바뀐다. 그래서 스튜어디스나 아나운서처럼 평소 바른 자세에 신경 쓰는 사람들은 한결같이 멋진 체형을 갖고 있다. 이러한 직종에 종사하는 사람들이 결코 하루아침에 바른 자세 체형을 갖게 된 것은 아니다. 한 걸음, 한 자세를 취하더라도 매 순간 세심하게 관심을 기울이면서, 자세가 흐트러져 있는지 수시로 살피는 노력을 했기 때문에 체형이 흐트러지지 않고 척추와 골반 지탱 근육이 탄탄하게 유지되어 매력적인 곧은 체형과 시선을 사로잡는 뒤태 라인을 갖게 된 것이다. 다들 알고 있다시피 남들이 부러워하는 것을 가지려면 분명 노력이 필요한 법이다.

> **핵심**
> 15분에 1회 정도의 주기로 자신이 바른 자세로 있는지 의식해본다. 조금이라도 비뚤어져 있다는 생각이 들면 즉시 곧고 바르게 자세를 추스른다.

## 의자에 앉는 자세

1. 의자 등받이 깊숙이 엉덩이를 끼워넣는다.
2. 요추(허리) 부위를 지그시 등받이에 기댄다.
3. 등받이는 과도하게 뒤로 젖혀지지 않도록 세팅한다(등이 곧게 유지되도록 등받이가 세워져 있어야 한다).
4. 자연스럽게 허리를 세우고 배가 판판하게 펴지도록 유지한다(바르게 앉기 위해 일부러 허리와 등을 앞으로 내밀면서 힘을 줄 필요는 없다).
5. 정면을 응시하며 턱은 지면과 수평으로 유지하여 앉는다.
6. 발은 일자로 놓거나, 약간 팔자로 놓는 것이 좋다.
7. 이 상태가 15분 정도 유지되도록 주의를 기울인다.

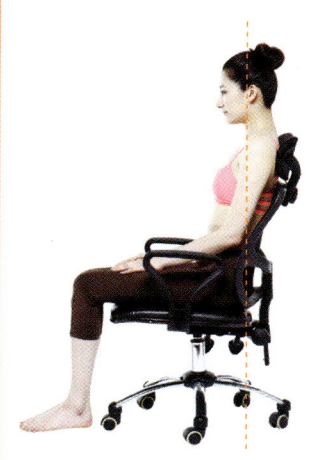

의자에 앉을 때에는 반드시 고관절과 어깨선, 귀선이 일직선이 되어야 한다. 그러면 척추의 S라인에 체중이 과도하게 실리지 않아, 척추와 골반에 무리가 가지 않는다. 또한 곧고 바른 체형을 유지시켜 줄 수 있도록 척추기립근(척추심부근육)이 탄탄한 상태가 된다.

## 바닥에 앉는 자세

1. 다리를 펴고 앉는다(무릎관절을 편 상태).
2. 30분에서 1시간 이상 바닥에 앉지 않는다.
3. 발을 크로스(한쪽 발목을 반대쪽 발목에 겹치는 동작)하지 않는다.
4. 되도록 의자에 앉는다, 가급적 바닥에 앉지 않는다.
5. 양반다리, W다리를 하지 않는다.

우리나라는 예전부터 온돌문화를 갖고 있어 바닥에 양반다리 또는 무

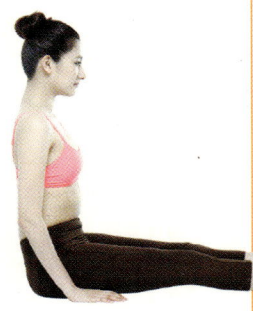

릎을 꿇고 앉는 습관이 있다. 하지만 이런 자세는 골반과 고관절에 상당한 무리를 주게 된다.

장시간 앉아 있어야 하는 경우라면 가급적 다리를 펴주는 것이 좋다. 특히 방석에 앉을 것을 권한다. 또 적어도 30분에 한 번씩은 일어나는 것이 휜 다리와 골반 비틀림을 예방하는 데 도움이 된다.

### 걷는 자세

1. 정면을 응시한다.
2. 발뒤꿈치를 먼저 지면에 닿게 한다.
3. 발을 둥그렇게 롤링하듯 굴려주면서 엄지발가락에서 보행이 마무리되게 한다.
4. 상체의 무게중심을 앞쪽에 싣는다(가슴을 앞으로 내민다는 느낌으로 걷는다).
5. 정면을 응시하고 걷는다.

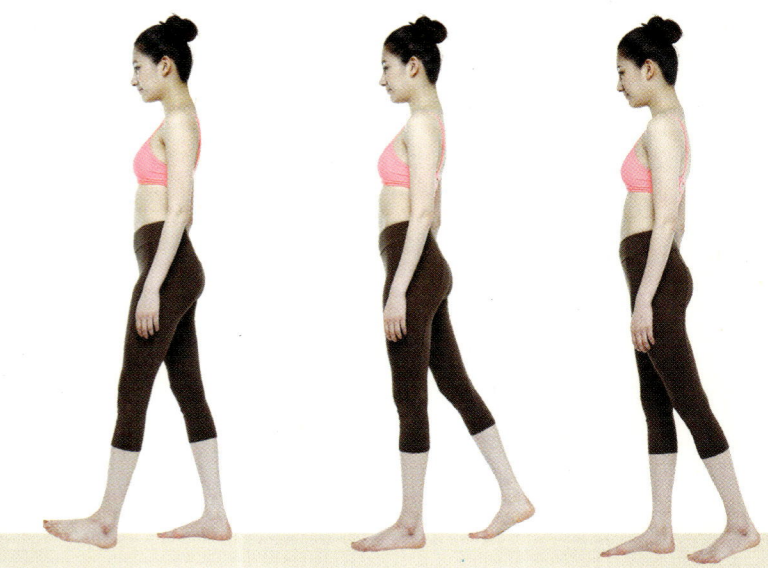

6. 일자로 발을 디디려고 의식한다.

7. 어깨는 항상 가볍게 만든다. 가방은 양손으로 번갈아 들어주는 것이 좋다.

보행 시 발을 땅에 디딜 때, 지면의 충격은 무릎 → 고관절 → 척추 → 턱 관절 → 두개골로 이어지는 충격 고리에 고스란히 전달된다. 따라서 올바른 걸음걸이는 바른 자세에 중요한 영향을 준다. 구부정하게 걸으면 팔자걸음, 안짱걸음을 유발시켜 자세까지 나쁘게 만든다.

'건강한 걸음걸이 = 신체에 충격 전달 최소화 = 건강한 관절 = 균형 잡힌 체형 = 곧고 바른 자세 = 탄력적인 몸매'라는 방정식이 성립된다.

**누워 있는 자세**

골반이 어긋남이 없도록 바르게 누워서 양손을 엉덩이 옆에 놓고, 양다리를 자연스럽게 벌리는 게 좋다. 이 상태를 중립 자세라 하여 신체가 가장 부담 없는 상태라 할 수 있다. 옆으로 눕거나 엎드리는 동작은 골반과 척추가 비틀어지게 만든다.

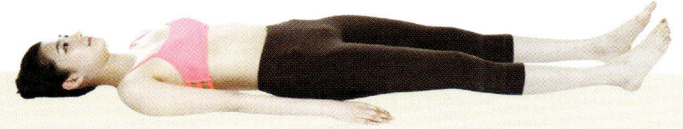

**굽은 체형, 거북목 교정 숙면 자세**

수건을 말아 자신에게 가장 편한 높이로 만들어 편안하게 목을 감싸주도록 해 베고 잔다(거북목을 정상적인 C형 목 커브로 만들어줘 목 근육의 긴장이 풀려 숙면을 취할 수 있다.).

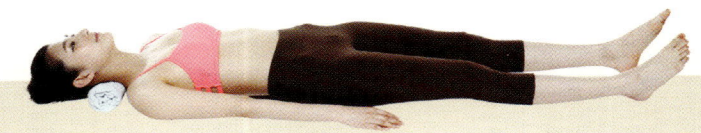

### 서 있는 자세

1. 턱을 수평으로 해 정면을 응시하여 선다.
2. 어깨를 뒤로 펴준다.
3. 골반을 뒤로 젖혀서 아랫배가 쏙 들어가게 만든다.
4. 척추를 위로 쭉 늘린다는 느낌으로 펴준다(발이 땅에서 떨어지면 안 된다).
5. 중심을 발뒤꿈치에 둔다(대부분 발가락이나 발 앞쪽에 실려 있기 마련이다).
6. 체중을 좌우로 고르게 분산시킨다(한쪽으로 기울어지면 체중이 한쪽 무릎과 고관절에 실려 무리가 간다).
7. 짝다리를 짚지 않는다. 벽에 기대지 않는다.

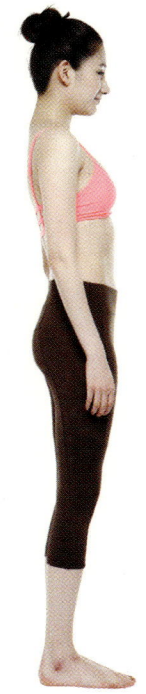

처음에는 하루에 몇 번씩 최소 5~10분간 의식적으로 바르게 서 있기, 유지하기 동작을 해준다. 자연스럽게 바른 자세 체형으로 변화되도록 습관화해야 한다.

무엇보다 좌우, 앞뒤로 신체의 무게가 고르게 분산되도록 균형을 잡고 서 있는 것이 올바른 자세이다. 잘못된 자세는 12개의 척추마디가 뒤틀어지게 해 신경과 혈관을 누른다. 연결 관절인 골반과 고관절이 틀어짐은 당연한 결과이다. 자연히 척추측만(척추 휘어짐), 걸음걸이 불균형, 심한 경우 목, 허리 디스크 통증으로 악화되기도 한다. 바르게 서 있는 동작을 습관화하는 것만으로도 곧은 체형 만들기가 가능하다.

## 스마트폰, 컴퓨터(특히 노트북) 사용 자세

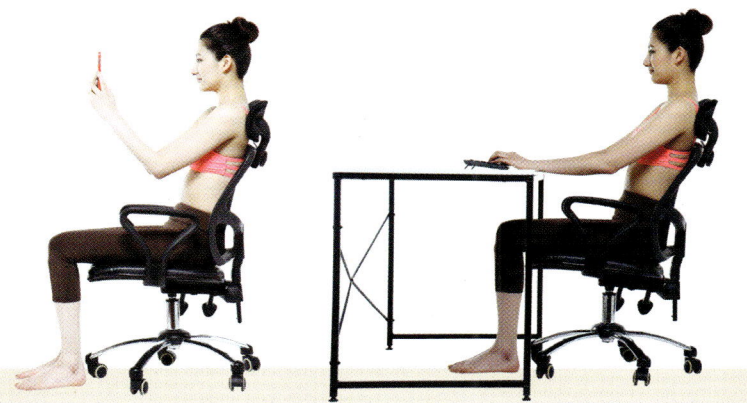

1. 엉덩이를 의자 모서리에 깊숙이 끼운다.
2. 등을 등받이에 기댄다.
3. 허리를 펴준다.
4. 골반 중심을 잡는다(골반이 한쪽으로 기울어지거나 틀어지지 않도록 의식한다).
5. 척추를 들어올린다(엉덩이가 바닥에서 떨어지지 않아야 한다).
6. 턱은 항상 수평으로 한다.
7. 마지막으로 가장 중요한 점은 시선이다. 스마트폰은 손을 들어올리고 컴퓨터는 책 등을 놓아 높이를 맞춰 항상 시선이 정면으로 향하도록 한다(5~10도 정도 눈높이 아래는 괜찮다).

# 08
## 자세 교정 다이어트, 제대로 하기

BASIC

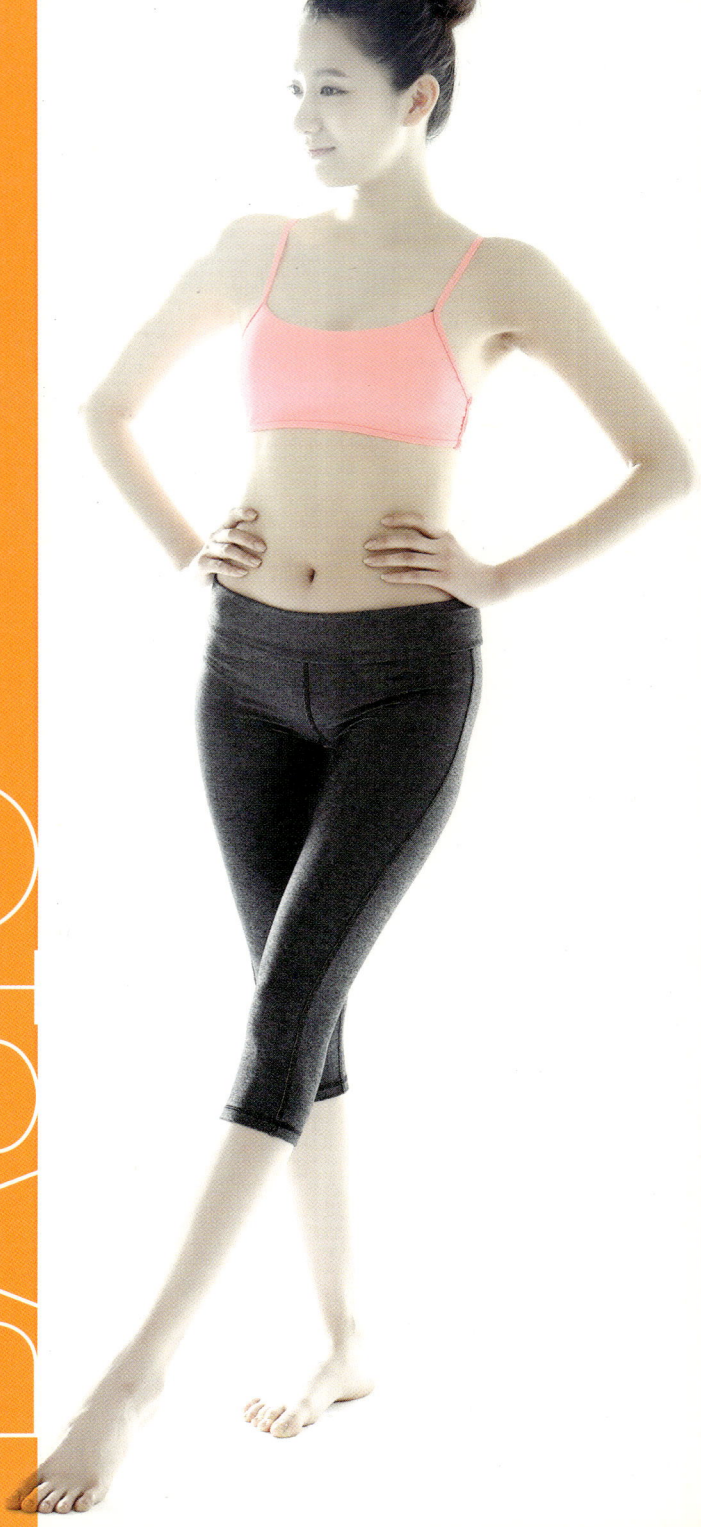

### 제대로 된 운동 환경을 만든다

운동의 성공은 집중할 수 있는 완벽한 운동 환경 만들기에서부터 시작된다. 초시계, 운동매트, 덤벨, 짐볼 등의 도구는 필요하면 언제든 이용할 수 있도록 가까이에 두고 운동에 가장 편한 차림으로 갈아입는다. 운동 환경을 제대로 갖춰놓는 것이 성공적인 결과를 보장한다.

### 준비운동을 한다

평소 잘못된 불량 자세로 뻣뻣해진 관절과 근육, 인대를 부드럽게 준비운동으로 이완해(풀어)줘야 한다. 모든 운동선수들은 본격적인 운동 전 관절과 근육, 인대를 개운하게 풀어줘 운동 효과를 극대화시킨다.

### 체력을 파악해서 강도를 조절한다

사람은 나이와 성별, 직업 자세(앉아서, 서서 일하는 업무 자세)에 따라 근육의 경직도와 관절의 가동범위(움직일 수 있는 각도)에서 차이가 난다. 특히 하루 종일 앉아서 구부정한 자세로 일하는 사무직은 목, 어깨, 등이 보통 서서 일하는 사람들에 비해 훨씬 뻣뻣하고 심지어 염증 등으로 근육이 손상되어 있을 수도 있다.

자신의 신체 상태에 맞춰 각각의 자세 교정 운동을 무리하지 않고 진행해야 제대로 된 효과를 얻을 수 있다. 땀이 송글송글 맺히면서 몸이 탄탄해지는 느낌 정도의 강도가 좋다. 동작 시 통증이 심하거나, 운동 후 과도하게 통증이 느껴진다면 강도를 조절하거나 동작을 멈춰야 한다.

### 집중하고 호흡을 조절한다

일반적인 요가나 헬스와 달리 자세 교정 운동은 척추와 골반의 정렬을 잡아 균형이 깨지지 않은 상태에서 정확하게 해야 한다. 이것이 핵심이다. 횟수가 아닌 정확도가 관건이다. 한 동작 한 동작을 다소 늦게 해도 괜찮으니 각각의 근육이 판판하게 펴지는 느낌을 가지도록 해야 한다. 시작 전 호흡을 들이마시고 동작이 시작되면서 호흡을 지그시 내쉬면 더욱 효과가 좋다.

### 꾸준히 한다

모든 성공의 비결은 꾸준함이다. 이 진리는 분야를 가리지 않는다. 처음의 거창한 욕심과 기대치, 며칠만 반짝하는 '메뚜기도 한철' 방식은 실패의 지름길이다. 첫날부터 마지막 14일까지 빠뜨리지 말고 꾸준히 하기를 바란다.

### 운동 후 반신욕과 명상을 한다

반신욕은 정신 안정에 탁월한 효과를 발휘하며 동시에 근육과 인대를 이완시켜 혈액 순환, 노폐물 배출에 큰 효과를 가져온다. 운동 후 15~20분의 반신욕을 해보기 바란다. 자세 교정 운동 효과를 몇 배로 증가시킨다.

## 바른 걸음걸이가 예쁜 체형을 만든다

걸음걸이 하나로 아름다운 몸매를 가질 수 있다면 억지겠지만 어느 정도는 타당성이 있다. 보행은 가장 많이 이루어지는 신체 활용 방식이므로 올바르지 않은 보행 자세가 반복되면 인체의 특정 부위가 약해지고 균형이 무너져 비뚤어진 체형을 갖게 된다.

사람의 걸음걸이는 정말 다양하다. 뒤뚱뒤뚱 걷는 사람, 팔자걸음, 안짱걸음, 토끼처럼 깡충깡충 뛰는 모양의 총총걸음, 느릿느릿 뒷짐 지면서 걷는 양반걸음 등. 이러한 걸음걸이는 선천적인 것이 아닌 불균형한 자세 습관과 체형의 구조로 생기는 후천적인 것이라 할 수 있다.

왜 걸음걸이가 저마다 다를까? 우리 인체의 정상적인 보행 메커니즘은 일반적으로 발뒤꿈치가 땅에 닿으면서 신체의 체중은 발바닥의 바깥쪽 방향으로 실리게 된다. 그러면서 앞쪽 방향으로의 걸음걸이 동작과 함께 부드럽게 롤링이 생기면서 엄지발가락에서 마무리된다. 이러한 동작이 원활하게 되기 위해서는 자연히 사용되는 각각의 관절과 근육이 정상적인 위치와 상태에 있어야 한다.

불균형한 걸음걸이는 관절과 근육을 뒤틀어 이러한 보행 과정이 정상적으로 이루어지지 않고 다리, 골반, 허리, 등, 목 등으로 불균형이 전해져 결국 자세까지 나빠지게 만든다.

아마도 걸음걸이가 이상하다고 평상시 주변에서 말을 듣는 분들이 꽤 있으리라 생각된다. 이러한 분들은 단순히 '내 걸음이 어때서?'라고 쉽게 생각하고 지나치지 말고, 이 말은 곧 내 몸의 체형이 불균형하다는 의미라는 것을 깨닫고 고치려고 노력해야 한다.

# 09

## 자세 교정 다이어트 후 이렇게 달라졌어요

휜 다리, 비틀어진 골반, 거북목, 굽은 어깨와 등, 확연하게 차이 나는 다리 길이, 비만 등으로 고생해온 사람들이 많다. 힘들지만 꾸준히 자세 교정 운동을 한 사람들의 변화된 과정을 읽어보면서 내 몸도 교정할 수 있다는 자신감을 가져보자.

\* 체험자의 이름은 가명을 사용했습니다.

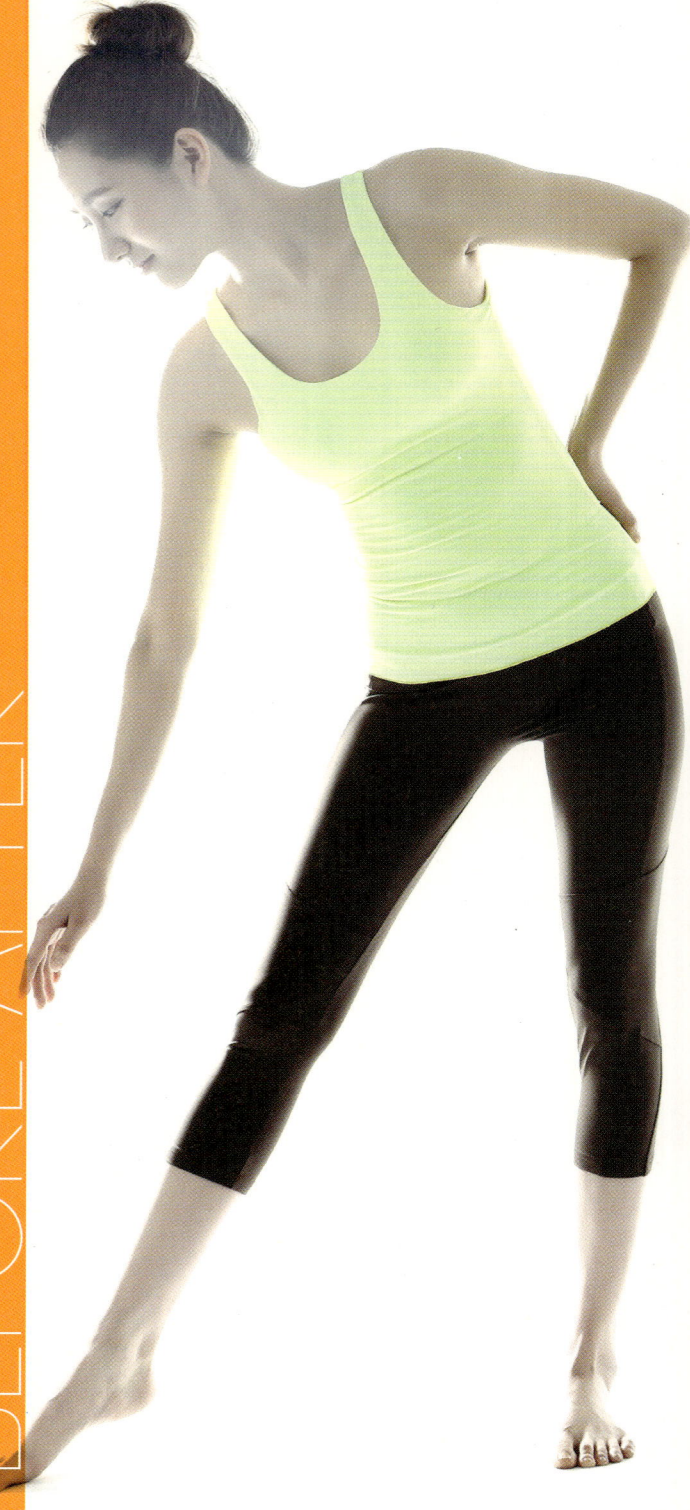

BEFORE AFTER

## CASE 1    김수경, 여
## 통증이 사라진데다가 살까지 빠지는 효과를 한꺼번에!

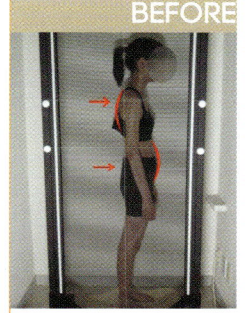

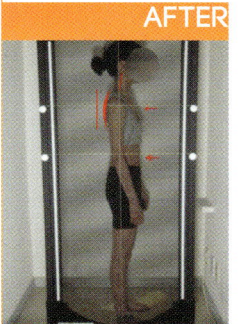

평소 등이 굽어 있어 보기에도 좋지 않았고 어깨 주위에 근육이 뭉쳐 자주 피로감을 느꼈습니다. 거기다 둘째 아이를 출산한 후 골반이 벌어지고 좋지 않은 자세로 장시간 아이를 안고 수유를 하자 목과 어깨, 허리에 통증이 심해져 일상생활에서까지 어려움을 느끼게 되었습니다. 임신과 출산으로 인해 몸무게도 평소에 비해 18킬로그램 가까이 늘어났고요. 운동을 꾸준히 해본 적이 없어 걱정이 되었지만 선생님이 일러주는 대로 열심히 했습니다. 운동을 하고 난 다음 날은 온몸의 근육이 쑤셔서 힘들었지만 시간이 갈수록 내 몸이 가벼워지는 걸 느낄 수 있었습니다. 식이 조절을 하지 않았음에도 몸무게가 13킬로그램 정도 빠졌으며 자세도 눈에 띄게 좋아졌습니다. 또 거북목과 굽은 등이 교정되어 어깨와 허리를 바로 펴고 걷게 되었고 양쪽 다리 길이가 달랐는데 운동 후 같아졌습니다. 어깨와 목의 통증도 많이 좋아졌고요.

이번 일을 계기로 내 몸에 대해서 잘 알고 좀 더 관심을 가질 수 있게 되었습니다. 앞으로도 좋은 자세를 계속 유지할 수 있도록 꾸준히 운동하겠습니다.

## CASE 2

김은솔, 여

# 몸에서 소리가 나던 현상이 줄어들었어요

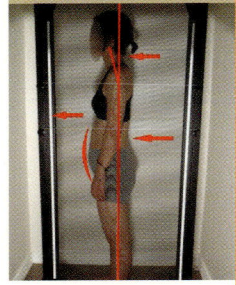

BEFORE

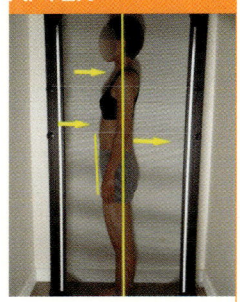

AFTER

　어렸을 때부터 휜 다리 콤플렉스가 있어서 항상 스트레스를 받았는데 인터넷 검색 후 친언니의 추천으로 운동 요법을 하는 이 센터에 등록하게 되었습니다. 검사를 받고 휜 다리뿐 아니라 몸이 전체적으로 불균형하고 거북목 증상, 하체 비만, 요추전만 등이 있다는 것을 알게 되었습니다. 검사 사진을 본 후 생각보다 몸의 균형이 많이 틀어져 있음을 알게 되어서 놀랐고 빨리 증상을 개선시키고 바른 몸을 가져야겠다는 마음이 들었습니다.

　운동을 하니 우선 몸 전체의 불균형이 많이 좋아진 것을 확실히 느낄 수 있었습니다. 휜 다리도 일자가 되었고 하체 비만 때문에 스트레스가 많았는데 종아리, 허벅지, 엉덩이까지 눈에 띄게 사이즈가 줄었으며 전체적으로도 살이 많이 빠졌습니다. 앞으로 나와 있던 목도 정상적으로 돌아왔고요. 자세 교정 운동을 하기 전에는 골반, 무릎, 턱에서 소리가 났는데 이 현상도 현저히 줄었습니다. 인체는 다 연결돼 있다는 말이 정말 실감이 나더라고요.

## CASE 3

김지윤, 여

# 자세 교정 운동으로
# 평생 콤플렉스 극복했어요

주위 사람들로부터 걸음걸이가 이상하다는 말을 많이 들어왔습니다. 어렸을 때는 그러려니 하고 넘겼는데 나이가 들고 회사에서까지 과장님들에게 듣다 보니 콤플렉스가 생기더군요. 그러던 중 골반이 문제가 있을 수 있으니 교정을 받아보란 이야기를 들었습니다. 인터넷에서 정보를 찾아보니 골반이 불균형하면 하체 비만 등 여러 안 좋은 점이 발생하더군요. 정말 자세 교정의 필요성을 절실히 느끼게 되었습니다.

하체가 자주 붓고 쥐도 났는데 운동한 지 두 달이 넘어가면서 그런 현상이 많이 줄어들고 살도 빠졌습니다. 몰랐는데 제가 요추전만이 심했더라고요. 교정 운동을 하다 보니 뱃살도 들어가는 것 같아 기분도 좋고 몸이 전보다 많이 개운해졌습니다. 조금은 어려워도 보이는 운동과 시간내기가 처음에는 부담스러웠으나 평생 콤플렉스를 없애고 더 나아가 몸매가 균형이 잡혀 예뻐질 수 있었으니 절대 손해나지 않았던 투자였습니다. 지금 저의 모습이요? 예상보다 훨씬 멋있어졌다고나 할까요.

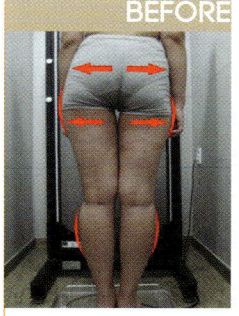
BEFORE

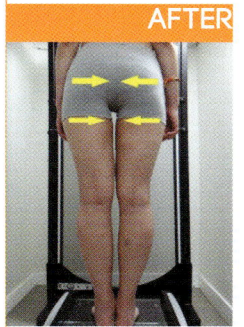
AFTER

# CASE 4

김지은, 여

## 2주면 처음에는 버거웠던 운동도 습관이 돼요

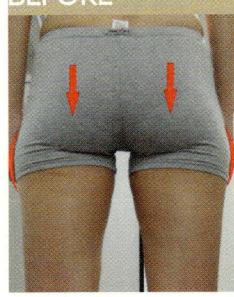

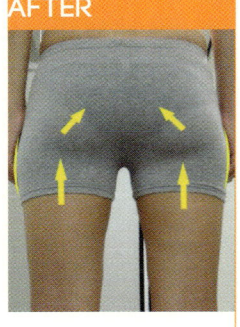

　저는 골반이 심하게 틀어져 있었고 어깨도 비대칭이어서 전체적으로 비뚤어져 있다는 인상이 강했습니다. 비단 보이는 것만이 문제가 아니라 그러다 보니 허리가 자주 아프고 다리에 쥐도 많이 났습니다.

　자세 교정 운동 후 상체는 곧아졌고요, 하체는 더 꾸준히 해야 될 거 같아요. 꾸준히 나와서 선생님들이 하라고 알려준 것만 열심히 따라했는데도 점점 나아지는 걸 느낄 수 있었습니다. 덕분에 살도 조금 빠졌고요. 매일 해야 하는 운동 횟수를 지켜서 하는 게 처음에는 버겁기도 하고 어려웠지만 참고 두 주를 꾸준히 하니 집에서 나도 모르게 하고 있더라고요.

　운동한 만큼 몸이 좋아지는 게 느껴지네요. 더 일찍 알았으면 얼마나 좋았을까 안타까우면서 동시에 한 번 틀어진 몸을 초기에 바로잡지 못하면 그만큼 더 고생해야 한다는 것을 알게 되었어요. 친구들에게도 알려주어 미리미리 예쁜 몸을 계속 유지하도록 도와주어야 할 것 같아요.

## CASE 5

박연숙, 여

## 이제 일도 육아도 더 활기차게 하게 되었습니다

아기를 낳고 모유 수유와 육아에 시달리다 보니 언제부터인가 목이 아파 잠을 잘 못 자고 여기저기 뭉치고 만성피로에 시달리다 어느 순간 다리를 보니 갑자기 많이 휘어 있는 것이 눈에 띄었습니다. 무릎도 아파 와서 더 이상 이대로 놔둘 수 없는 상황이라는 것을 각성하고 운동을 시작하게 되었습니다.

우선은 평소 자세가 많이 좋아지고 잠도 전보다 편하게 잘 수 있게 되었습니다. 그리고 프로그램이 다 끝날 때가 되니 쑤시던 어깨와 목도 편해졌습니다. 육아와 일 때문에 노력은 했지만 운동을 빼먹은 적도 있었는데 다리도 전보다 많이 펴졌습니다. 그러니 더 욕심이 나서 늦더라도 꼭 정해진 횟수만큼 운동을 하게 되더군요.

몸이 편안해지니 보약을 한 재 먹은 것보다 더 기운이 나네요. 무엇보다 평생 건강 파트너를 얻은 것 같아 마음이 든든해집니다. 몸이 조금 아프거나 기운이 없을 때, 스트레스가 쌓일 때, 그때마다 운동으로 힘을 얻게 되었습니다.

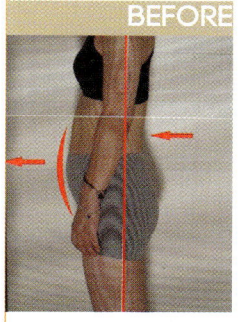
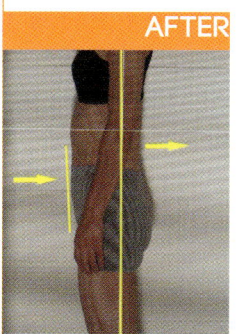

**CASE 6**  박해진, 남

# 곧은 다리 라인에
# 건강까지 얻었습니다

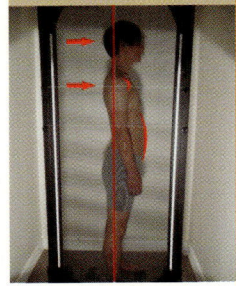
BEFORE

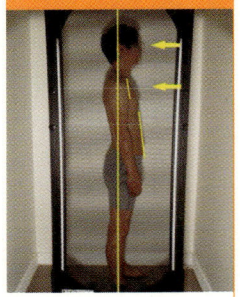
AFTER

운동 전에는 목도 많이 아프고 상체가 비틀어져 사소한 장애물에도 잘 넘어지고 발도 자주 삐었습니다. 또 안짱걸음으로 걸어 금세 피곤해지고 하체 비만이라 바지가 꽉 끼어서 스스로가 괴물 같다는 생각이 들 때도 있었고요. 전반적으로 체력이 없고 몸이 많이 안 좋은 상태에서 자세 교정 운동을 시작하게 되어 처음에는 내가 이 프로그램을 다 끝마칠 수나 있을까 걱정을 했는데 하루하루 지날수록 더 욕심을 내는 제 자신을 발견하게 되었습니다.

목은 아직도 조금 아프지만 바지가 헐렁해지고 몸이 비틀어진 게 완화되었습니다. 걸음걸이도 좋아졌다는 소리를 듣게 되었고요. 다리에 탄력이 생겨 제가 봐도 다리선이 매력적으로 바뀌었습니다. 아직 요추전만은 완전히 좋아지지는 않았지만 계속 운동해서 100퍼센트 나아지려고요. 파이팅!

## CASE 7

배윤주, 여

## 정확한 자세로 하면 좋아지는 게 눈에 보여요

처음엔 휜 다리를 교정하기 위해 운동 프로그램을 시작했습니다. 맨 처음 몸 상태를 알아보기 위한 검사를 받았는데 휜 다리뿐만 아니라, 척추, 골반, 어깨, 거북목 증상까지…… 몸의 균형이 전반적으로 무너져 있더군요.

운동 프로그램 시작 후 우선 척추가 바르게 교정된 덕분인지 키가 조금 자랐습니다. 주변에서 '자세가 좋아 보인다', '군살이 많이 빠진 것 같다'는 말을 자주 듣게 된 것도 그 때문인 것 같습니다. 또 틀어진 골반 탓에 늘 돌아가던 치마가 제자리에 얌전히 있고 항상 결리던 목도 확실히 좋아진 것을 느꼈습니다. 휜 다리도 꾸준히 운동을 하니 서서히 제자리로 돌아가고 있는 것이 눈에 보일 정도입니다.

학교생활과 병행하느라 처음에는 운동을 제대로 못했는데도 꽤 좋은 결과를 얻게 되어 놀랍고 뿌듯합니다. 운동 프로그램에서 가장 강조하는 것이 정확한 자세입니다. 한 번을 하더라도 정말 내 몸을 위한 최소한의 예의라고 생각하며 정성을 다해야 합니다. 빠지지 않고 제대로 운동했으면 얼마나 좋아졌을까 생각하니 아쉽기만 하네요. 앞으로도 자세 교정 운동 프로그램을 열심히 할 생각입니다.

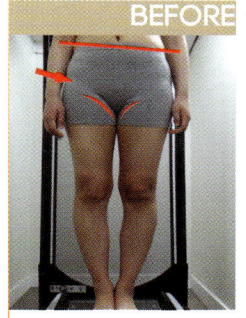
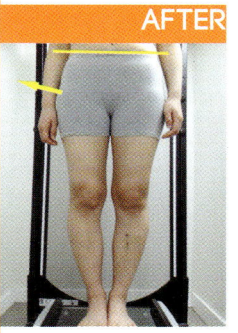

### CASE 8

서석주, 남

# 꾸준히 하면 결국 좋은 결과를 얻을 수 있습니다

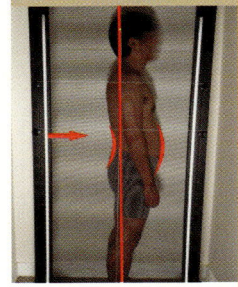
BEFORE

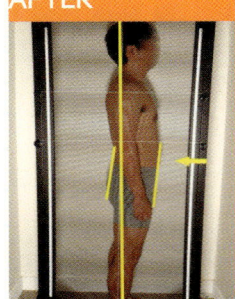
AFTER

저는 서 있기도 불편하고 누워도 불편하고 그냥 있어도 불편했습니다. 거기다 살도 잘 안 빠졌고요. 그래서 인터넷에서 제 증상을 알아보니 의외로 많은 분들이 같은 고민을 하고 있더라고요. 많이들 마사지를 받고 척추 교정을 하고 이런저런 치료도 했는데 제 눈에 가장 좋아 보이는 방법은 자세 교정 운동 프로그램이더라고요. 그래서 여기저기 알아보다가 가장 평이 좋은 방법을 선택해 운동을 시작했습니다.

저는 조금 늦는지 두 달째까지는 진짜 나아지고 있는지 실감이 안 났는데 세 달째가 되니까 갑자기 하나하나 좋아지는 게 느껴지더라고요. 처음에는 '어, 어깨가 좀 펴졌네' 하고 깨닫게 되었고 일주일 만에 좌우 골반 틀어짐도 잡아진 것을 알 수 있었습니다. 발목 꺾임 증상도 나아졌고요. 사실 다른 운동 프로그램도 해봤는데 자세 교정 운동 프로그램이 저에게는 가장 잘 맞더라고요. 3개월 만에 이렇게 좋은 결과를 얻게 되어 몸과 마음이 전부 편안해졌습니다.

# CASE 9

이유진, 여

## 횟수를 채우는 운동이 아니라 좋아서 하게 됩니다

저는 키가 작은데다 다리까지 많이 휘어 있어 하체 콤플렉스가 심했습니다. 그래서 고등학교를 마치자마자 다리 교정을 할 방법을 알아보았고 그중 자세 교정 운동 프로그램을 접하게 되었습니다. 처음 검사를 받아보니 다리 외에도 전신에 걸쳐 교정이 필요하다는 것을 알게 되었고, 평발의 심각성도 깨달았습니다. 또한 고등학교 3학년 때 운동을 하지 못하고 앉아서 공부만 해 바른 자세에 꼭 필요한 근육이 부족하다는 점도 알게 되었습니다.

2개월 동안 운동 프로그램을 하고 관리를 받으면서 많은 긍정적 변화들을 얻을 수 있었습니다. 먼저 살이 빠지고, 몸이 개운해지는 느낌이 들었습니다. 그리고 아직 수치상으로 나오지는 않았지만, 오다리가 교정되는 것 같아 만족스럽습니다. 처음에는 개수를 채우려고 했던 운동들이 이제는 정말 좋아서 하게 되었습니다. 다닐수록 후회 없는 결정인 것 같습니다. 앞으로도 열심히 운동해서 더 좋은 결과를 얻을 수 있도록 노력하겠습니다.

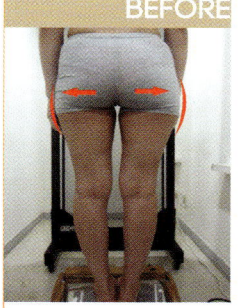

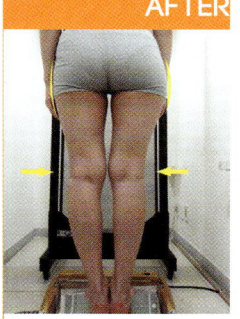

**CASE 10**　　　　　　　　　　　　　　　　　　　　정지은, 여

## 자세 교정 운동 프로그램의 성패는
## 다 마음먹기에 달렸어요

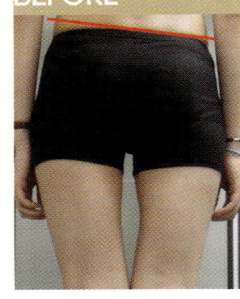

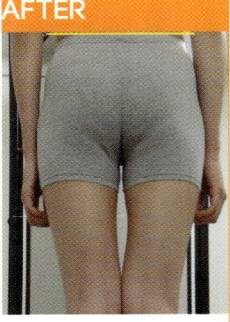

　처음에 골반이 많이 틀어져 있었고 등도 굽고 거북목이어서 자세 교정을 목적으로 운동을 하려 했습니다. 그런데 전신사진을 찍고 상담을 받아보니 그뿐만이 아니라 전체적으로 자세도 이상하고 짝다리에 왼쪽 발목이 안쪽으로 심하게 휘어 있더라고요. 그래서 걸을 때마다 체중이 한쪽으로 실려서 절뚝거렸고 뛰는 것도 버거워하며 힘들어했구나 하고 깨닫게 되었습니다. 거기다 살도 많이 쪄서 하체에 가는 부담도 심했죠.

　운동 후 우선 제일 좋아진 건 발목이 일자로 펴진 거예요. 그다음으로 골반 틀어짐으로 인해 걸을 때마다 골반에서 소리가 났는데 그것도 사라졌습니다. 처음에는 운동만으로 교정이 될까 싶었는데 중간 검사에서 직접 사진을 통해 변한 제 모습을 보니까 너무 신기하더라고요. 앞으로도 꾸준히 운동을 해서 이 상태를 넘어 더 멋진 모습을 유지하고 싶어요.

　모든 일은 다 마음먹기에 달린 거 같아요. 정말 귀찮고 하기 싫은 날도 많았지만 그래도 해야지 하고 마음먹으니까 하게 되더라고요.

### CASE 11
최영란, 여

## 열심히 하면 정말 좋아진다는 확신을 얻게 되었어요

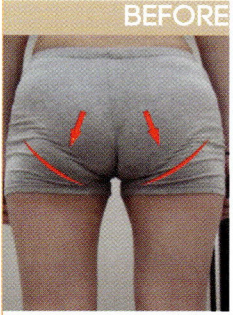

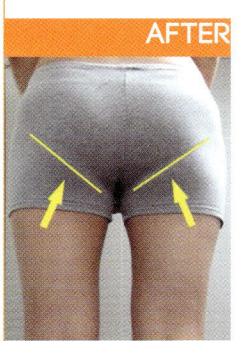

　어릴 때부터 약간 다리가 휘어서 고민이었는데 스무 살 때부터 메이크업 아티스트 일을 하게 되어 나쁜 자세를 취하게 되니 골반 불균형에 어깨, 목, 다리까지 더 휘어지는 것 같았습니다. 더군다나 메이크업 일이 외모에 신경을 많이 쓰는 직업이다 보니 몸의 선이 무너지는 것이 정말 큰 고민이 되더군요. 그러나 몸매보다 이런 증상들이 점점 통증을 동반하여 온몸이 쑤시고 허리가 아파오며 심지어 호흡까지 제대로 할 수 없는 지경이 되었습니다. 여러 군데 한의원과 체형 교정하는 곳을 다녀봤는데 인터넷으로 본 자세 교정 프로그램은 100퍼센트 운동으로 이루어져 있어 일시적인 다른 요법보다 더 큰 신뢰감을 주었습니다.

　불규칙한 업무 시간과 피곤함 등으로 정말 열심히 못했던 과정에 비해 중간 검사 결과가 예상보다 좋아 너무 뿌듯하네요.

　자세 교정 운동 프로그램은 자기와의 싸움인 것 같습니다. 운동 중간중간에 게으름을 피우는 일이 잦아지면서 '내가 좋아지고 있나?, 이게 나에게 맞는 운동일까?' 하는 생각도 많이 들었는데 중간 검사 결과를 보고는 초심을 꾸준히 지켜 운동을 잘했더라면 더 좋아졌을 거라는 후회가 들었습니다. 지금부터라도 더 열심히 하면 정말 좋아질 거라는 확실한 믿음을 갖게 되었습니다.

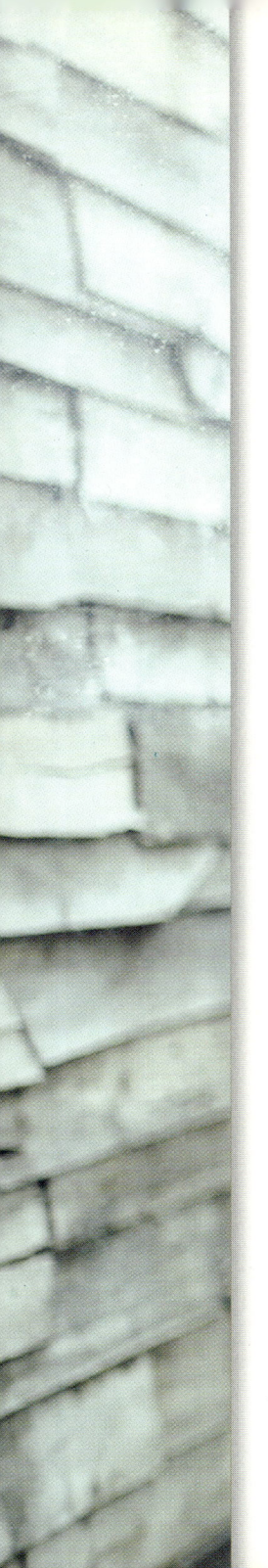
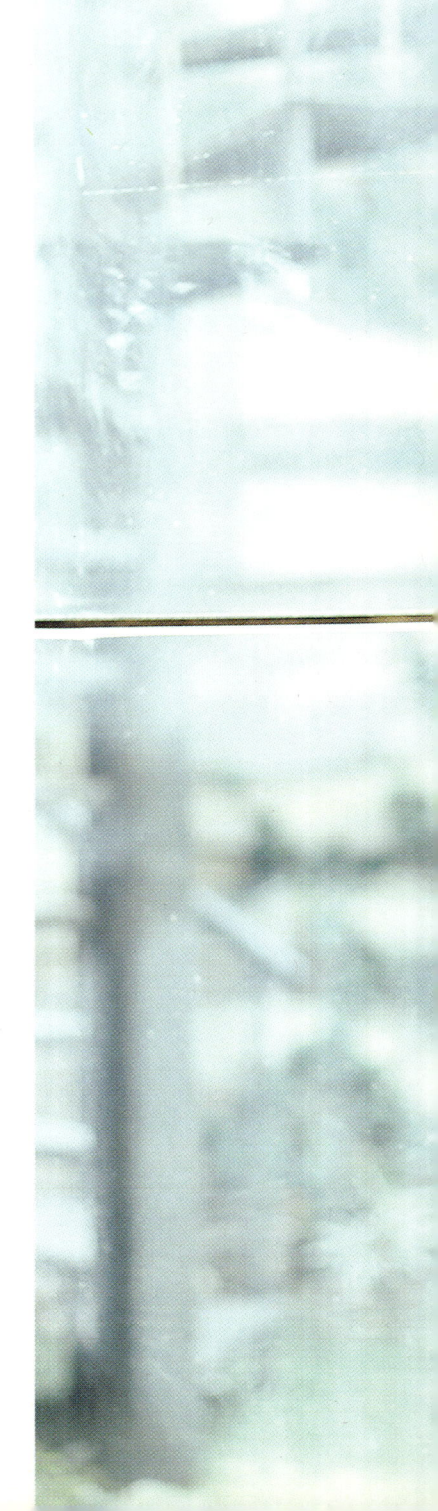

# PART 2

# 14일 자세 교정 다이어트

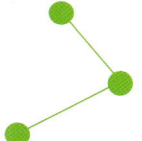

자세가 좋지 않으면 척추가 구부러지고 골반이 비틀어지면서 신체의 순환이 막힌다. 당연히 목, 어깨, 겨드랑이, 등, 엉덩이, 허벅지 부위에 집중적으로 군살이 퉁퉁히 쌓이게 된다. 동시에 이러한 과도한 군살은 척추, 골반 골격에 무리를 주어 만성적인 목, 어깨, 허리 통증의 원인이 된다. 14일 자세 교정 다이어트 프로그램은 척추와 골반을 지탱하는 코어 근육을 좌우 균형 있게 강화시켜 준다. 자연히 신체의 순환이 원활해져 전신의 군살 제거 효과로 맵시 있는 몸매로 만들어준다. 구부정한 자세로 줄어든 키가 커지는 숨은 키 효과는 부수적인 혜택이다.
여러분의 멋지고 가치 있는 인생을 위한 참 짧은 14일!
균형 잡힌 몸매와 군살 없이 탄탄한 체형 만들기의 첫 단추를 지금 꿰어보자.

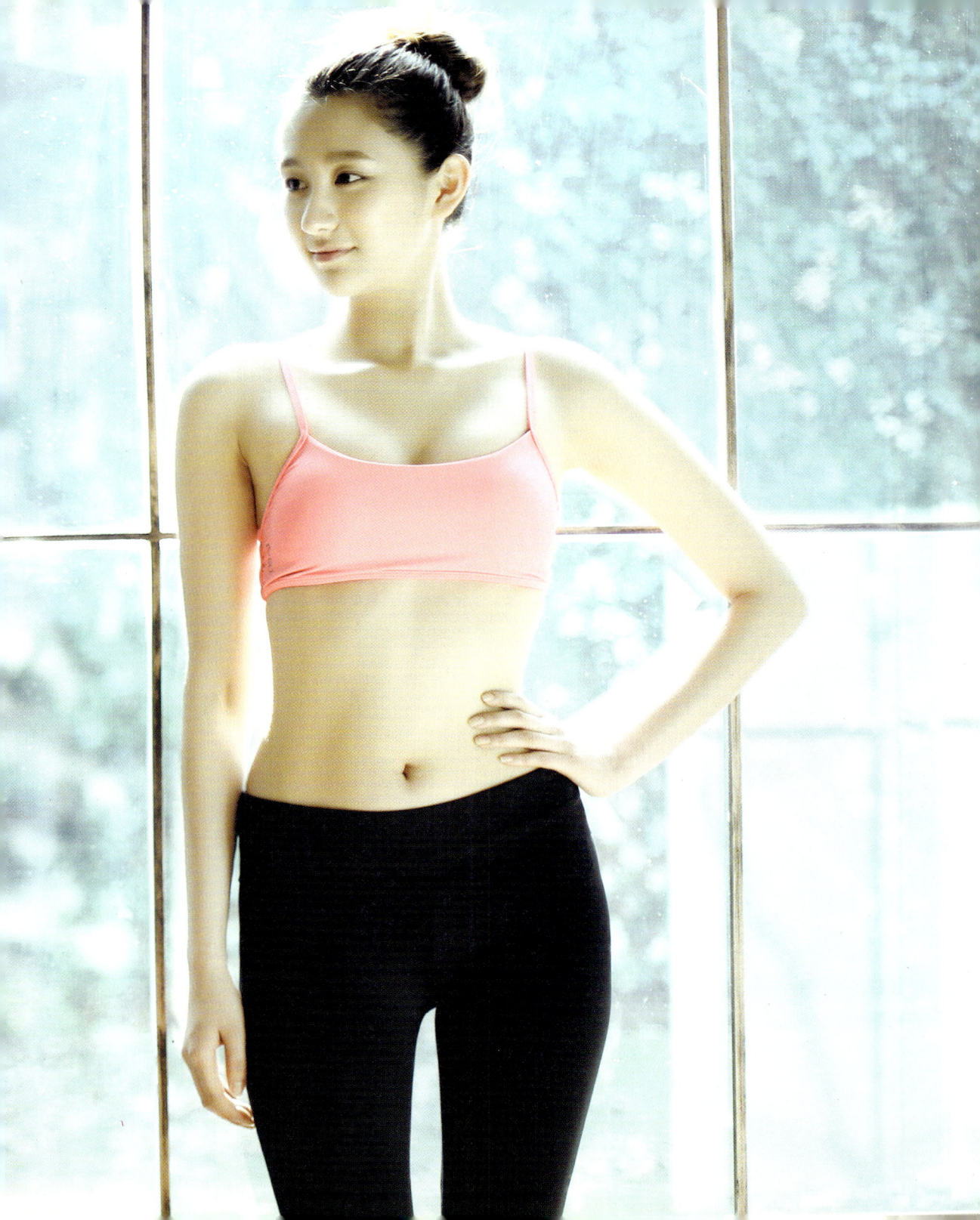

# DAY 01

## 기초 관절 풀기 운동

자세 교정 다이어트의 첫 단추는 구부정한 자세로 인해 뻣뻣하게 굳고 뭉친 목, 어깨, 척추, 골반 관절 주변의 근육과 인대를 부드럽게 이완(풀어줌)시키는 것이다. 정확한 동작으로 정해진 횟수를 차근차근 따라해보자.

**CONTENTS**
- 어깨 돌리기
- 어깨 빼기
- 팔꿈치 고정하고 뒤돌아보기
- 등 굴리기

## 어깨 돌리기

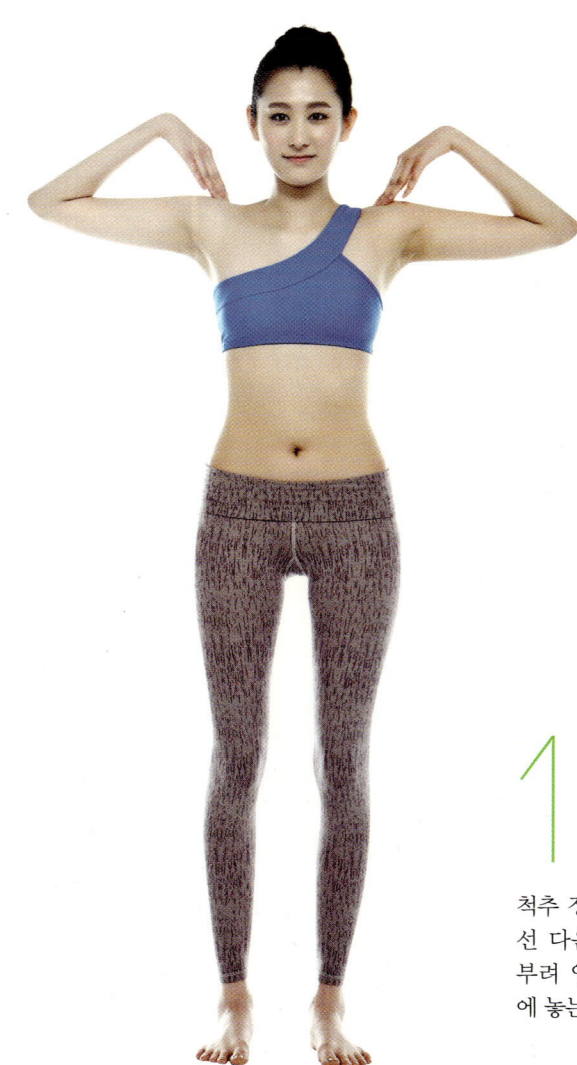

**1**

척추 정렬을 바로잡아 선 다음 팔꿈치를 구부려 양손을 어깨 위에 놓는다.

PART 02 14일 자세 교정 다이어트

경직된 어깨 근육을 풀어주며
어깨 관절을 유연하게 만들어준다.

**HOW TO**

1세트 10회(시계 방향 5회, 반시계 방향 5회), 2세트 반복(총 20개)

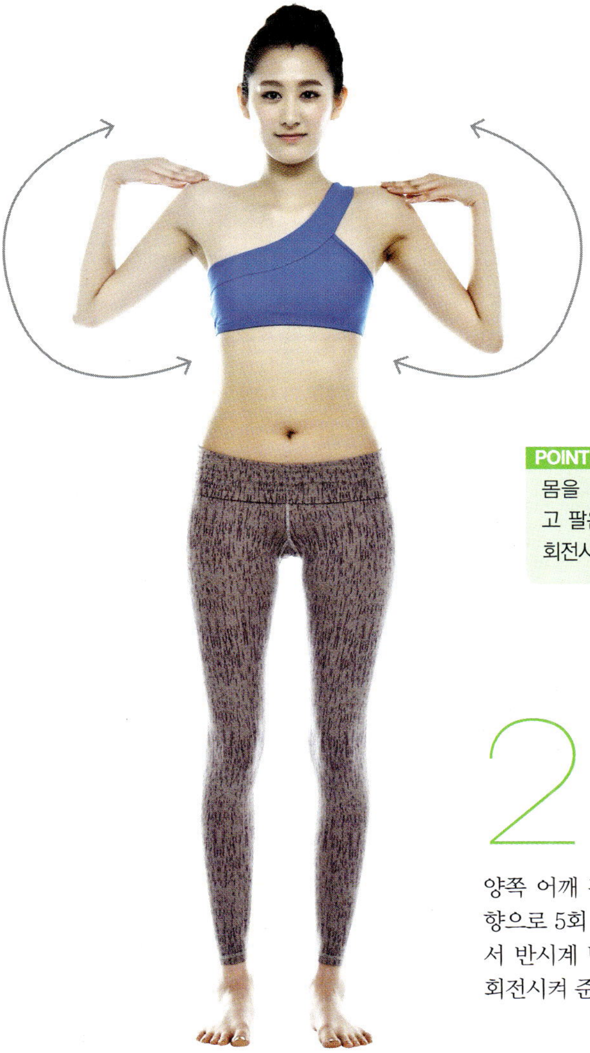

**POINT**

몸을 반듯하게 세우고 팔은 최대한 크게 회전시킨다.

## 2

양쪽 어깨 관절을 시계 방향으로 5회 돌려준다. 이어서 반시계 방향으로도 5회 회전시켜 준다.

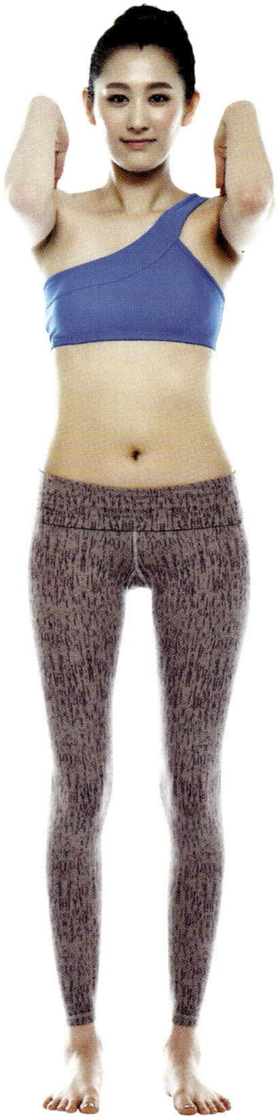

# DAY 01 어깨 빼기

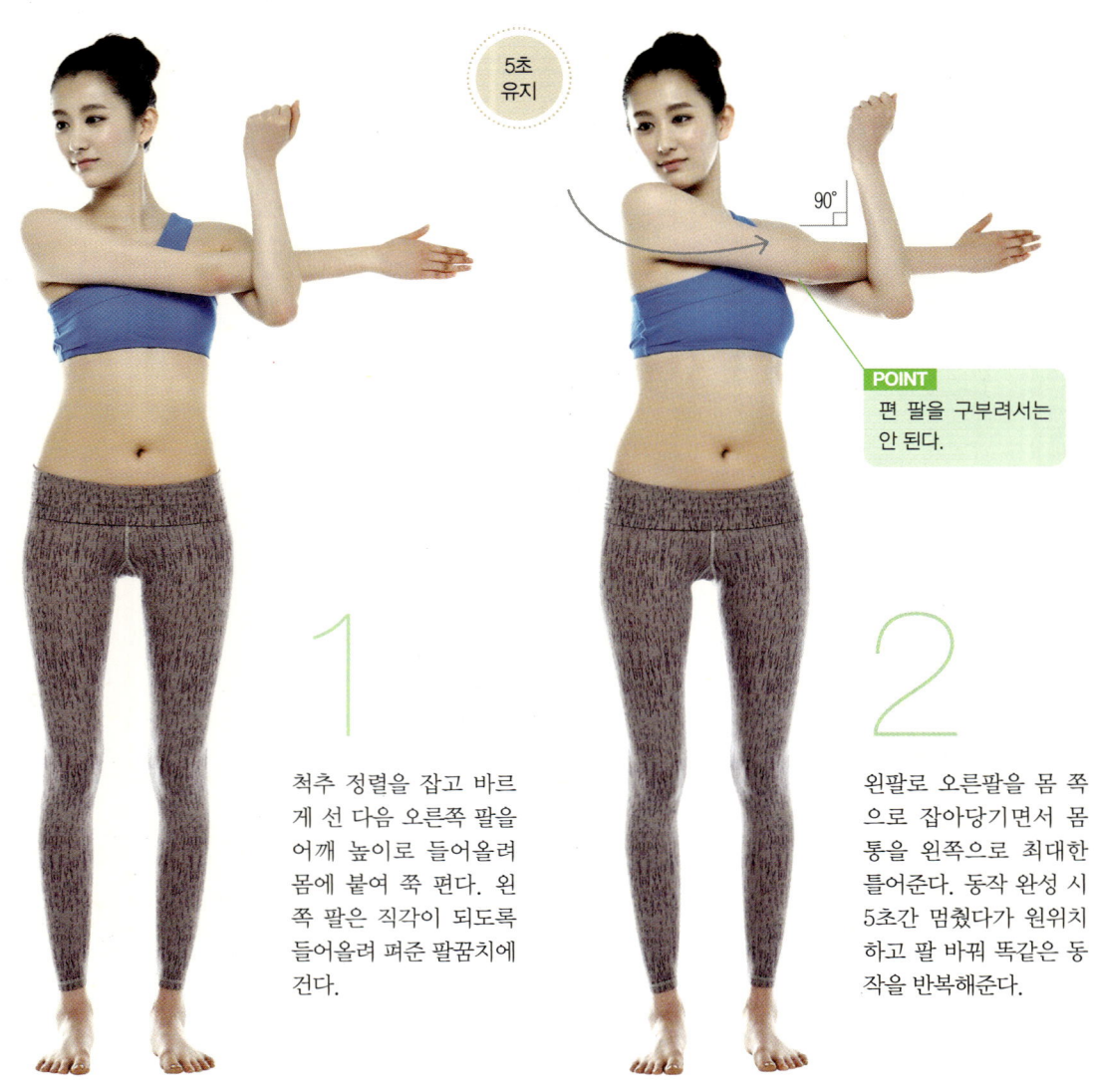

**1** 척추 정렬을 잡고 바르게 선 다음 오른쪽 팔을 어깨 높이로 들어올려 몸에 붙여 쭉 편다. 왼쪽 팔은 직각이 되도록 들어올려 펴준 팔꿈치에 건다.

**2** 왼팔로 오른팔을 몸 쪽으로 잡아당기면서 몸통을 왼쪽으로 최대한 틀어준다. 동작 완성 시 5초간 멈췄다가 원위치하고 팔 바꿔 똑같은 동작을 반복해준다.

**POINT** 편 팔을 구부려서는 안 된다.

5초 유지

틀어지고 뻣뻣해진 어깨 근육과 등 근육, 척추 근육을 개운하게 풀어준다.

1세트 좌우 10개,
2세트 반복(총 20개)

## 응용 동작

오른쪽 팔을 폈다면 왼손으로 오른손의 손목을 잡고 지그시 잡아당긴다.

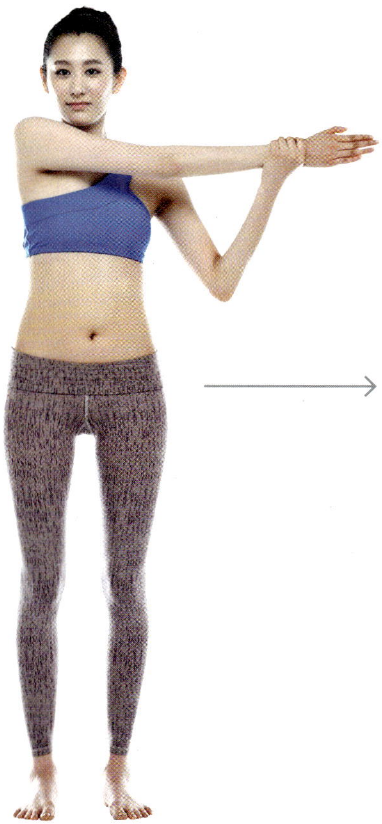

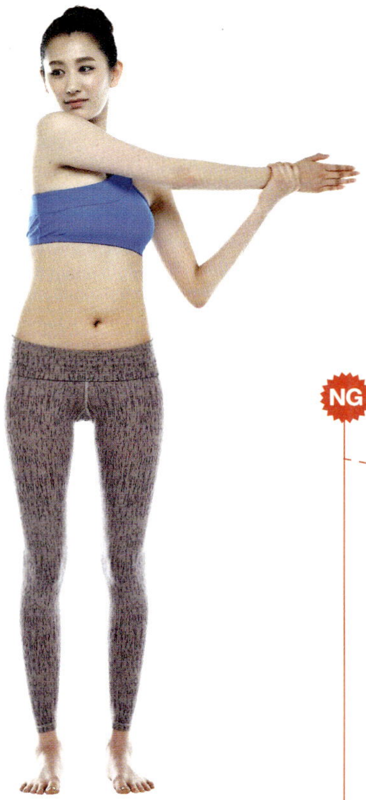

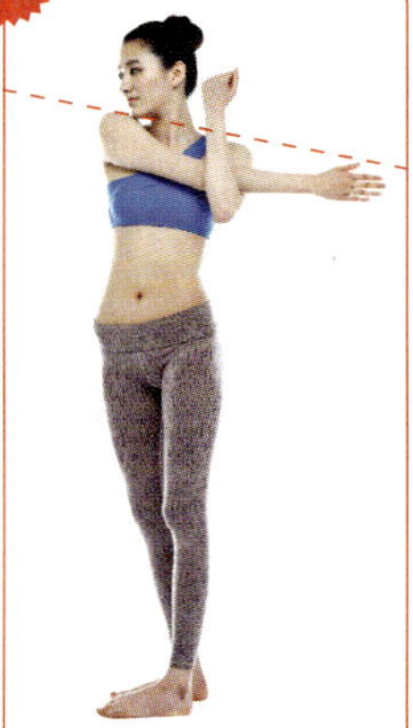

팔이 아래로 처져서는 안 된다.

# DAY 01 팔꿈치 고정하고 뒤돌아보기

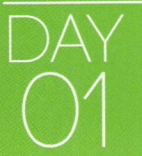

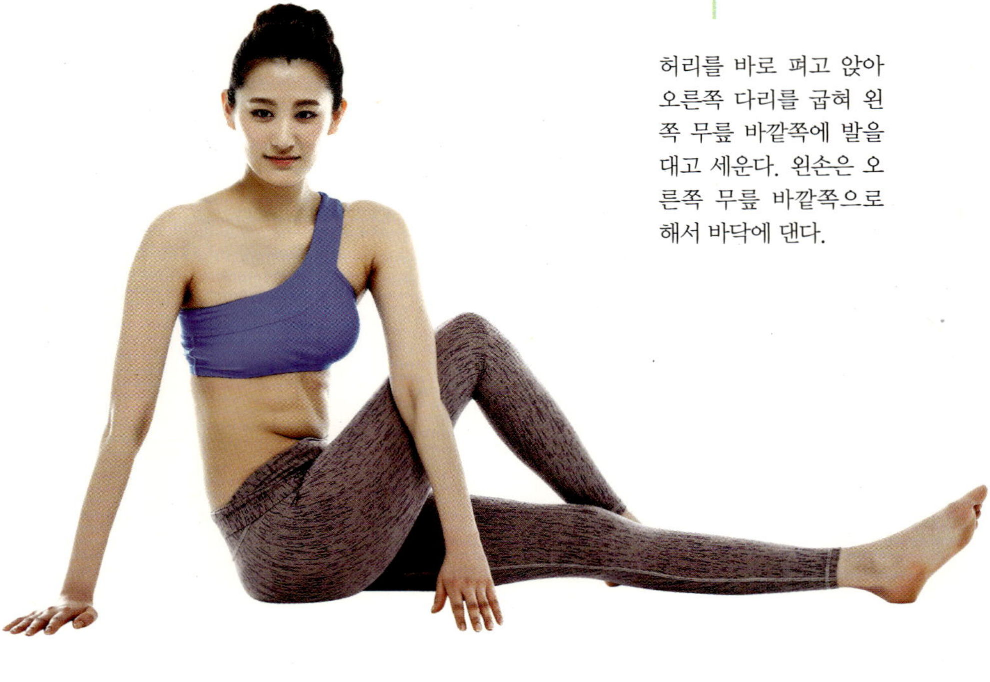

**1**

허리를 바로 펴고 앉아 오른쪽 다리를 굽혀 왼쪽 무릎 바깥쪽에 발을 대고 세운다. 왼손은 오른쪽 무릎 바깥쪽으로 해서 바닥에 댄다.

틀어진 허리를 바르게 교정시켜 준다.

HOW TO

1세트 10개, 좌우 30개(3세트)

5초 유지

**POINT**
- 뒤돌아볼 때 자세가 고정이 되도록 오른손으로 바닥을 짚는다.
- 시선은 180도 뒤를 바라본다.
- 힘든 방향을 20회, 힘들지 않은 방향을 10회 해준다.
- 팔꿈치로 다리를 지그시 눌러준다.

## 2

왼손 팔꿈치로 오른쪽 다리를 왼쪽으로 지그시 밀어주면서 몸통을 오른쪽으로 비튼다. 최대한 몸통을 비튼 상태로 5초간 정지했다가 다리와 손을 바꿔 똑같은 동작을 반복해준다.

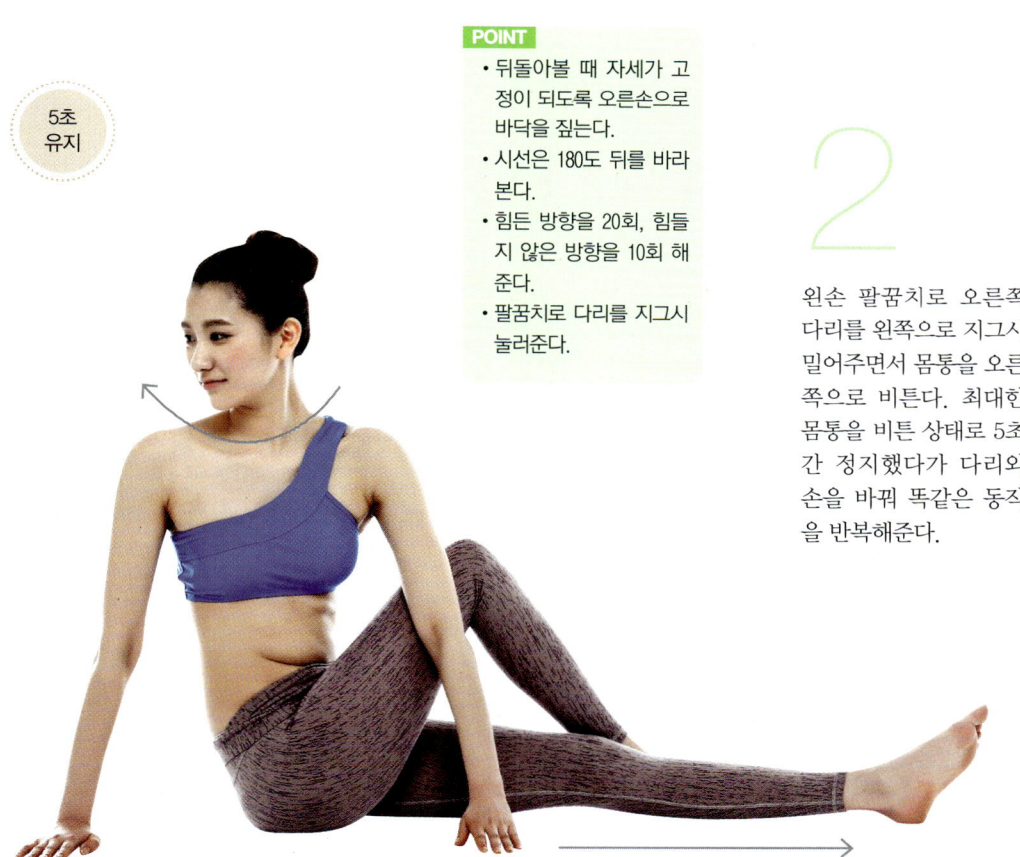

# DAY 01 등 굴리기

1

다리를 곧게 펴고 척추 라인이 중심이 잡히도록 해 반듯하게 눕는다.

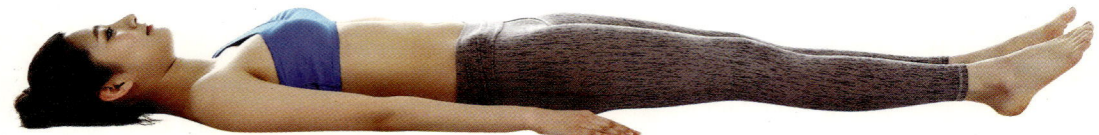

비틀어진 척추를 교정시켜 준다.

HOW TO

1세트 10개, 30개(3세트)

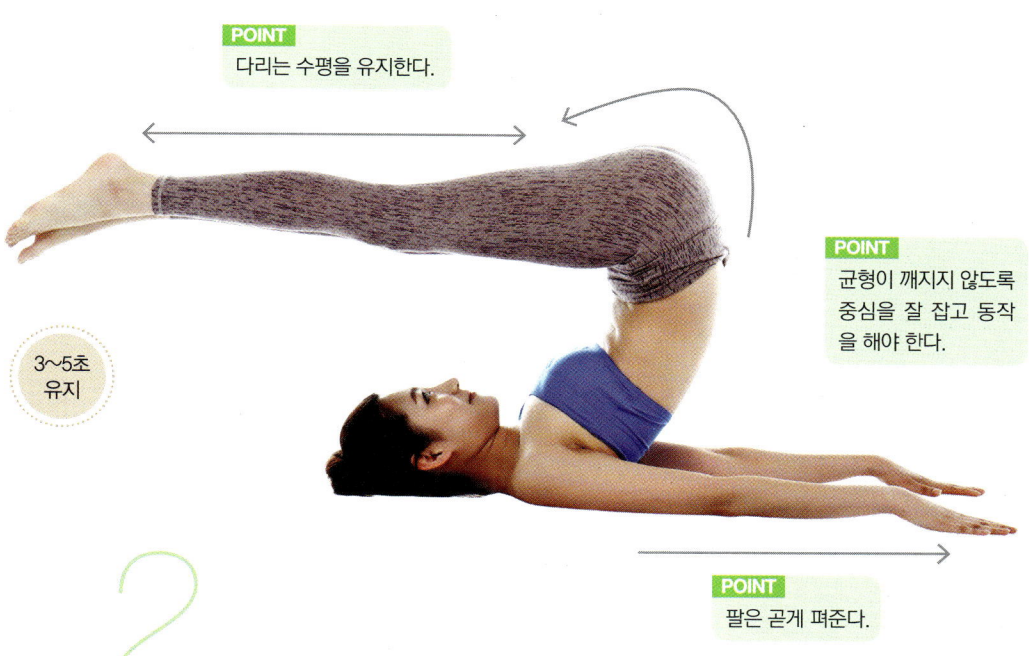

**POINT** 다리는 수평을 유지한다.

**POINT** 균형이 깨지지 않도록 중심을 잘 잡고 동작을 해야 한다.

3~5초 유지

**POINT** 팔은 곧게 펴준다.

## 2

힘차게 제자리에서 뒤로 발을 뻗어서 젖힌다. 3~5초 동안 ㄱ자로 멈췄다가 원위치한다.

# DAY 02

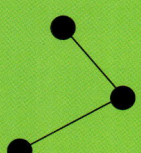

## 기초 근육 풀기 운동

자세 교정 다이어트의 두 번째 단계는 구부정한 자세로 인해 군살이 쉽게 쌓이고 퉁퉁 붓는 하체와 뻣뻣하게 굳은 허리, 옆구리, 골반과 척추 주변 전체의 경직된 근육과 인대를 부드럽게 스트레칭(이완)시키는 것이다.

**CONTENTS**
- 척추 늘려 상체 숙이기
- 발목 잡고 상체 숙이기
- 다리 곧게 펴 척추 스트레칭
- 앞다리 펴고 구두끈 묶기

## 척추 늘려 상체 숙이기

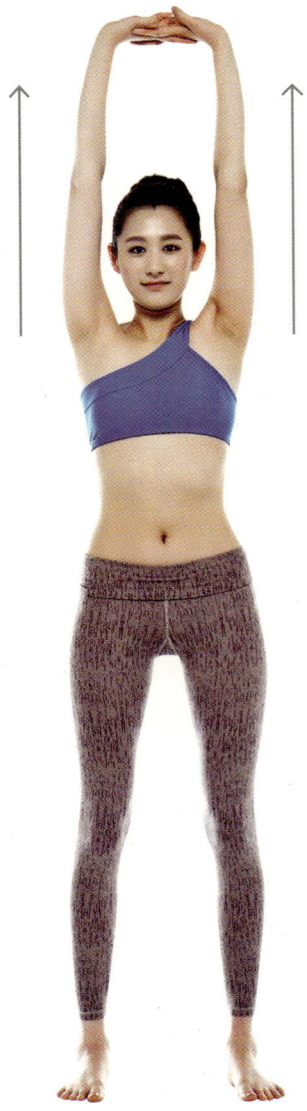

**1**
다리를 골반 넓이로 벌리고 바르게 서서 양손은 깍지를 끼고 팔이 양 귀에 붙도록 하여 머리 위쪽으로 올려준다.

PART 02 14일 자세 교정 다이어트

척추기립근 부위에 강력한 자극을 가하는 운동으로,
등 부위에 오랜 기간 쌓인 군살이 확실하게 정돈된다.

1세트 10개, 20개(2세트)

천천히 몸에서 힘을 빼
고 상체를 아래쪽으로
90도 내려준다. 동작 완
성 시 5초 동안 멈췄다
가 원위치한다.

**응용 동작** ▼

상체를 좌우 45도 각도로도 내려준다.

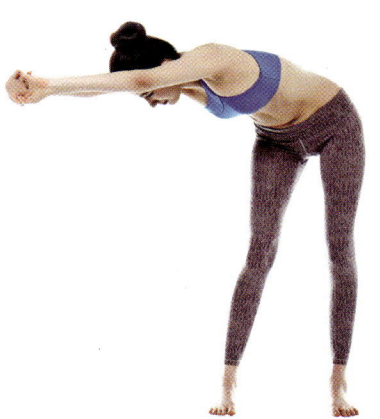

5초
유지

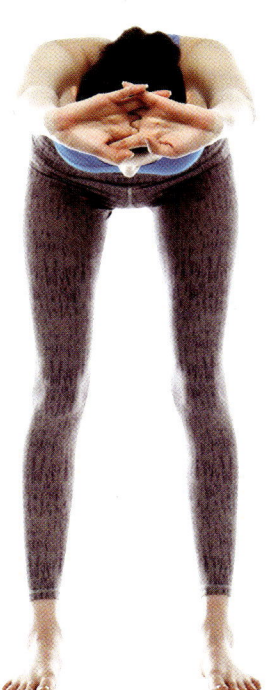

**POINT**
- 팔은 어깨와 수평을 유지하며, 무릎이 굽혀지지 않도록 한다.
- 발뒤꿈치가 떨어지지 않아야 한다.

**NG**

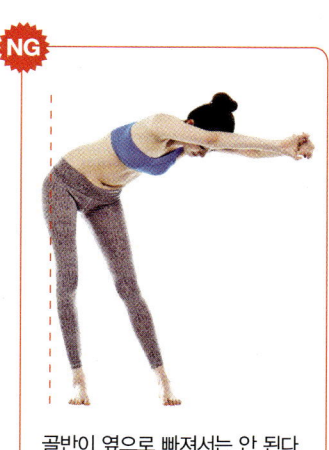

골반이 옆으로 빠져서는 안 된다.

71

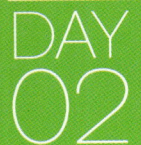

# 발목 잡고 상체 숙이기

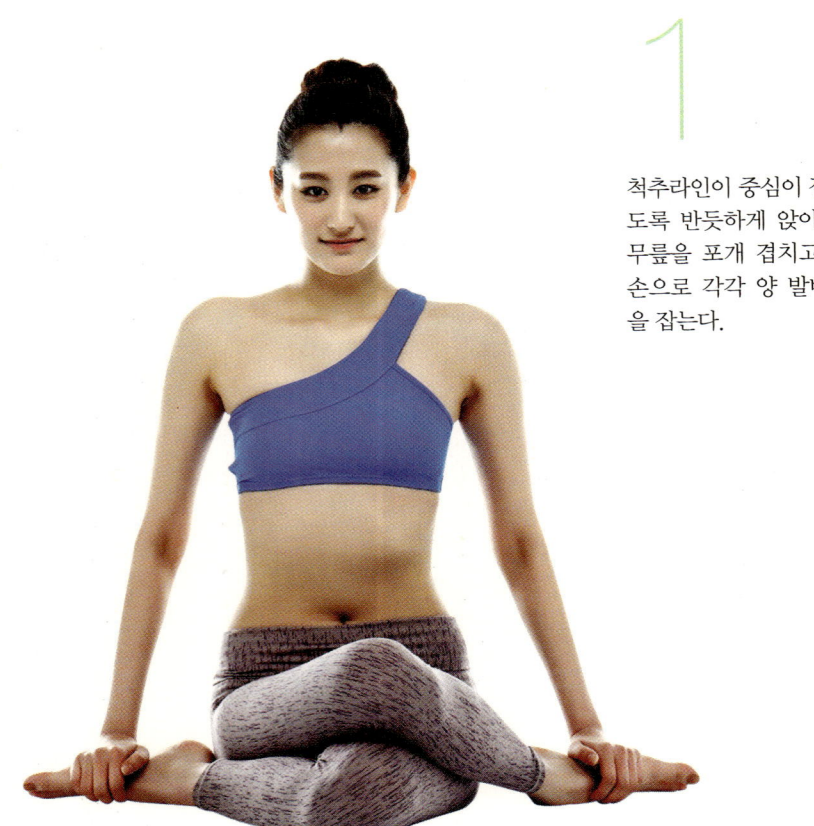

1

척추라인이 중심이 잡히도록 반듯하게 앉아 두 무릎을 포개 겹치고 양손으로 각각 양 발바닥을 잡는다.

뻑뻑한 골반을 시원하게 풀어주고, 느슨해진 골반을 꽉 조여준다.

1세트 10개, 30개(3세트)

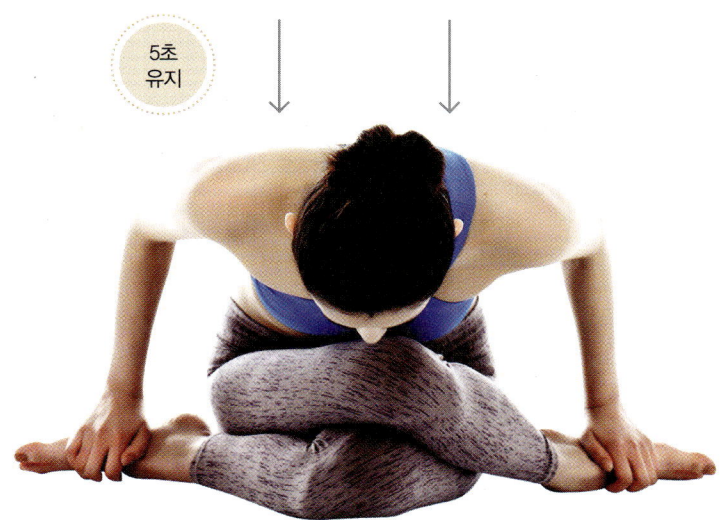

5초 유지

## 2

그대로 숨을 크게 내쉬면서 등을 숙여 깊이 내려간다. 동작 완성 시 5초 동안 멈췄다가 원위치한다. 1세트(10개) 한 후에 다리 위치를 바꿔서 똑같은 동작을 반복해준다.

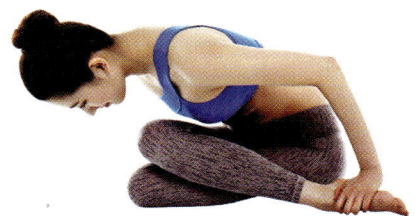

### POINT
- 내려가면서 크게 호흡을 내쉬고 온몸에서 힘을 뺀다.
- 골반과 허리가 개운하게 스트레칭되면서 동시에 엉덩이가 조여지는 느낌이 들어야 한다.

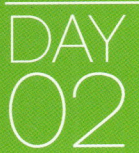

# DAY 02 다리 곧게 펴 척추 스트레칭

## 1

양 무릎을 바닥에 대고 척추 정렬을 맞춰 무릎부터 허리를 쭉 세운 다음 오른쪽 다리를 옆으로 해 쭉 펴준다.

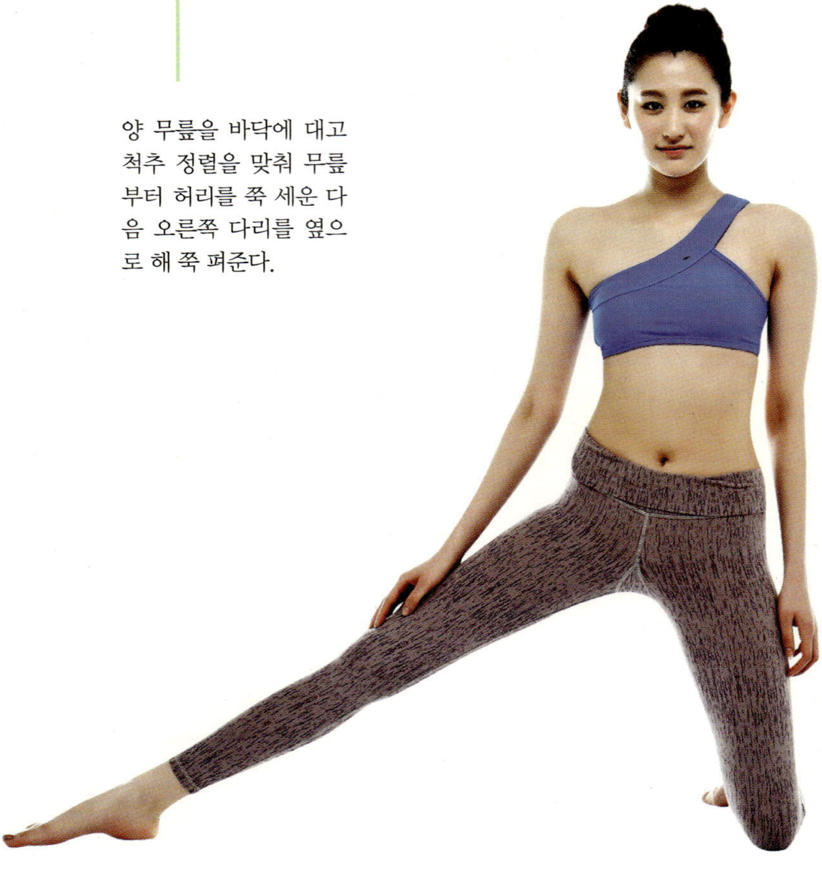

옆구리 근육을 판판하게 펴줘, 옆구리 군살 제거 효과로 잘록한 허리 라인이 만들어진다.

HOW TO

1세트 10개,
좌우 20개(2세트)

## 2

오른손을 오른쪽 다리의 발목에 대고 왼팔을 머리 위로 들어올려 몸 전체를 오른쪽으로 기울인다. 동작 완성 시 5초간 멈췄다가 원위치한다. 팔과 다리를 바꿔 똑같은 동작을 반복해준다.

**NG**

배를 앞으로 내밀거나 몸을 앞쪽으로 기울여서는 안 된다.

5초
유지

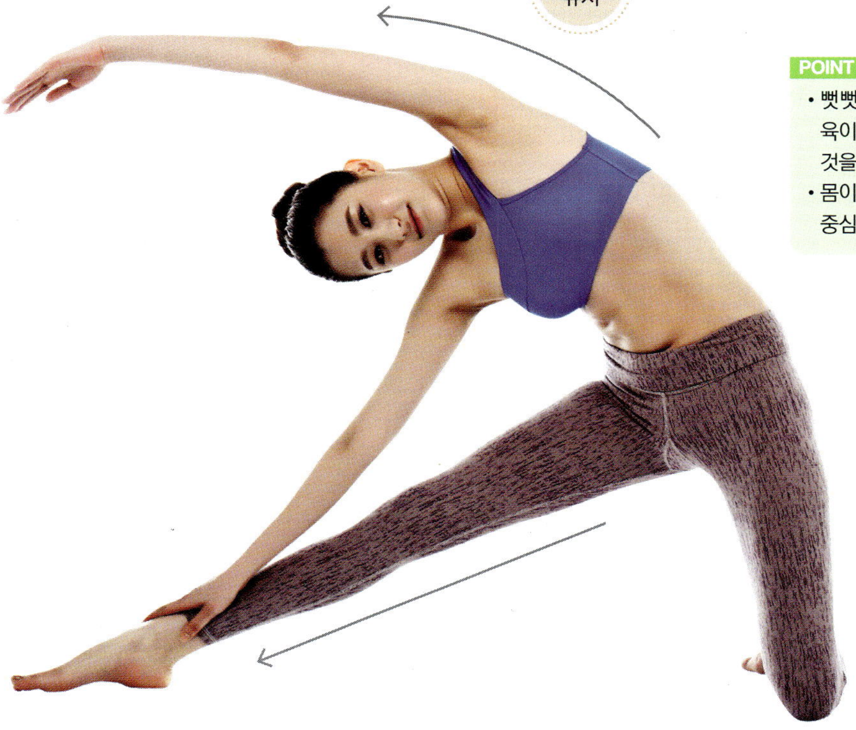

**POINT**

- 뻣뻣한 척추와 등 근육이 개운하게 펴지는 것을 느껴야 한다.
- 몸이 흔들리지 않도록 중심을 잡는다.

DAY 02

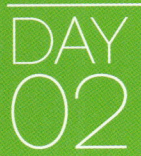

# 앞다리 펴고 구두끈 묶기

1

앞쪽 다리는 쭉 펴고, 뒤쪽 다리는 90도로 구부려 무릎을 바닥에 댄다. 상체는 바로 세운다.

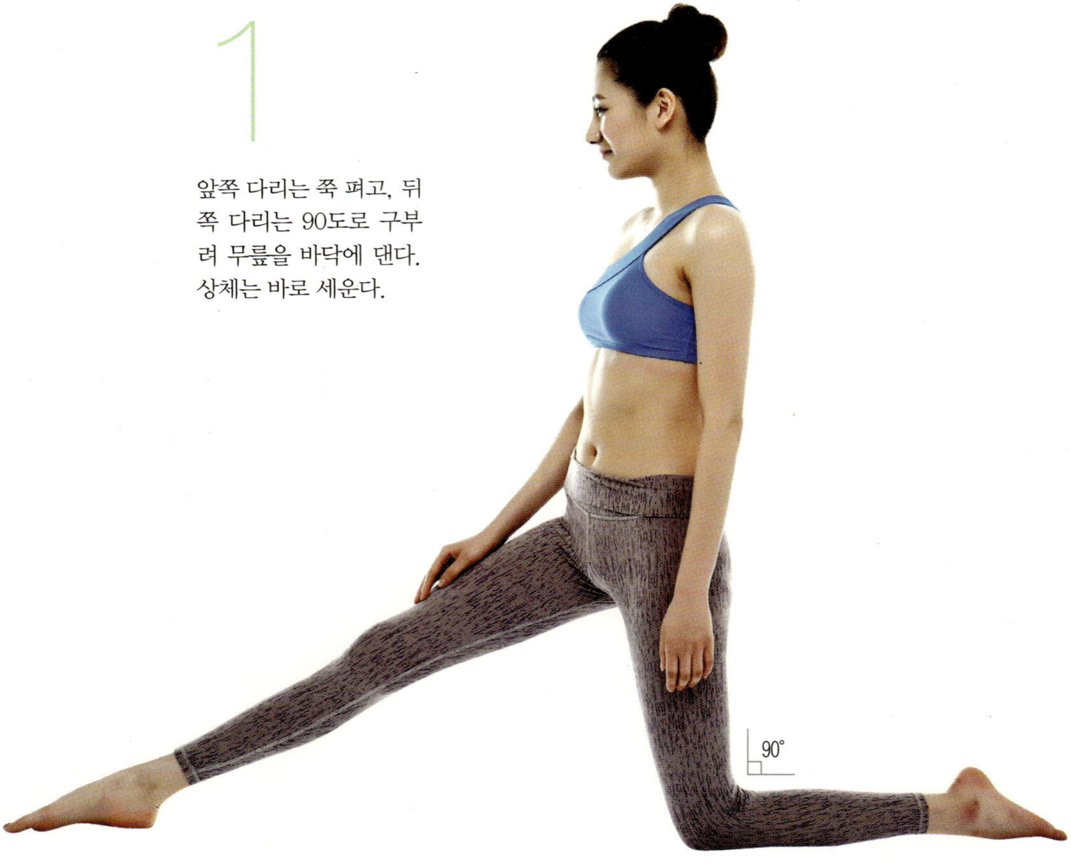

허벅지, 종아리의 부기와 군살이 빠진다.

1세트 10개,
좌우 20개(2세트)

HOW TO

## 2

천천히 상체를 구부려 마치 신발끈을 묶으려는 것처럼 두 손으로 발목을 잡는다. 동작 완성 시 5초간 멈췄다 원위치한다. 다리 바꿔서 똑같은 동작을 반복해준다.

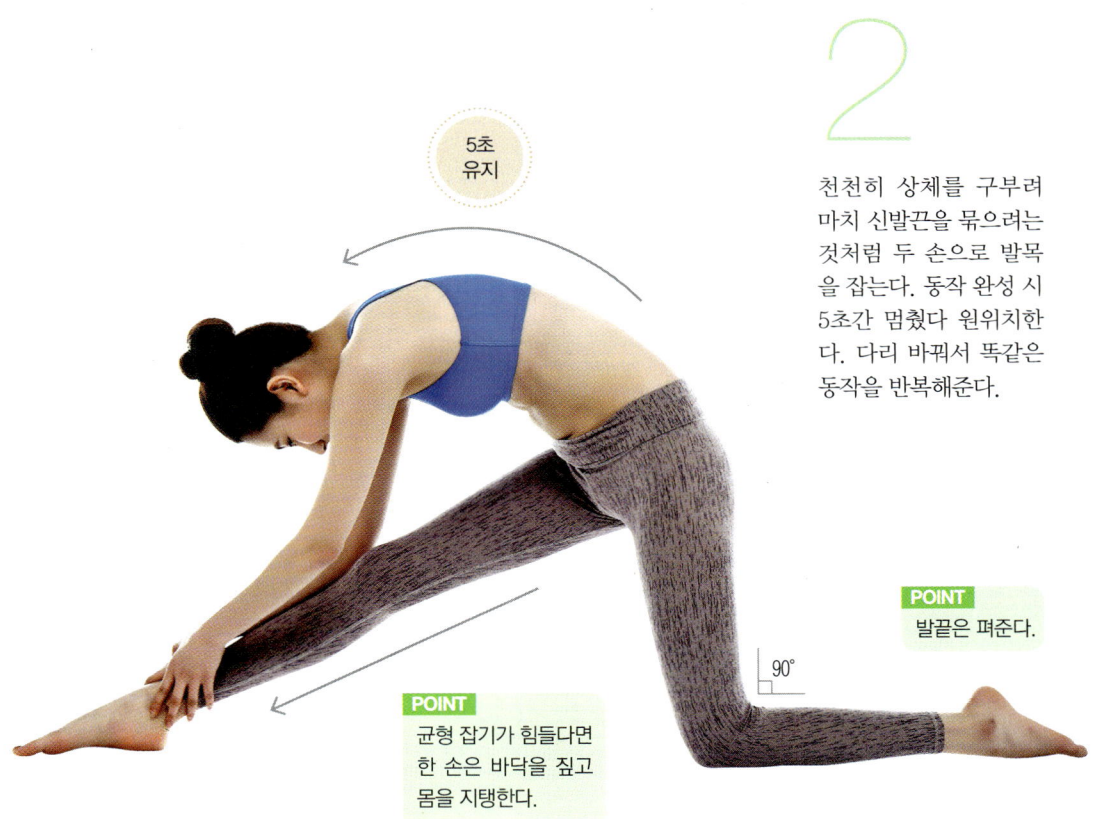

5초 유지

POINT
균형 잡기가 힘들다면 한 손은 바닥을 짚고 몸을 지탱한다.

POINT
발끝은 펴준다.

90°

### 응용 동작
발끝을 잡으면 운동 효과가 더 크다.

# DAY 03

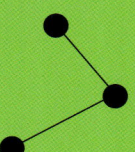

## 굽은 등, 굽은 허리 교정 운동 1

구부정한 자세의 굽은 등과 굽은 허리를 곧고 판판하게 펴준다.

**CONTENTS**
- 앞뒤로 다리 벌려 만세
- 뒤로 깍지 껴 목 뒤로 젖히기
- 모서리 이용, 흉근 스트레칭
- 고양이 등 만들기

## 앞뒤로 다리 벌려 만세

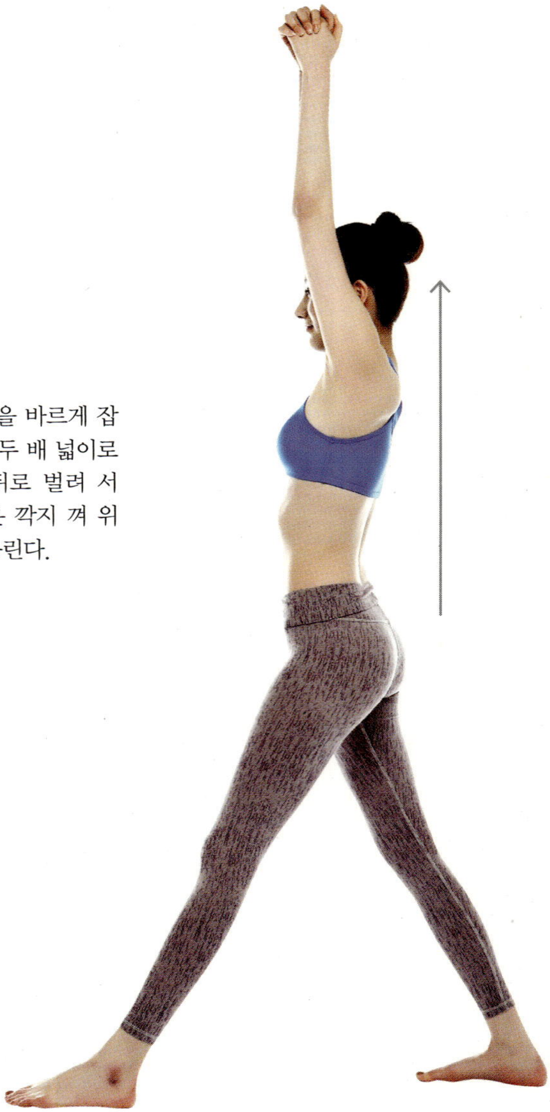

**1** 척추라인을 바르게 잡아, 어깨 두 배 넓이로 발을 앞뒤로 벌려 서고 양손은 깍지 껴 위로 들어올린다.

PART 02 14일 자세 교정 다이어트

앞으로 튀어나온 거북목과 뒤로 튀어나온 굽은 등을 최대한 바르게 교정시켜 준다.

HOW TO

1세트 10개,
좌우 30개(3세트)

## 2

팔을 쭉 펴 들어올리면서 왼쪽 무릎을 최대한 앞으로 굽혀준다. 동시에 목을 젖혀 뒤를 쳐다본다. 동작 완성 시 5초간 멈췄다 원위치한다. 다리 바꿔서 똑같은 동작을 반복해준다.

5초 유지

### POINT
• 넘어지지 않도록 중심을 잘 잡고 해야 한다.
• 시신경은 목 근육과 연결되어 있어 시선을 뒤로 할수록 목과 등을 더 뒤로 젖힐 수 있게 된다.

### 응용 동작 1 ▼
더욱 강한 운동 효과를 얻으려면 뒷다리의 무릎을 굽힌다.

### 응용 동작 2 ▼
팔을 최대한 쭉 펴 짐볼을 공중으로 들어올리면서, 앞쪽 무릎을 최대한 굽혀준다.

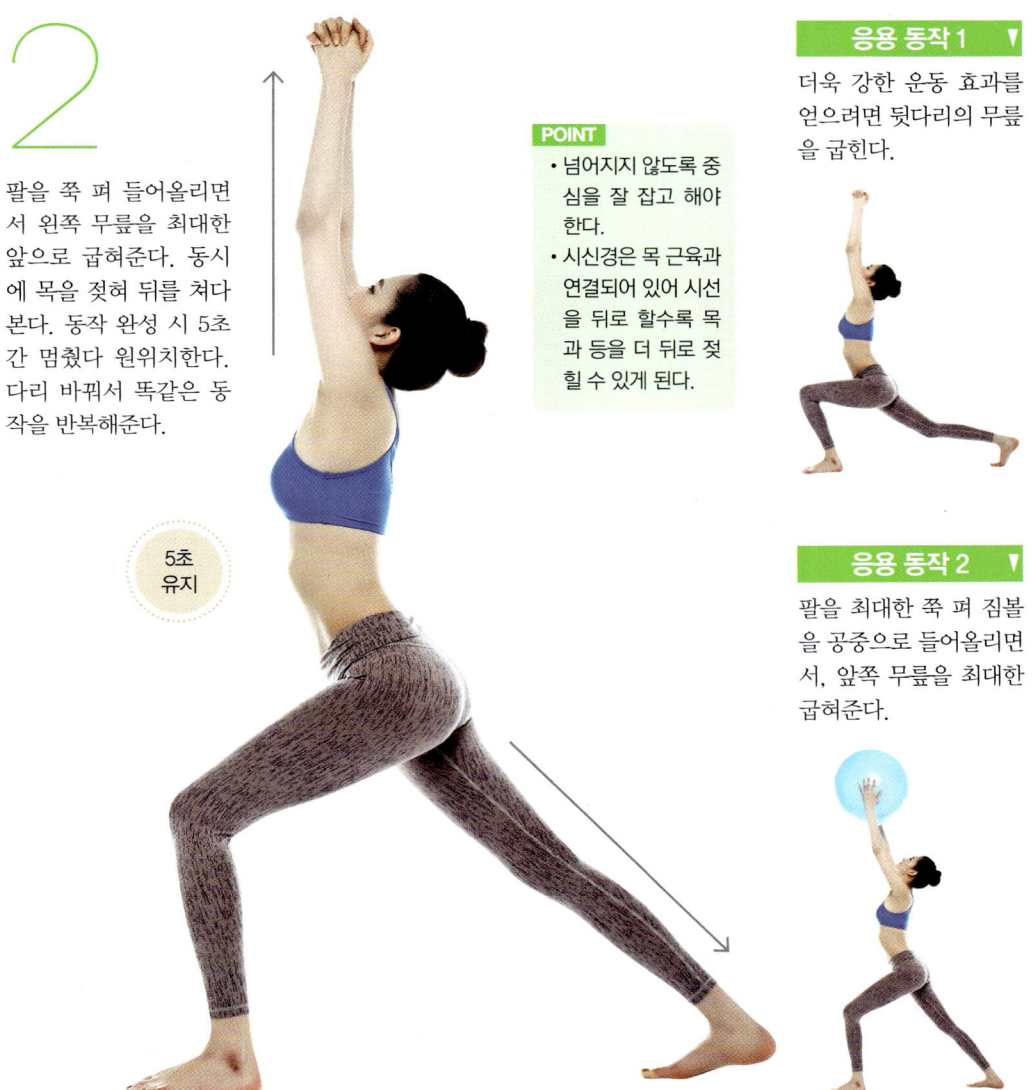

# DAY 03 뒤로 깍지 껴 목 뒤로 젖히기

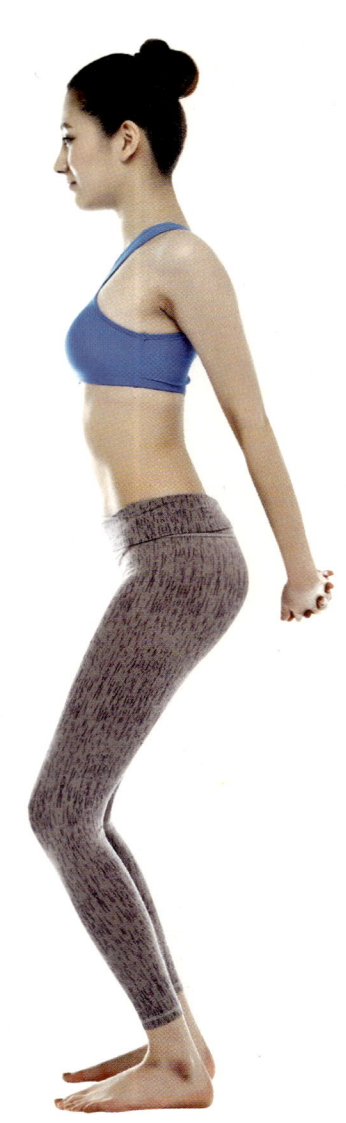

**1**

척추 정렬을 잡아 바르게 선다. 무릎은 살짝 구부리고 양손은 등 뒤에서 깍지를 낀다.

툭 튀어나온 굽은 등과 거북목을 제 위치로 교정시켜 줘, 곧은 자세로 만들어준다.

1세트 10개, 20개(2세트)

## 2

무릎은 지그시 구부리고 목은 뒤로 젖히면서 최대한 양팔을 들어준다. 동작 완성 시 5초간 멈췄다 원위치한다.

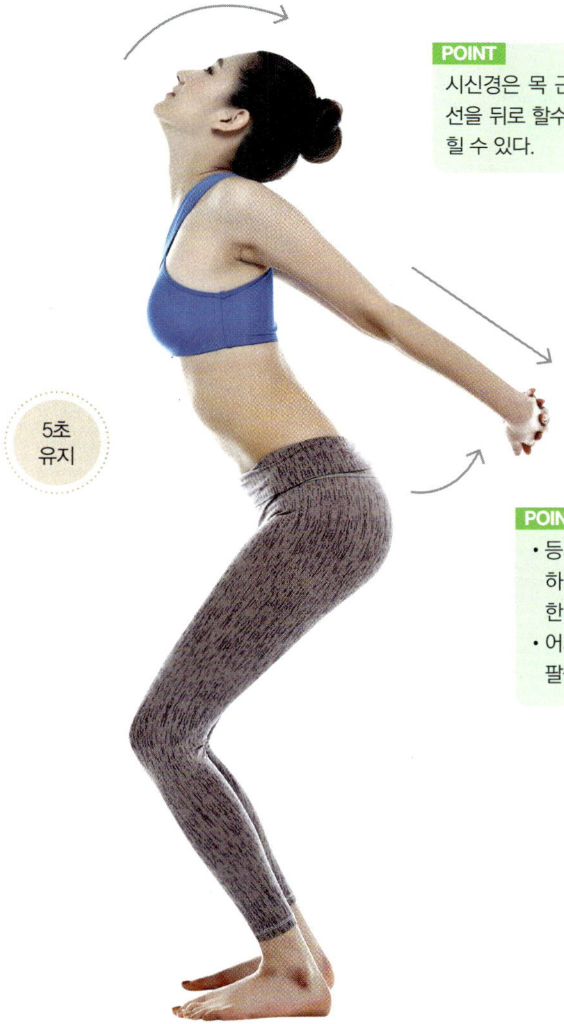

**POINT**
시신경은 목 근육과 연결되어 있어 시선을 뒤로 할수록 목과 등을 더 뒤로 젖힐 수 있다.

5초 유지

**POINT**
- 등과 어깨, 견갑골이 개운하게 풀리는 것을 느껴야 한다.
- 어깨 통증이 있을 때는 양팔을 약간만 들어준다.

# 모서리 이용, 흉근 스트레칭

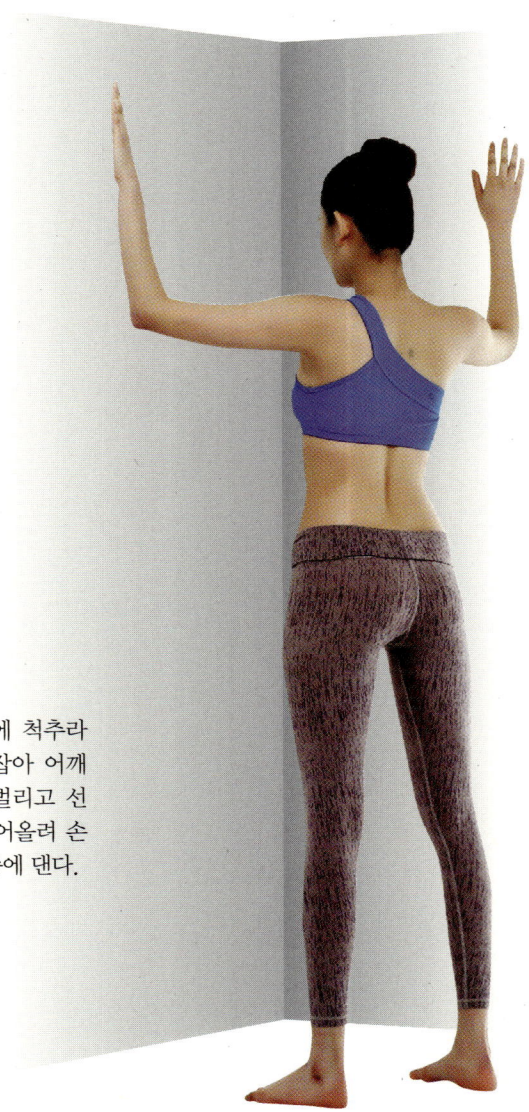

**1**

벽 모서리 앞에 척추라인을 바르게 잡아 어깨너비로 발을 벌리고 선다. 양손은 들어올려 손바닥을 벽 위쪽에 댄다.

굽은 등과 굽은 어깨를 바르게 교정시켜 준다.

HOW TO

1세트 10개, 30개(3세트)

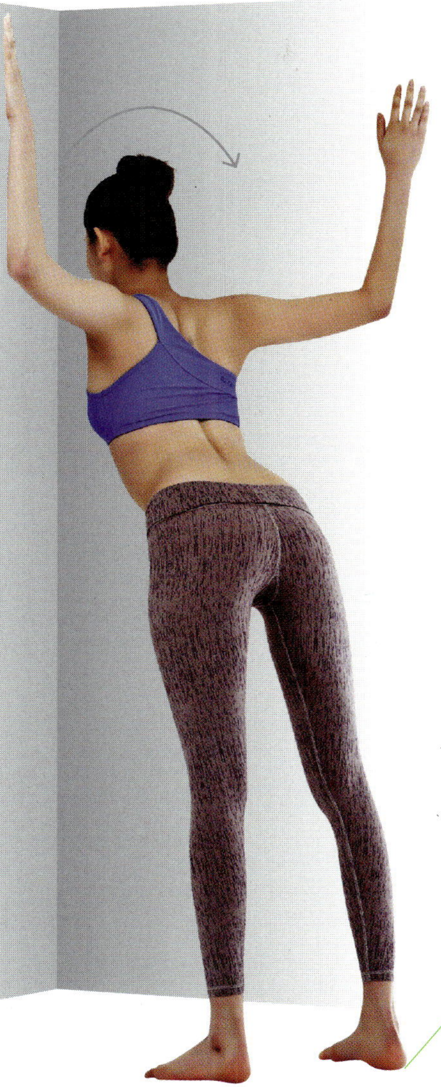

5초 유지

## 2

가슴과 상체가 앞의 모서리에 닿도록 지그시 앞으로 붙이려 한다. 목은 최대한 뒤로 젖혀주며 동시에 눈은 뒤를 쳐다본다. 동작 완성 시 5초간 멈췄다 원위치한다.

**POINT**

시신경은 목 근육과 연결되어 있어 시선을 뒤로 할수록 목을 더 뒤로 젖힐 수 있게 된다.

**POINT**

발끝이 바닥에서 떨어지지 않게 한다.

# DAY 03 고양이 등 만들기

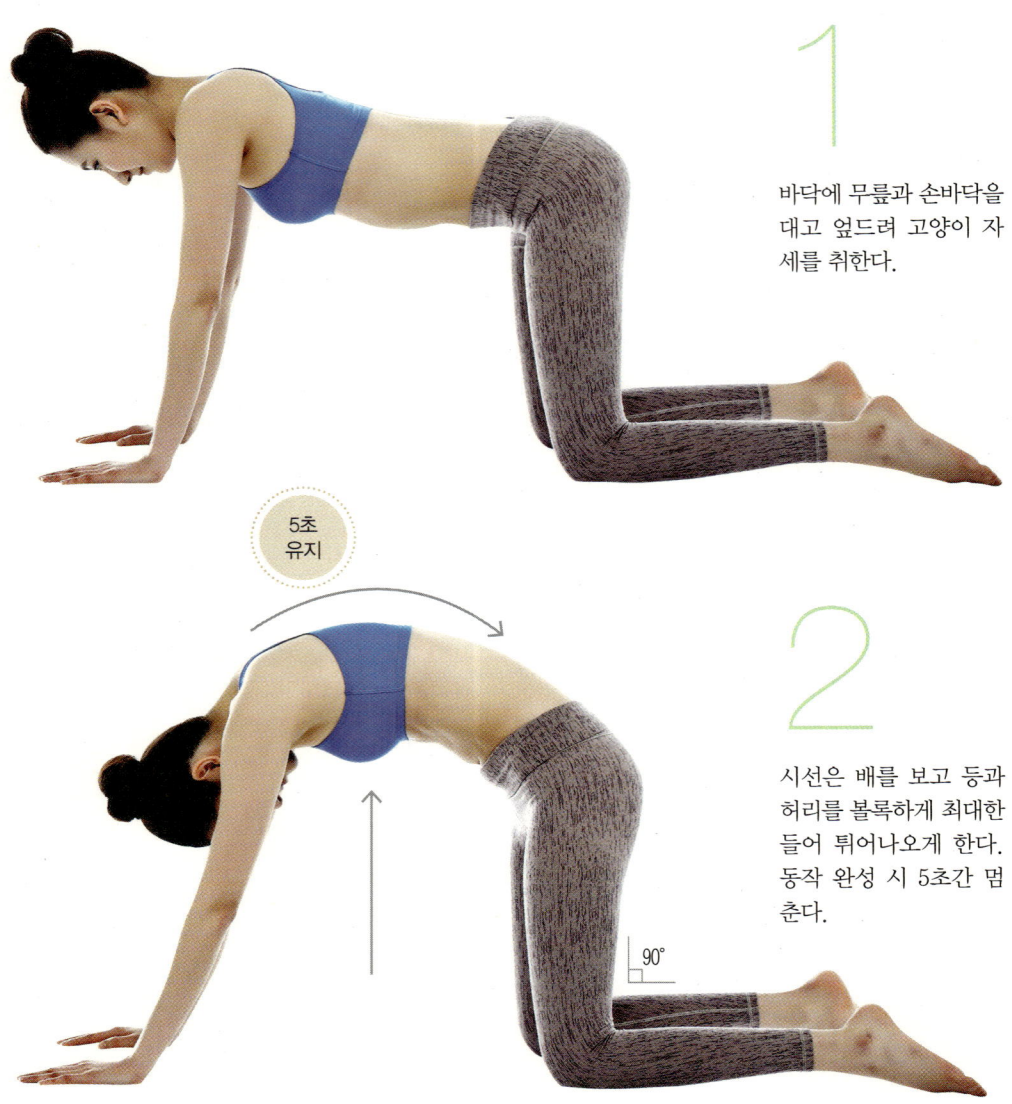

**1**
바닥에 무릎과 손바닥을 대고 엎드려 고양이 자세를 취한다.

5초 유지

**2**
시선은 배를 보고 등과 허리를 볼록하게 최대한 들어 튀어나오게 한다. 동작 완성 시 5초간 멈춘다.

척추 마디마디를 유연하게 풀어줘
일자허리를 S라인 허리로 만들어준다.

HOW TO

1세트 10개, 30개(3세트)

**POINT**
시신경은 목 근육과 연결되어 있어 시선을 뒤로 할수록 목과 등을 더 뒤로 젖힐 수 있다.

5초 유지

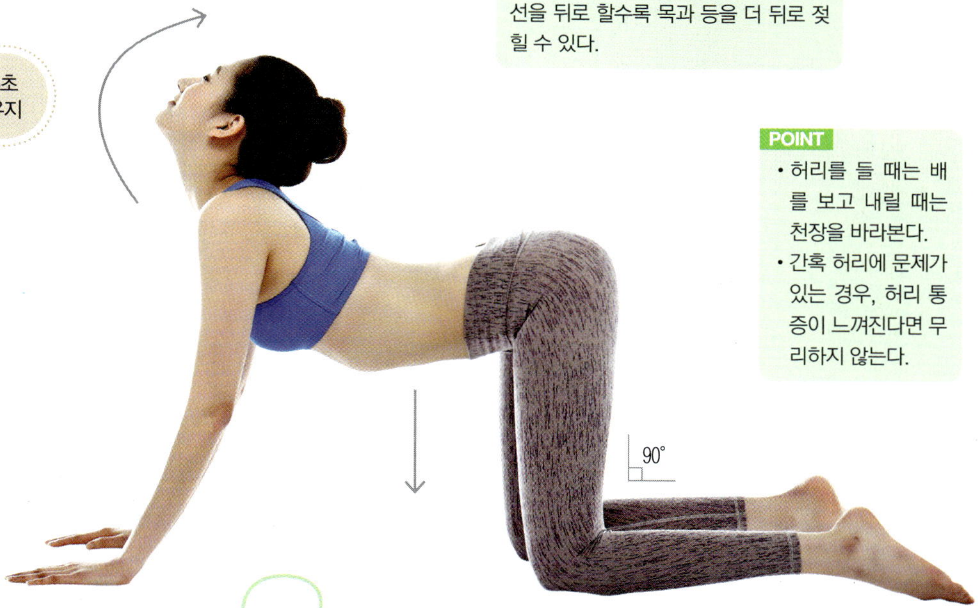

**POINT**
- 허리를 들 때는 배를 보고 내릴 때는 천장을 바라본다.
- 간혹 허리에 문제가 있는 경우, 허리 통증이 느껴진다면 무리하지 않는다.

3

다시 허리를 아래로 누르며 시선은 천장을 본다.

# DAY 04

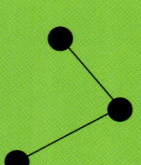

## 굽은 등, 굽은 허리 교정 운동 2

척추를 지탱하는 척추 코어 근육을 강화해준다. 거북목, 굽은 등, 굽은 어깨, 굽은 허리를 동시에 교정시킨다.

**CONTENTS**
- 목 뒤로 젖혀 상체 들기
- 굽은 등 교정 스트레칭
- 팔 짚고 상체 젖히기
- 등 젖혀 발목 잡기

## 목 뒤로 젖혀 상체 들기

**1**

척추의 정렬을 바로잡고 양팔을 ㄱ자 모양으로 만들어 엎드린다.

PART 02 14일 자세 교정 다이어트

등과 목을 판판하게 강화시켜 탄력적인 등 라인을 만들어준다.

1세트 10개, 30개(3세트)

### 응용 동작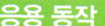
양손을 바닥에서 떼고 상체를 들면 운동 효과가 더 좋다.

## 2

목을 최대한 뒤로 젖히면서 자연스럽게 상체가 들리도록 한다. 동작 완성 시 5~10초간 멈췄다 원위치한다.

**POINT**
시신경은 목 근육과 연결되어 있어 시선을 뒤로 할수록 목과 등을 더 뒤로 젖힐 수 있다.

**POINT**
• 상체를 들어야지 목만 들어서는 안 된다.
• 상체를 들어올릴 때 엉덩이와 하체의 힘을 사용해서는 안 된다.

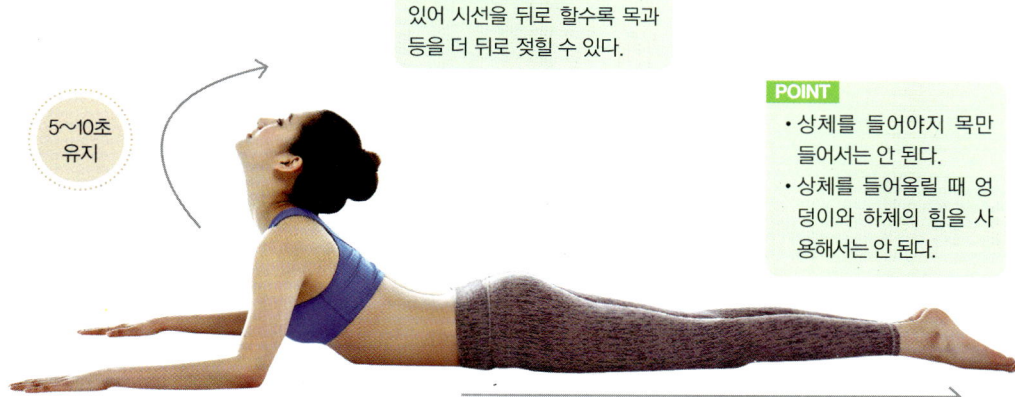

5~10초 유지

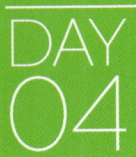

# 굽은 등 교정 스트레칭

## 1

바닥에 무릎과 손바닥을 대고 엎드린다. 무릎은 어깨너비로 벌린다.

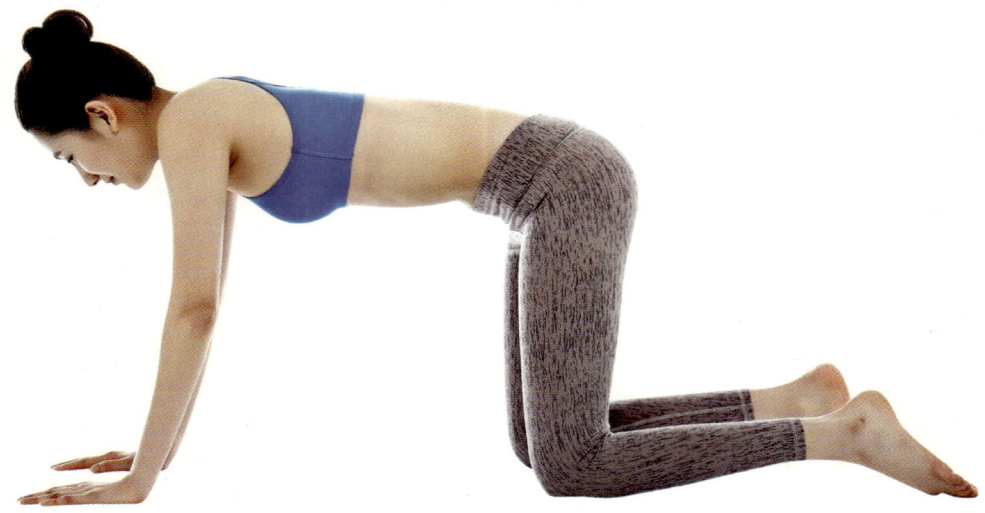

척추기립근이 판판하게 강화되면서
굽은 등, 굽은 자세가 곧게 펴지는 효과가 있다.

1세트 10개, 30개(3세트)

등이 곧게 펴질 때까지 상체와 팔을 앞으로 밀어준다. 이때 엉덩이는 들린 상태여야 한다. 등이 곧게 펴졌다면 3~5초 정도 그 상태를 유지했다 원위치 한다.

**POINT**
등이 판판하게 펴지면서 탄탄해지는 것을 느껴야 한다.

**POINT**
가슴이 최대한 바닥에 닿도록 눌러준다. 엉덩이는 최대한 들어올린다.

3~5초 유지

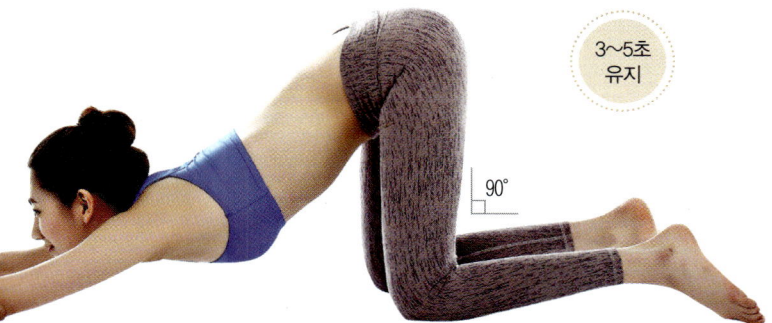

### 응용 동작

기본동작은 같게 한 다음 양손 팔꿈치를 짐볼에 올려놓는다.
등이 곧게 펴질 때까지, 볼에 상체의 체중을 실어 앞으로 밀어준다.

**POINT**
척추와 골반이 비틀어져 있으면 중심을 잡기 힘들다. 이때는 1초 정도 버티는 것으로 운동의 강도를 조절한다.

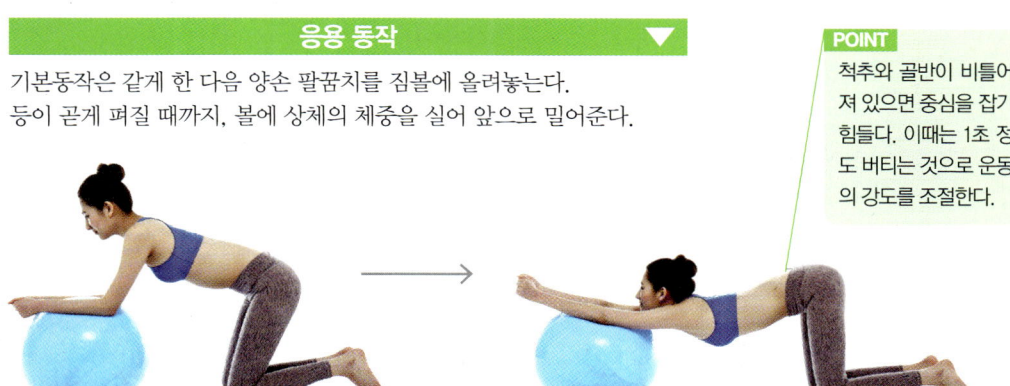

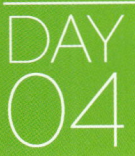

# 팔 짚고 상체 젖히기

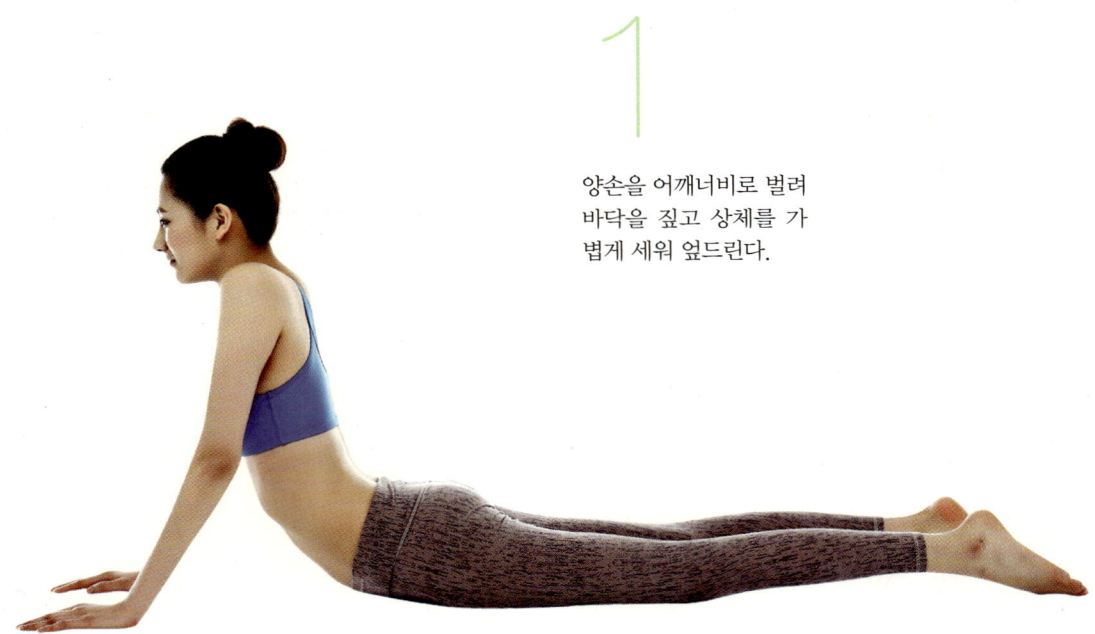

1

양손을 어깨너비로 벌려 바닥을 짚고 상체를 가볍게 세워 엎드린다.

구부정하게 뒤로 튀어나온 굽은 등이 곧게 펴지면서
자세를 바르게 교정시켜 준다.

1세트 10개, 30개(3세트)

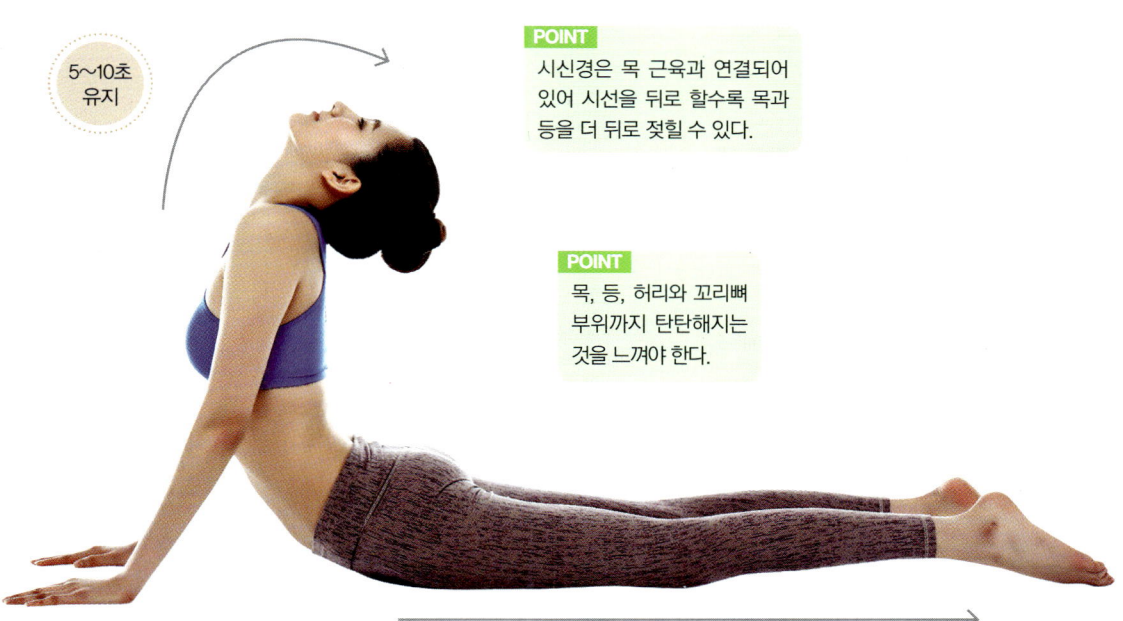

5~10초
유지

**POINT**
시신경은 목 근육과 연결되어
있어 시선을 뒤로 할수록 목과
등을 더 뒤로 젖힐 수 있다.

**POINT**
목, 등, 허리와 꼬리뼈
부위까지 탄탄해지는
것을 느껴야 한다.

## 2

배가 바닥에서 들리도록 상체를 최대한 위로 들어올려 준다. 동시에 목을 뒤로 젖혀준다. 동작 완성 시 5~10초간 멈췄다 원위치한다.

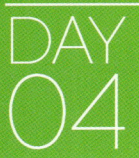

# 등 젖혀 발목 잡기

1

척추 정렬을 잡아 바른 자세로 엎드린다. 등을 뒤로 젖히면서 양손을 올려 발목을 잡아준다.

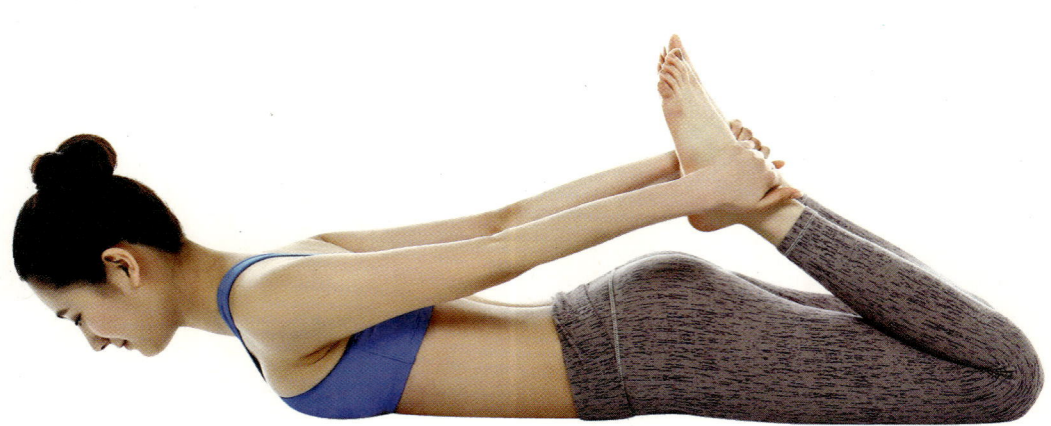

구부정한 자세를 곧게 교정시켜 준다.

1세트 10개, 30개(3세트)

HOW TO

양손으로 발목을 잡아당겨 상체와 하체를 최대한 들어올린다. 동작 완성 시 균형이 깨지지 않도록 조심하며 3초간 멈췄다 원위치한다.

**POINT**
시신경은 목 근육과 연결되어 있어 시선을 뒤로 할수록 목과 등을 더 뒤로 젖힐 수 있다.

**POINT**
다리를 최대한 들어올린다. 중심이 흔들리지 않게 한다.

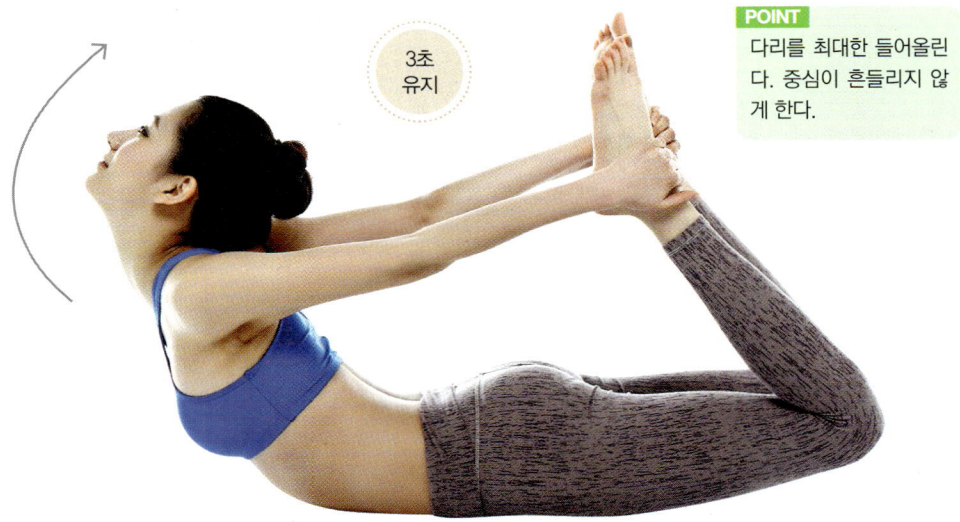

3초 유지

**POINT**
굽은 등이 펴지면서 뻑뻑한 등이 개운해지는 것을 느껴야 한다.

# DAY 05

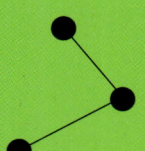

## 굽은 어깨 교정 운동

구부정하게 앞으로 말린 어깨를 뒤로 판판하게 펴준다. 동시에 좌우 비뚤어진 비대칭의 어깨를 균형 잡히도록 교정시켜 준다.

**CONTENTS**
- 굽은 어깨 스트레칭
- 짐볼 어깨 누르기
- 천사 날개
- W밴드 잡아당기기

## 굽은 어깨 스트레칭

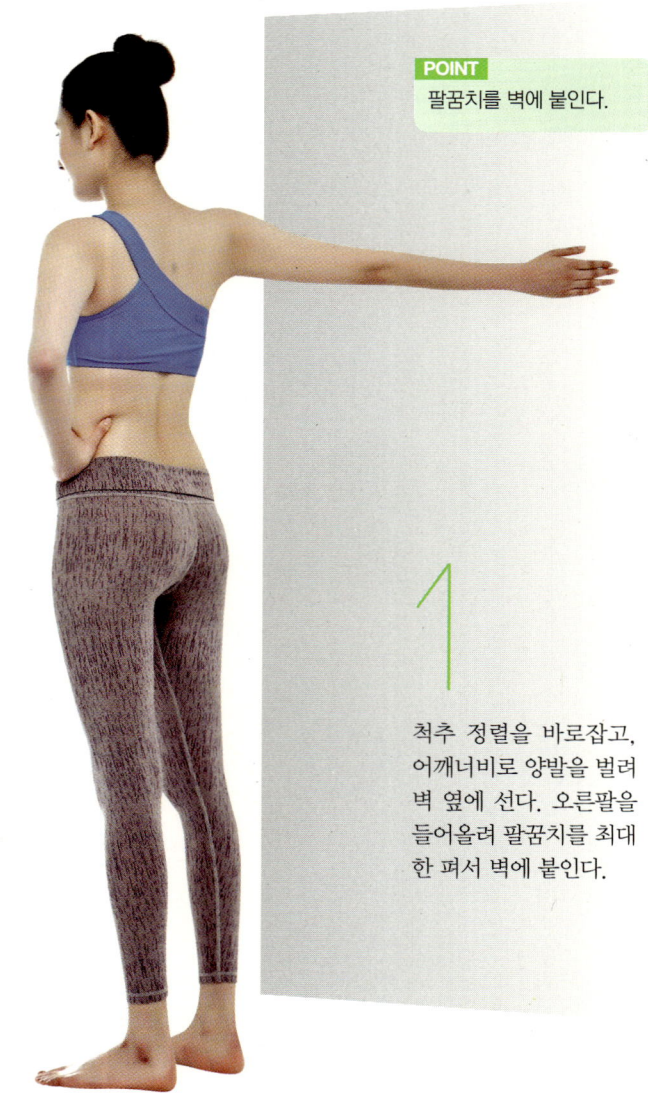

**POINT**
팔꿈치를 벽에 붙인다.

**1**
척추 정렬을 바로잡고, 어깨너비로 양발을 벌려 벽 옆에 선다. 오른팔을 들어올려 팔꿈치를 최대한 펴서 벽에 붙인다.

PART 02 14일 자세 교정 다이어트

앞으로 말린 굽은 어깨를 반듯하게 교정시켜 준다.

**HOW TO**

1세트 10개, 좌우 30개(3세트)

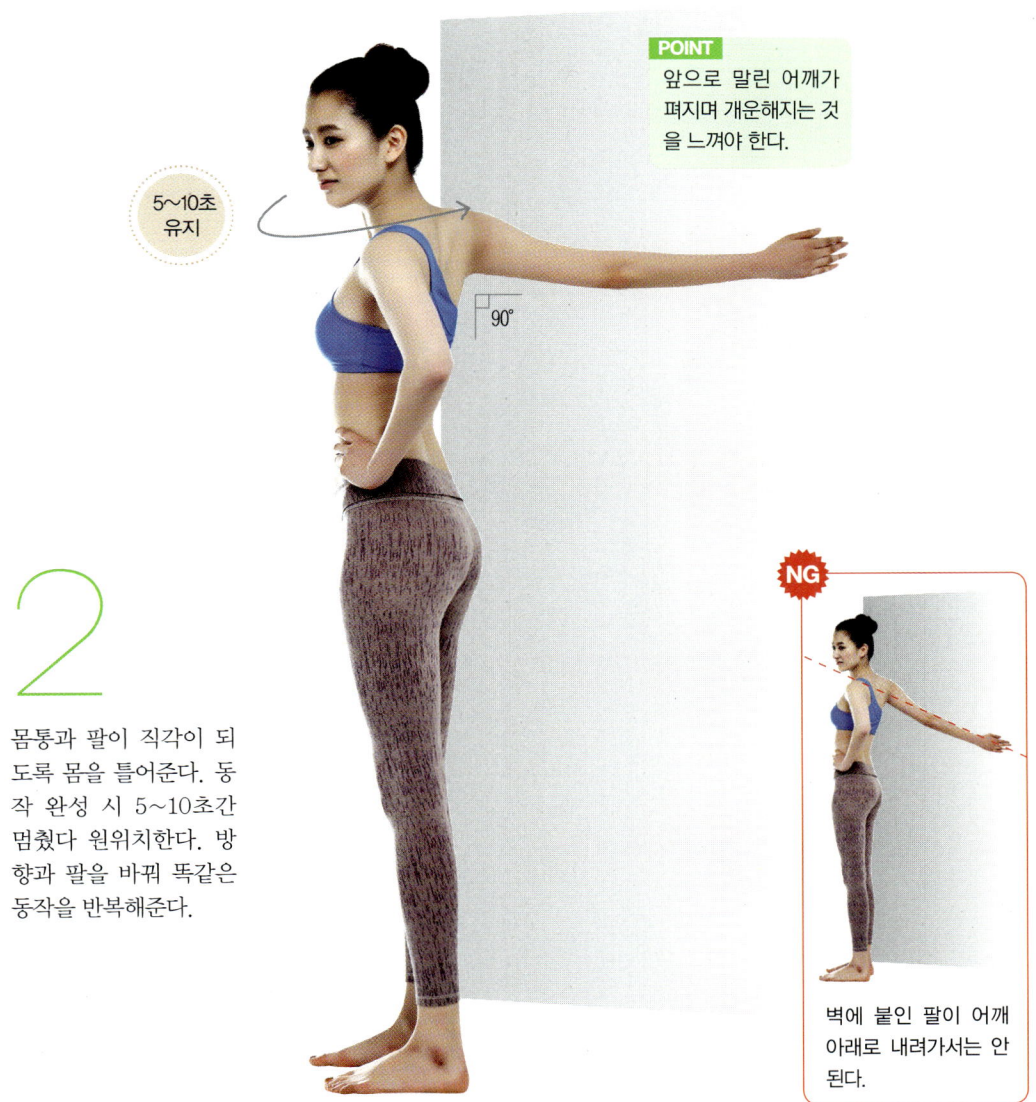

5~10초 유지

90°

**POINT**
앞으로 말린 어깨가 펴지며 개운해지는 것을 느껴야 한다.

**2**
몸통과 팔이 직각이 되도록 몸을 틀어준다. 동작 완성 시 5~10초간 멈췄다 원위치한다. 방향과 팔을 바꿔 똑같은 동작을 반복해준다.

**NG**
벽에 붙인 팔이 어깨 아래로 내려가서는 안 된다.

# DAY 05 짐볼 어깨 누르기

**1**

무릎을 꿇고 양손을 바닥에 대고 엎드린다. 짐볼에 한 팔을 곧게 펴서 얹는다.

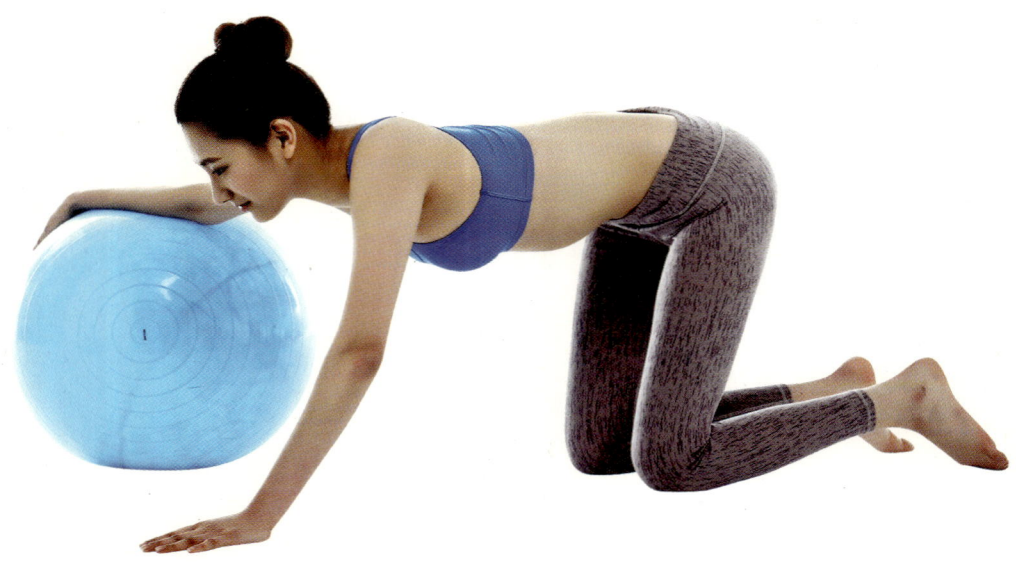

구부정한 자세, 굽은 등을 곧고 반듯한 자세로 교정시킨다.

HOW TO

1세트 10개, 좌우 30개(3세트)

팔 전체가 곧게 스트레칭되도록 하며 팔이 더 이상 뒤로 젖혀지지 않을 때까지 지그시 어깨를 아래로 눌러준다. 동작 완성 시 5초간 자세를 유지했다가 원위치한다. 팔을 바꿔 똑같은 동작을 반복해준다.

5초 유지

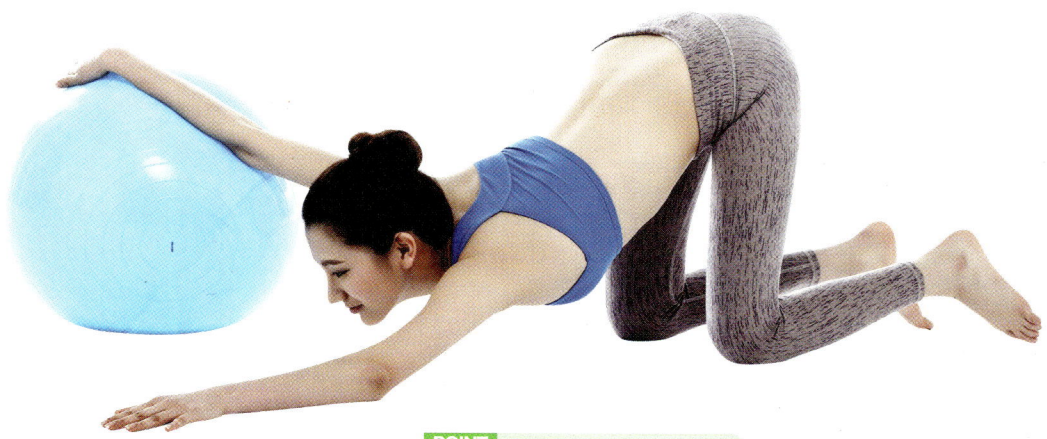

**POINT**
- 어깨를 아래로 눌러준다.
- 가슴이 최대한 바닥에 닿게 눌러준다. 중심이 흔들리지 않게 한다.

**POINT**
- 목이 앞으로 빠지지 않도록 하고 팔만 젖혀줘야 한다.
- 가슴과 등이 개운하고 판판하게 펴지는 것을 느껴야 한다.
- 공이 손끝으로 갈수록 운동 효과가 크다.

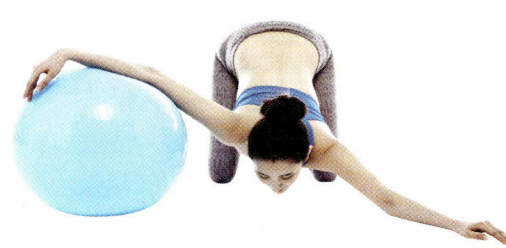

# DAY 05 천사 날개

## 1
척추 정렬을 바로잡고 양발을 어깨너비로 벌려 선 후, 양팔을 W자 모양으로 만든다.

## 2
양손이 어깨와 수평이 되도록 양팔을 옆으로 들어올린다. 그 상태에서 어깨와 팔을 최대한 등 뒤쪽으로 젖혀준다. 5초 동안 균형을 잡고 지그시 유지한다.

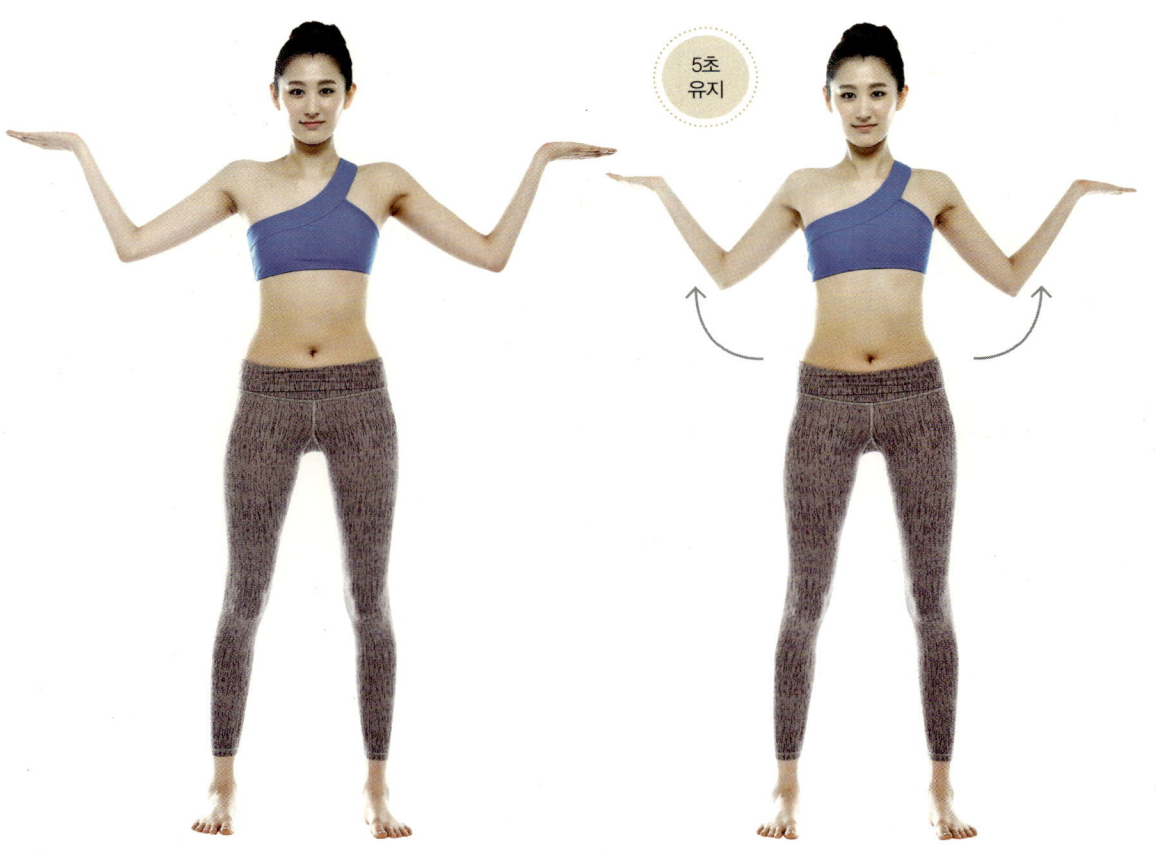

5초 유지

앞으로 말린 어깨를 뒤로 판판하게 펴준다.

**HOW TO**

1세트 10개, 30개(3세트)

### 응용 동작

손 높이에 따라 자극을 받는 운동 부위가 달라진다.

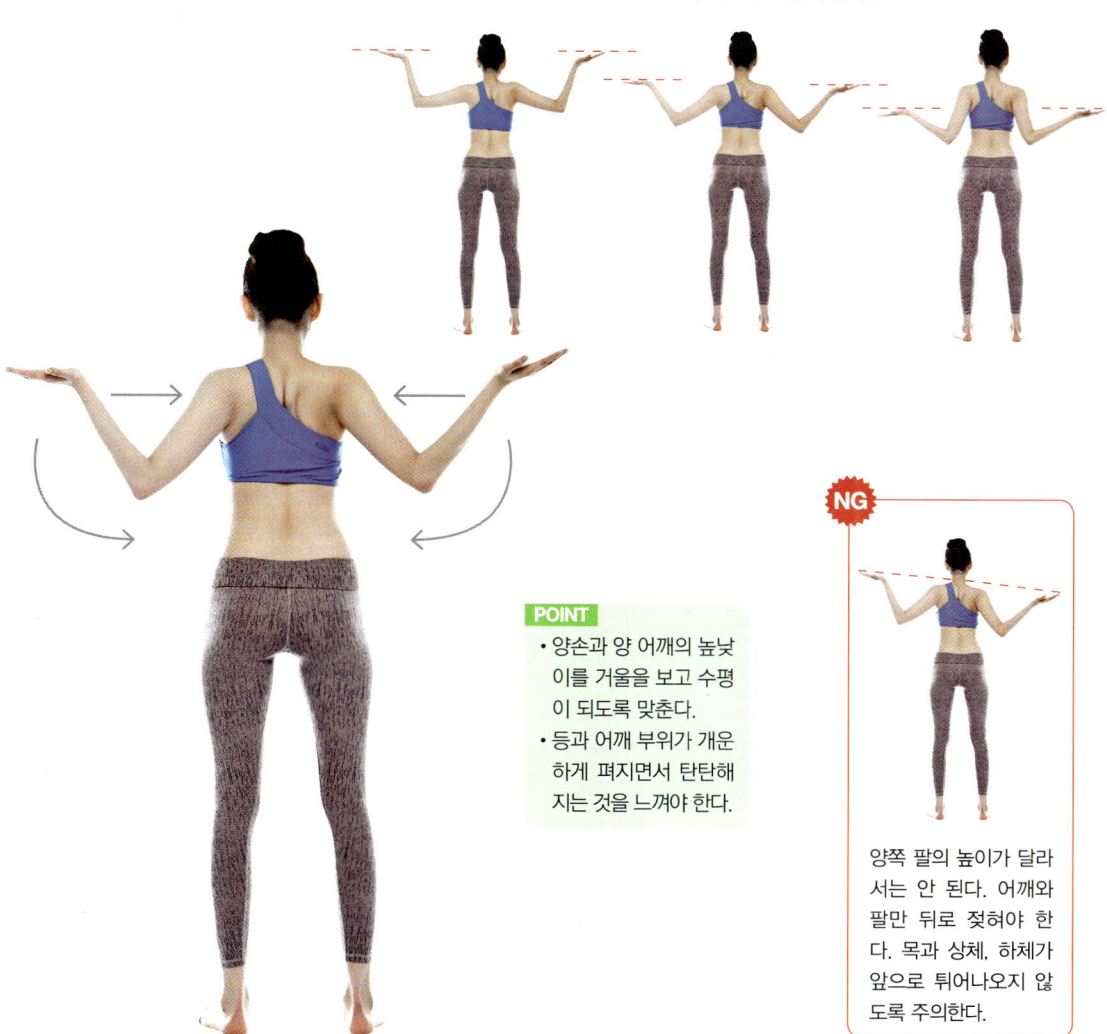

**POINT**
- 양손과 양 어깨의 높낮이를 거울을 보고 수평이 되도록 맞춘다.
- 등과 어깨 부위가 개운하게 펴지면서 탄탄해지는 것을 느껴야 한다.

**NG**

양쪽 팔의 높이가 달라서는 안 된다. 어깨와 팔만 뒤로 젖혀야 한다. 목과 상체, 하체가 앞으로 튀어나오지 않도록 주의한다.

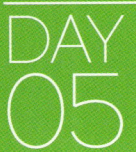

## W밴드 잡아당기기

### 1
양발을 골반 넓이로 벌려 바르게 선 다음 양손을 W자로 만들어 탄력밴드를 가볍게 쥔다.

### 2
최대한 팔 힘만으로 탄력밴드를 좌우로 늘려준다. 동작 완성 후 5초간 멈췄다가 원위치한다.

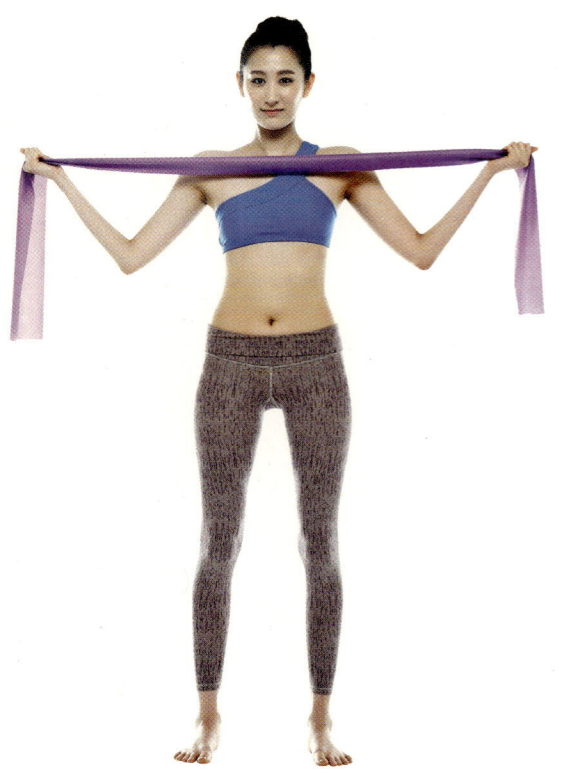

5초 유지

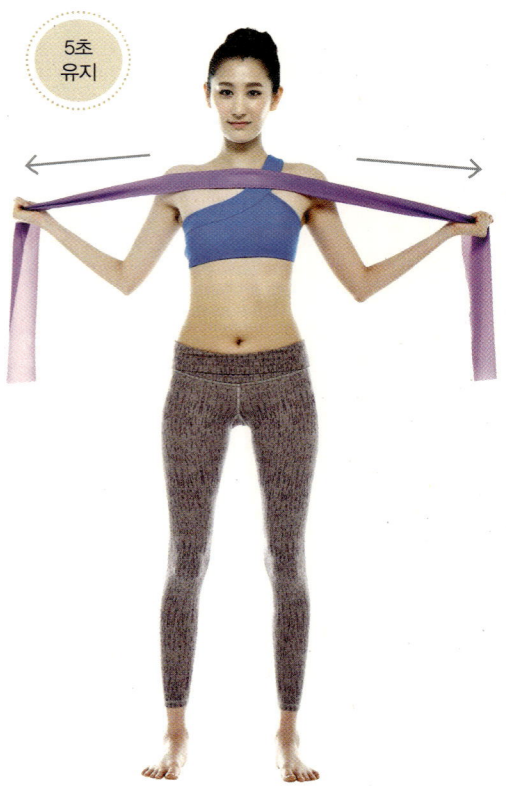

앞으로 굽은 등과 말린 어깨를 곧게 교정시킨다.

HOW TO

1세트 10개, 30개(3세트)

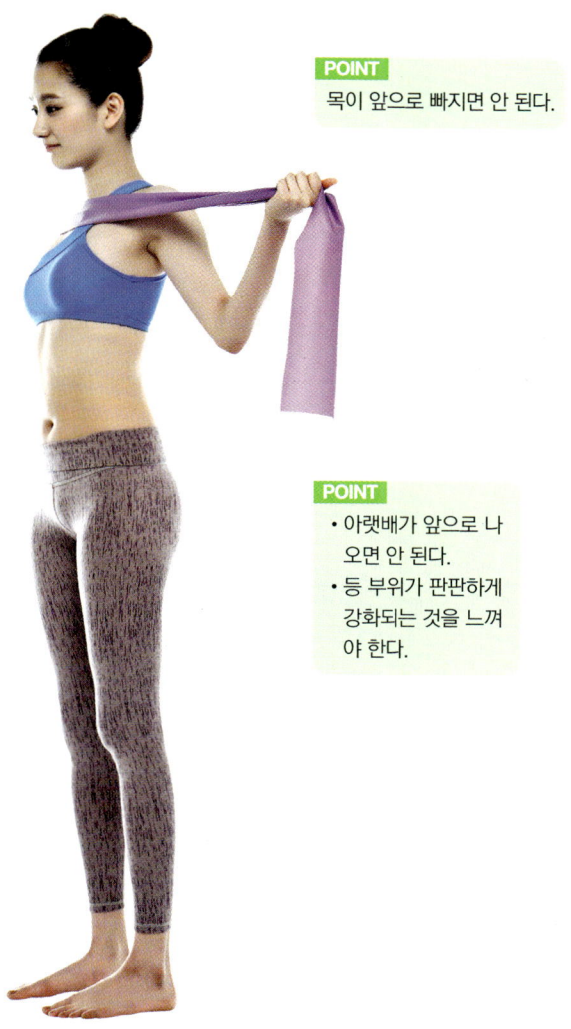

**POINT**
목이 앞으로 빠지면 안 된다.

**POINT**
- 아랫배가 앞으로 나오면 안 된다.
- 등 부위가 판판하게 강화되는 것을 느껴야 한다.

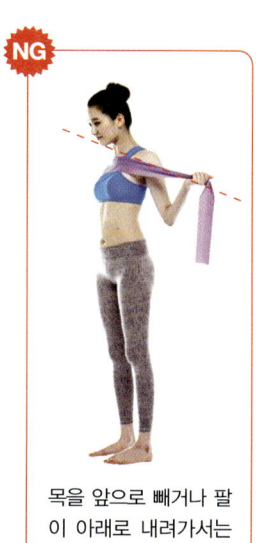

NG

목을 앞으로 빼거나 팔이 아래로 내려가서는 안 된다.

# DAY 06

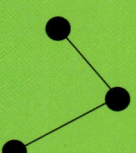

## 비뚤어진 등 라인, 휘어진 척추 교정 운동

구부정한 자세로 비틀어지고 휘어진 척추를 곧게 교정시켜 준다. 동시에 휘어진 척추로 막힌 신체의 림프, 혈액 순환이 좋아져 체내 독소 배출에 도움을 준다.

### CONTENTS
- 무릎 꿇고 몸통 비틀기
- 한쪽 양반다리하고 뒤돌아 보기
- 무릎 꿇고 척추 늘려 좌우 45도 스트레칭
- 골반 빼기

## 무릎 꿇고 몸통 비틀기

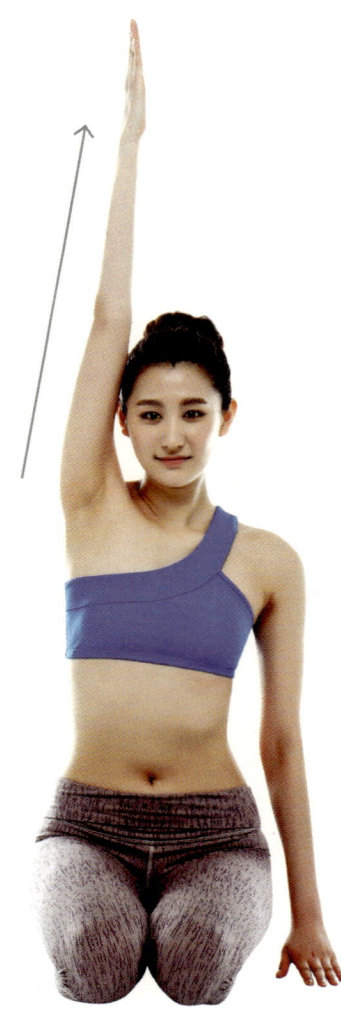

**1**

척추 정렬을 바로잡아 상체를 곧게 펴 무릎을 꿇고 앉는다. 왼손은 왼쪽 고관절 옆에 놓고 동시에 오른팔을 곧게 위로 뻗어 척추를 늘려준다.

PART 02 14일 자세 교정 다이어트

틀어지고 휘어진 척추를 곧게 교정시킨다.
동시에 뻣뻣한 등과 허리를 개운하게 풀어준다.

1세트 10개,
좌우 30개(3세트)

## 2

그대로 오른손을 왼쪽으로 기울여 왼손 위에 얹으면서 몸통을 왼쪽으로 비틀어주고 고개를 숙인다. 엉덩이를 오른쪽으로 빼면서 척추 근육을 최대한 늘려준다. 동작 완성시 5~10초간 멈췄다가 원위치한다. 방향 바꿔 똑같은 동작을 반복해준다.

### 응용 동작 ▼

골반을 발목 바깥 방향으로 빼주면 휘어진 척추와 뻣뻣한 척추기립근에 보다 강한 자극을 줘, 확실한 척추 교정 효과를 얻게 된다.

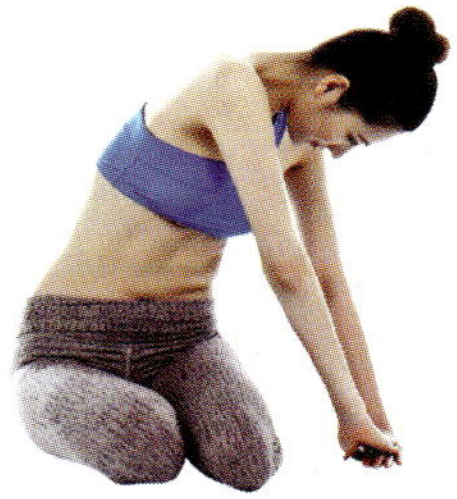

**POINT**
등과 허리 근육이 개운해지면서 판판하게 펴지는 것을 느껴야 한다.

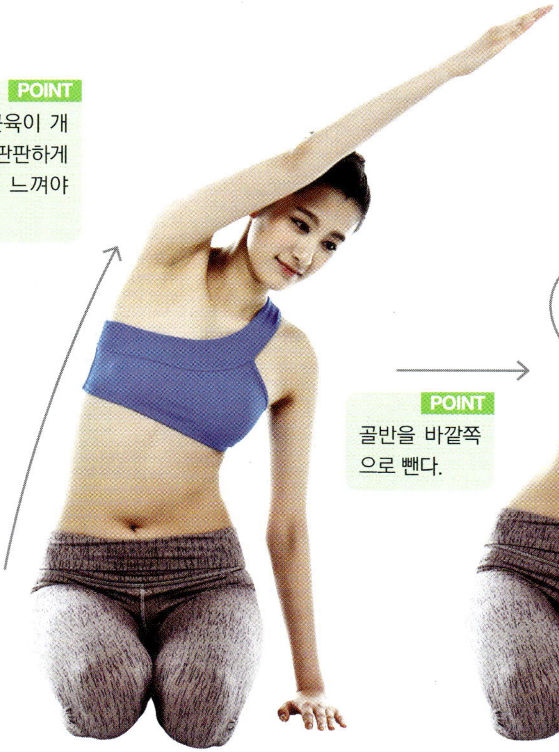

**POINT**
골반을 바깥쪽으로 뺀다.

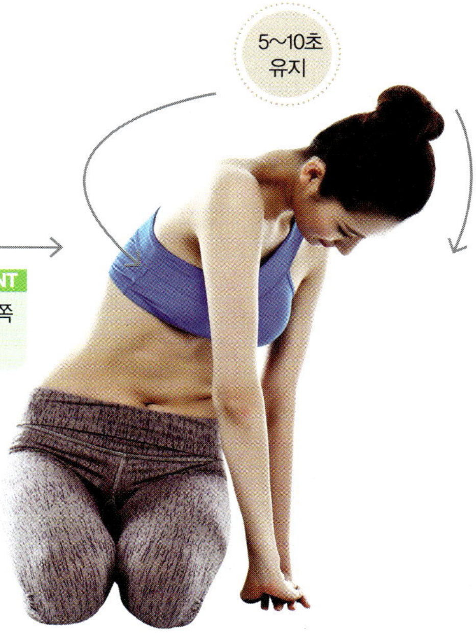

5~10초
유지

# 한쪽 양반다리하고 뒤돌아보기

**1**

왼발은 앞으로 해 90도로 접고 오른발은 뒤로 길게 빼 앉는다.

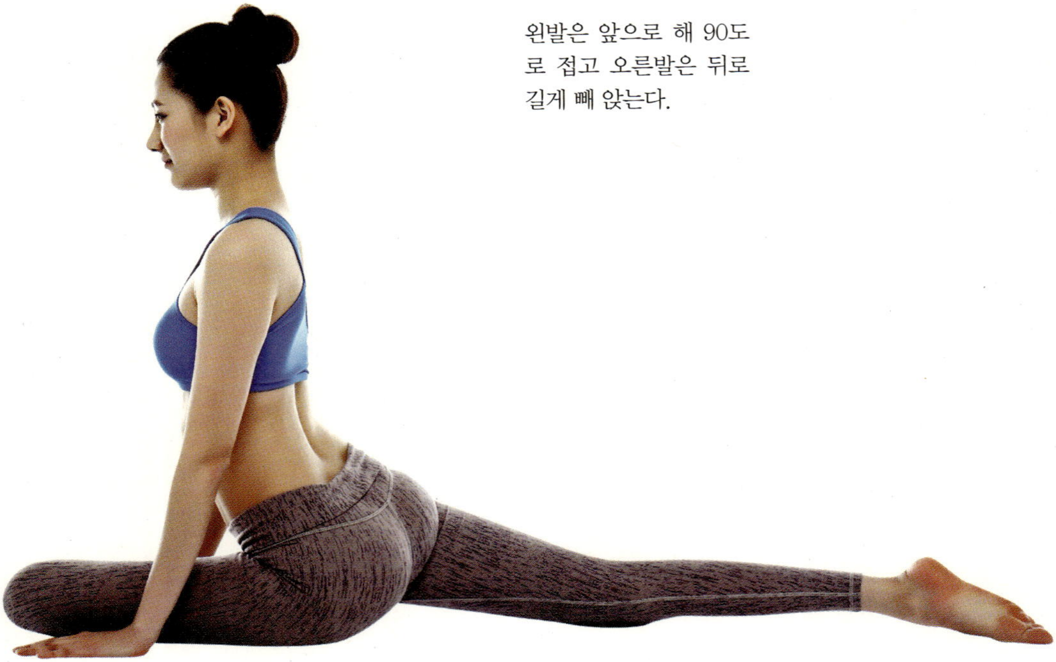

틀어지고 휘어진 척추를 곧게 교정시킨다.
동시에 뻣뻣한 등과 허리를 개운하게 풀어준다.

1세트 10개,
좌우 30개(3세트)

## 2

몸통을 왼쪽으로 비틀어 시선을 길게 뻗어준 다리의 발을 보려 한다. 동작 완성 시 5~10초간 정지했다가 원위치한다. 다리 바꿔서 똑같은 동작을 반복해준다.

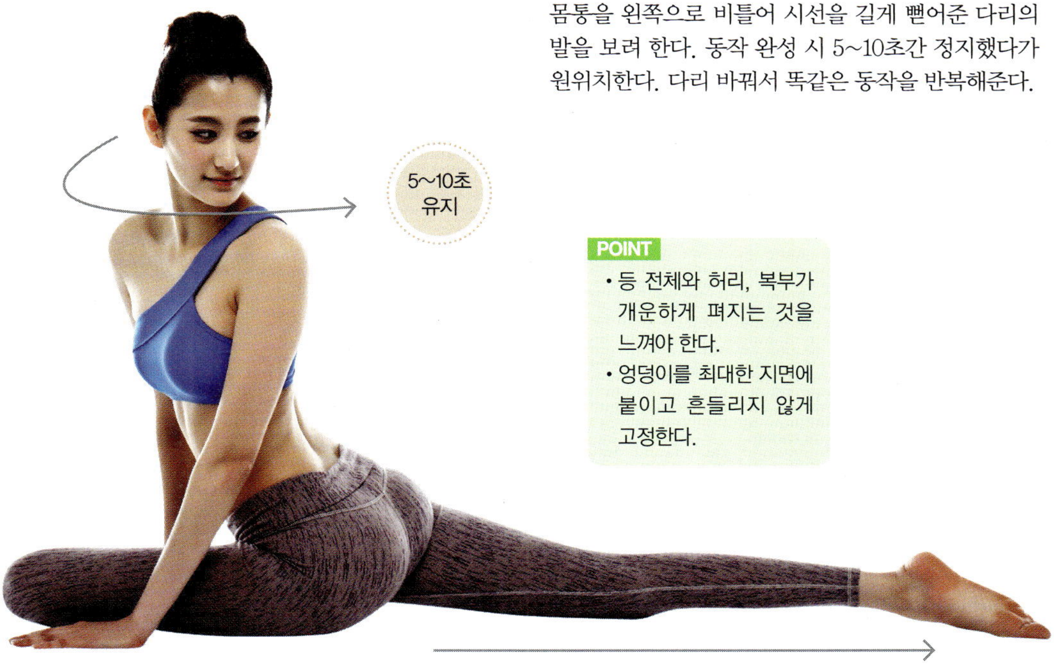

5~10초 유지

**POINT**
- 등 전체와 허리, 복부가 개운하게 펴지는 것을 느껴야 한다.
- 엉덩이를 최대한 지면에 붙이고 흔들리지 않게 고정한다.

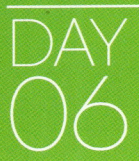

# 무릎 꿇고 척추 늘려 좌우 45도 스트레칭

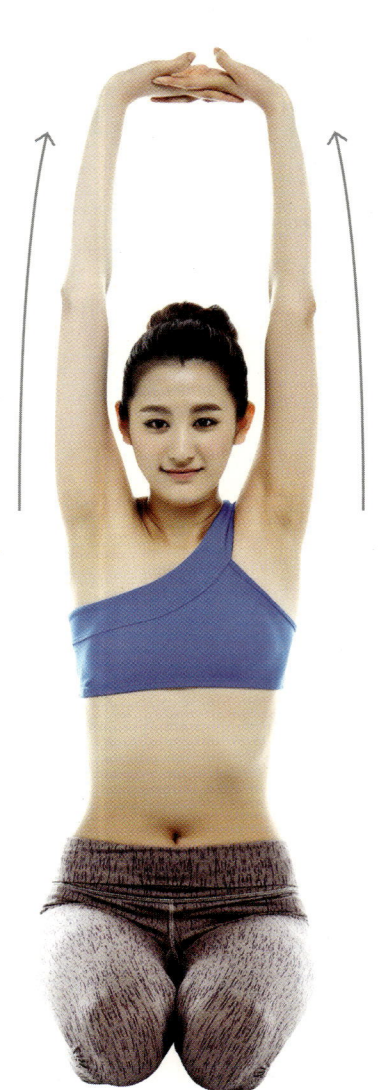

**1**

척추 정렬을 잡아 자세를 바르게 하고 무릎을 꿇고 앉는다. 양손은 깍지를 껴 들어올린다. 이때 최대한 척추를 위로 잡아당기면서 상체를 늘려준다.

휘어진 척추와 뻣뻣하게 굳은 척추 근육(척추기립근), 등, 허리 근육을 개운하고 곧게 펴준다.

1세트 10개,
좌우 30개(3세트)

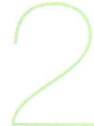

몸통(상체)을 오른쪽 45도 방향으로 비틀어 절을 하듯 등을 앞으로 숙인다. 동작 완성 시 5~10초간 정지했다가 원위치한다. 왼쪽 45도 방향으로도 똑같은 동작을 반복해준다.

**POINT**
뻐근하고 뻣뻣하게 굳은 등, 특히 척추가 개운하게 스트레칭되는 것을 느껴야 한다.

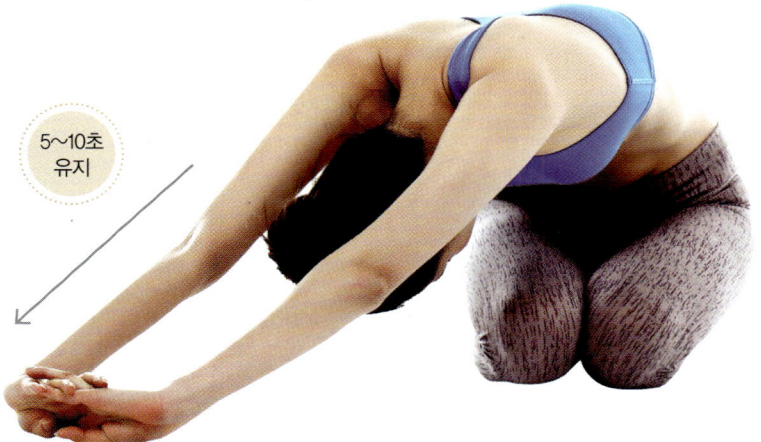

5~10초 유지

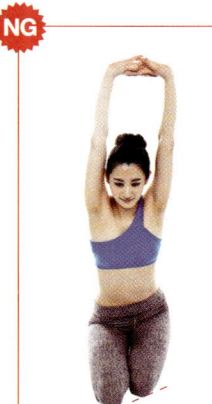

양 무릎이 어긋나면 안 되며, 양쪽 골반이 발뒤꿈치 바깥으로 벗어나도 안 된다.

# DAY 06 골반 빼기

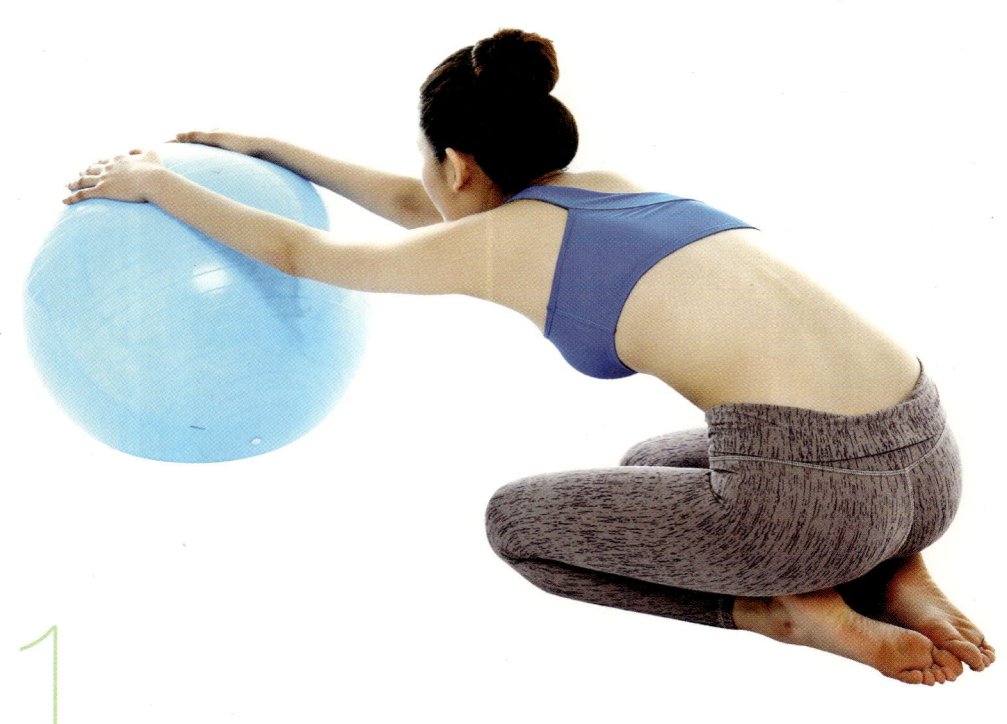

**1**

양발의 뒤꿈치가 엉덩이에 닿도록 해 무릎을 꿇고 앉는다. 이때 무릎 사이는 살짝 벌려준다. 척추가 쭉 늘어나도록 앞으로 양팔을 뻗어 짐볼에 양손을 올려놓는다.

틀어지고 휘어진 척추를 곧게 교정시킨다.

1세트 10개,
좌우 30개(3세트)

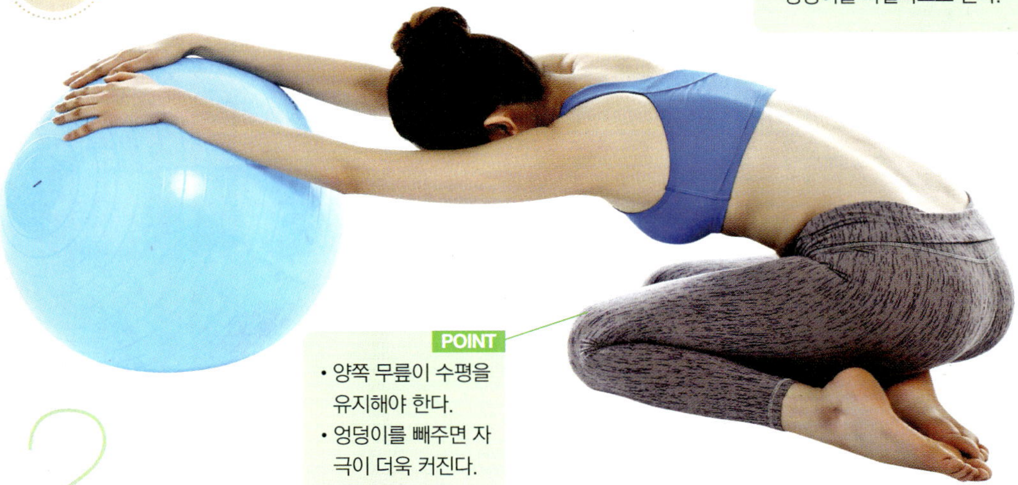

**POINT**
- 등과 허리 근육이 개운해지면서 판판하게 펴지는 것을 느껴야 한다.
- 공 위치가 손끝으로 갈수록 운동 효과가 크다.
- 엉덩이를 바깥쪽으로 뺀다.

5~10초 유지

**POINT**
- 양쪽 무릎이 수평을 유지해야 한다.
- 엉덩이를 빼주면 자극이 더욱 커진다.

## 2

엉덩이를 오른쪽으로 빼면서 오른쪽 척추 근육을 최대한 늘려준다. 동작 완성 시 5~10초간 정지했다가 원위치한다. 방향 바꿔 똑같은 동작을 반복해준다.

**NG** 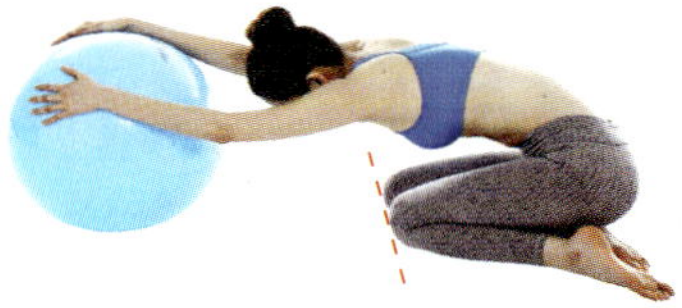
양쪽 무릎의 위치가 어긋나서는 안 된다.

### 응용 동작 ▼

골반을 양 발목 바깥 방향으로 빼주면 휘어진 척추와 뻣뻣한 척추기립근에 보다 강한 자극을 줘, 확실한 척추 교정 효과를 얻게 된다.

# DAY 07

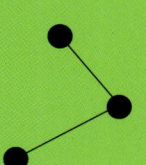

## 비뚤어진 허리 라인, 골반 교정 운동

곧고 날씬한 몸매의 핵심은 좌우 균형 잡힌 골반에서 시작된다. 허리, 골반 교정 운동을 통해 골반이 틀어지지 않도록 꽉 조여주자.

**CONTENTS**
- 앞뒤 다리 굽혀 앉아 옆구리 펴주기
- 골반 균형 잡아 상체 비틀기
- 무릎 모아 골반 비틀기
- 한쪽 양반다리하고 상체 숙이기

## 앞뒤 다리 굽혀 앉아 옆구리 펴주기

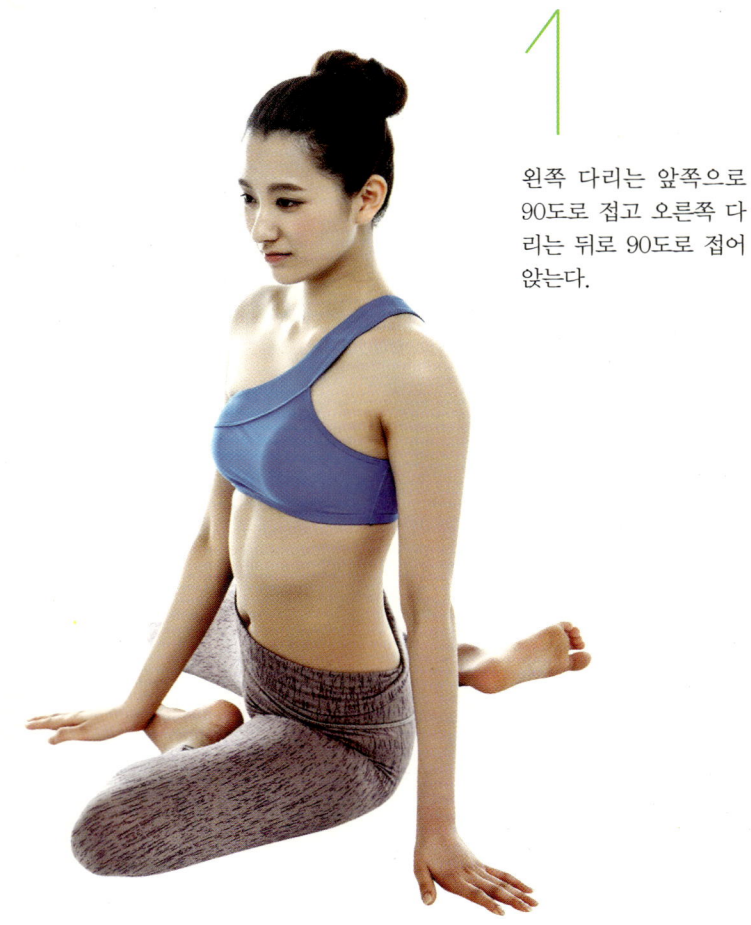

### 1
왼쪽 다리는 앞쪽으로 90도로 접고 오른쪽 다리는 뒤로 90도로 접어 앉는다.

PART 02 14일 자세 교정 다이어트

옆구리 근육을 판판하게 펴줘 옆구리 군살 제거 효과로 잘록한 허리 라인을 만들어준다.

1세트 10개,
좌우 30개(3세트)

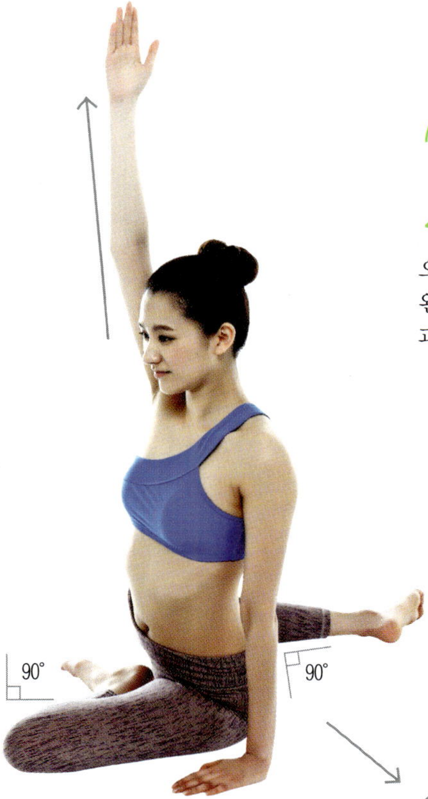

## 2

오른쪽 옆구리가 펴지도록 오른팔을 쭉 펴서 들어올려 몸과 함께 왼쪽으로 기울인다. 동작 완성 시 5초간 멈췄다가 원위치한다. 팔과 다리를 바꿔 똑같은 동작을 반복해준다.

**POINT**
- 골반이 기울어질 시 쿠션을 골반 밑에 받혀도 된다.
- 몸이 많이 기울어질 때는 팔꿈치로 지탱한다.

5초 유지

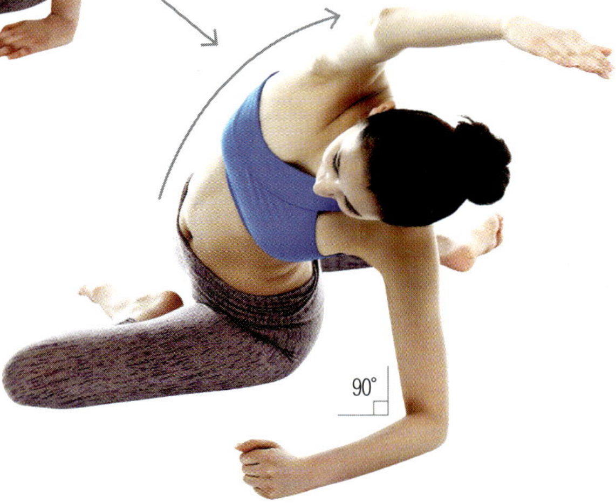

**NG**

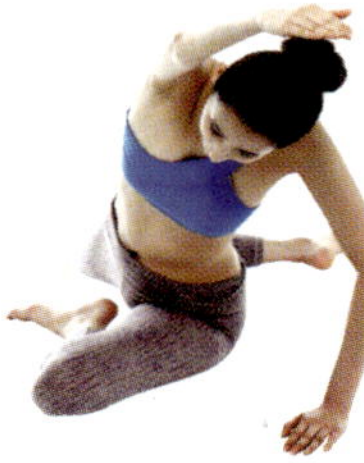

골반이 뒤로 빠지거나 팔을 앞쪽으로 뻗으면 운동 효과가 없다.

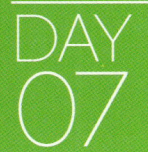

# 골반 균형 잡아 상체 비틀기

## 1

상체를 곧게 펴고 골반이 틀어지지 않도록 균형을 잡은 다음 무릎을 살짝 들고 앉는다. 양손은 깍지 껴 머리 뒤쪽에 댄다.

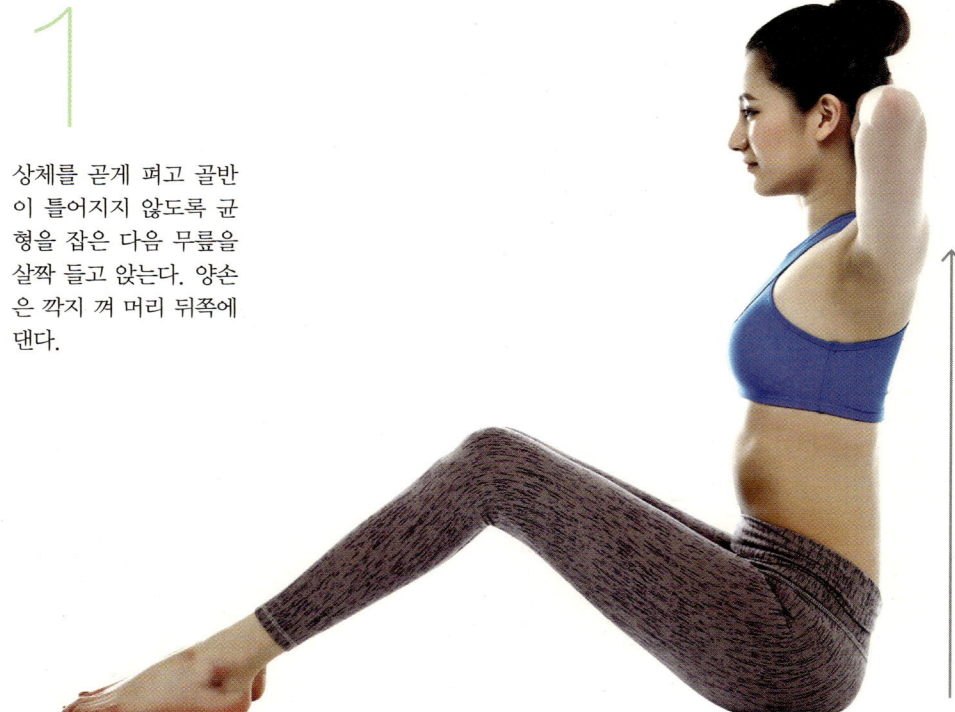

비뚤어진 허리 라인이 균형 잡히도록 교정시킨다.
허리와 옆구리 군살을 제거해준다.

1세트 10개,
좌우 30개(3세트)

양발을 살짝 들고는 상체를 왼쪽으로 최대한 돌려준다. 동작 완성 시 5초간 정지했다가 원위치한다. 방향을 바꿔 똑같은 동작을 반복해준다.

**POINT**
- 상체를 돌릴 때 골반 밸런스가 깨지지 않도록 균형을 잘 잡아야 한다.
- 등 전체가 펴지면서 개운해지는 것을 느껴야 한다.

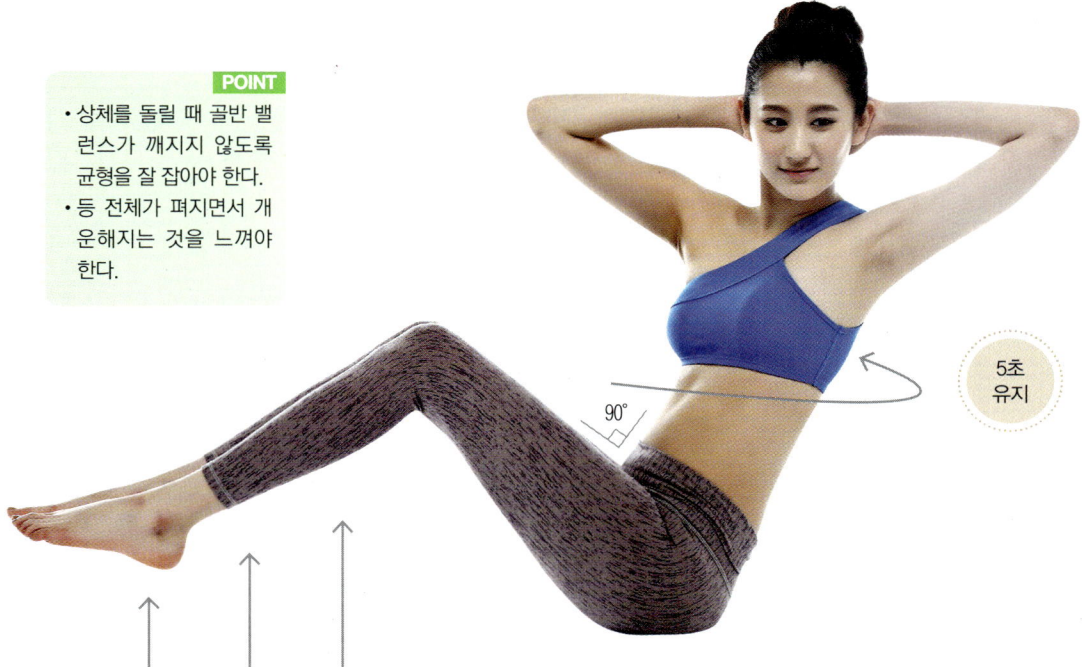

# DAY 07 무릎 모아 골반 비틀기

**1**

척추 정렬을 바로잡고 무릎을 세우고 눕는다.

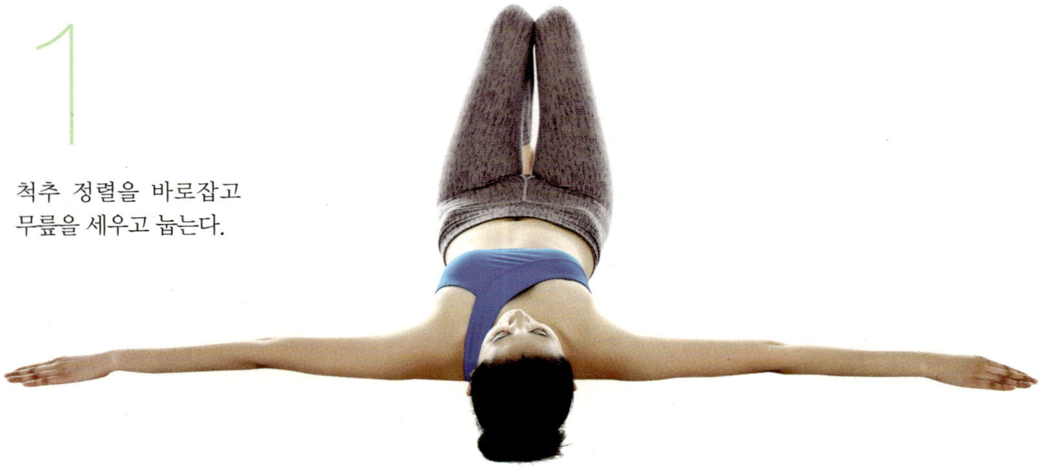

**2**

포개 붙인 양 무릎을 90도로 들어올린다.

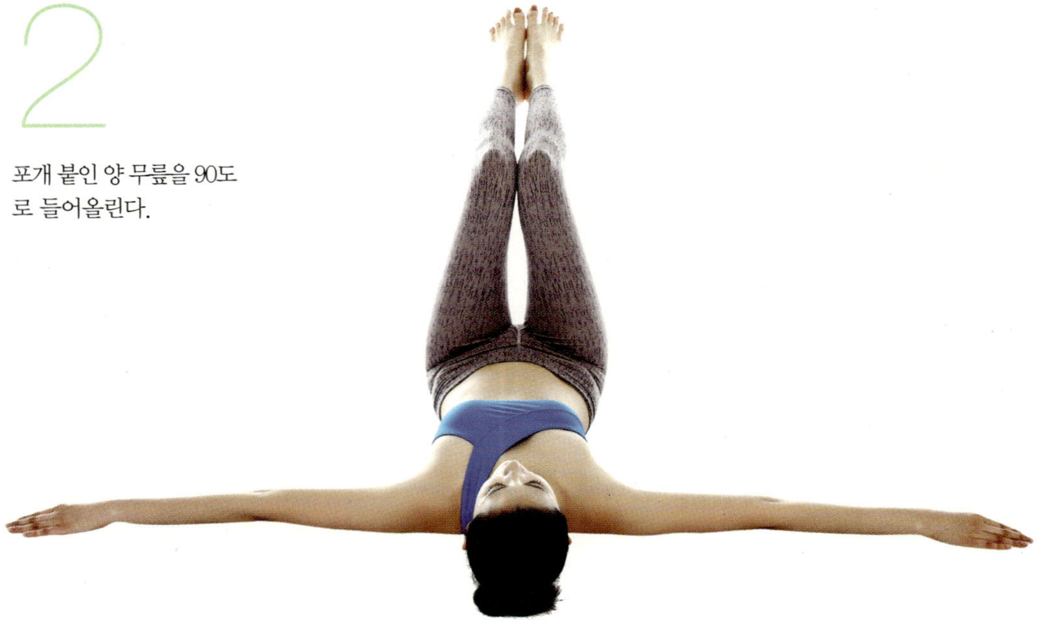

틀어진 허리를 교정시켜 줘 잘록하게 만들어준다.

1세트 10개,
좌우 30개(3세트)

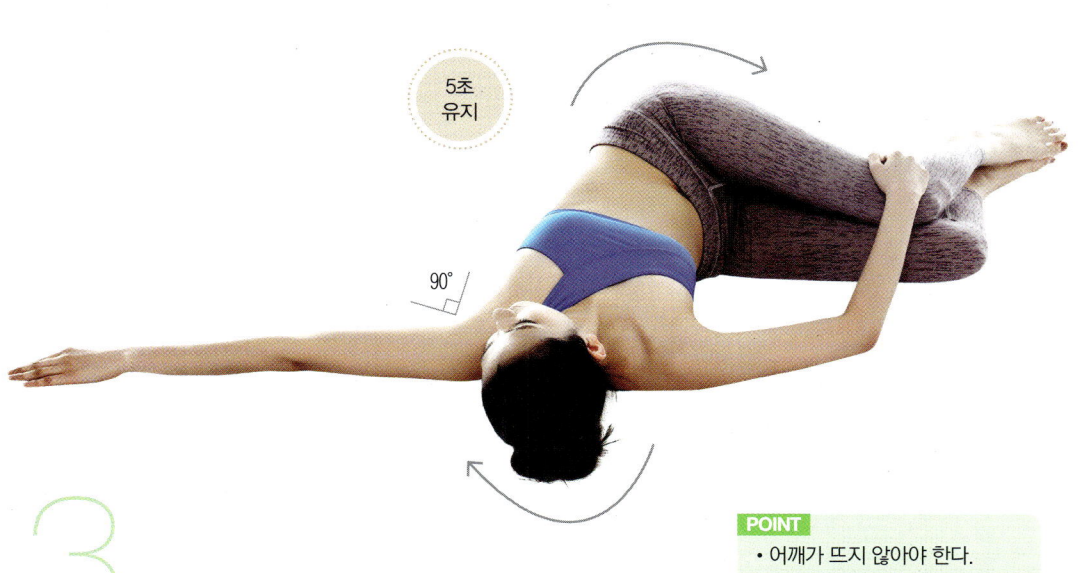

5초 유지

90°

## 3

그대로 다리를 오른쪽으로 넘겨준다. 이때 시선은 다리와 반대 방향인 왼쪽으로 돌린다. 동작 완성 시 5초간 정지했다가 원위치한다. 방향 바꿔 똑같은 동작을 반복해준다. 무릎을 손으로 눌러주면 더 자극이 잘된다.

**POINT**
- 어깨가 뜨지 않아야 한다.
- 다리를 돌리면서 동시에 머리를 돌린다.
- 비틀어진 골반과 허리가 교정되면서 뻣뻣한 허리가 개운해지는 느낌이 들어야 한다.

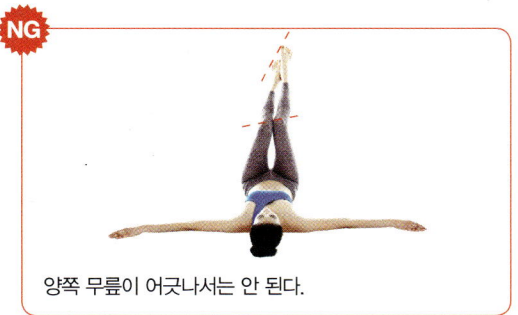

양쪽 무릎이 어긋나서는 안 된다.

# DAY 07 한쪽 양반다리하고 상체 숙이기

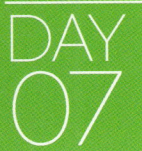

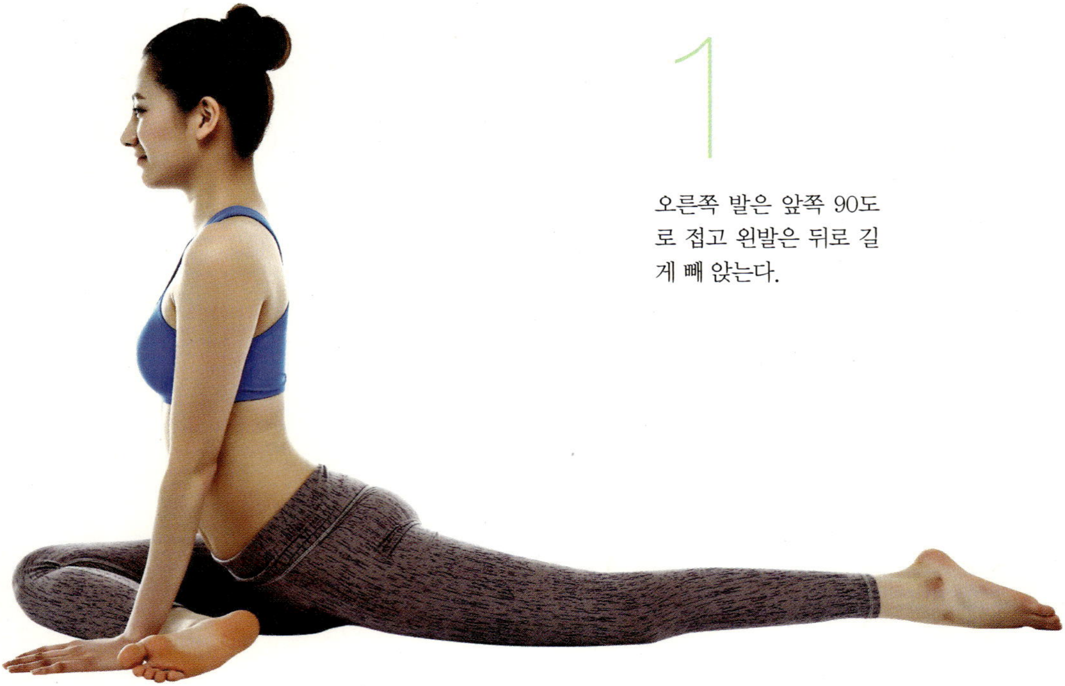

**1**

오른쪽 발은 앞쪽 90도로 접고 왼발은 뒤로 길게 빼 앉는다.

늘어진 뱃살과 다리 앞쪽의 군살을 매끈하게 펴준다.

1세트 10개,
좌우 30개(3세트)

가슴이 바닥에 닿도록 크게 내려가 근육을 이완해준다. 동작 완성 시 5초간 정지했다가 원위치한다. 다리 바꿔 똑같은 동작을 반복해준다.

**POINT**
- 골반을 최대한 바닥에 붙인다.
- 허리와 복부가 개운하게 펴지는 것을 느껴야 한다.

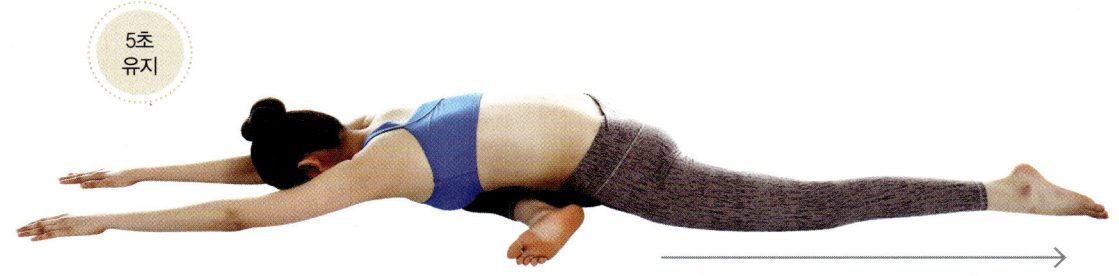

5초 유지

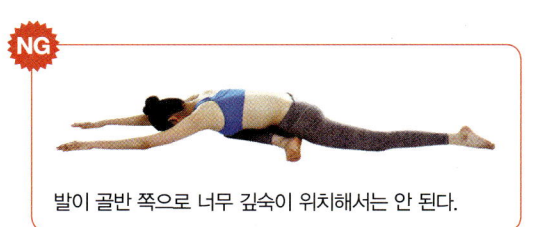

발이 골반 쪽으로 너무 깊숙이 위치해서는 안 된다.

# DAY 08

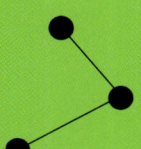

## 어깨, 팔, 겨드랑이 군살 제거, 탄력 강화 운동

승모근, 삼각근, 척추 코어 근육을 강화시켜 어깨와 팔, 겨드랑이에 집중된 군살을 제거해준다. 또 어깨, 견갑골 부위와 팔, 팔뚝 부위의 처지고 늘어진 근육을 강화시켜 준다.

### CONTENTS
- 팔 굽혀 들어올리기
- 양팔 수평 지탱하기
- 덤벨 뒤로 들고 지탱하기
- 골반 중심 잡아 양팔 수평 지탱하기

## 팔 굽혀 들어올리기

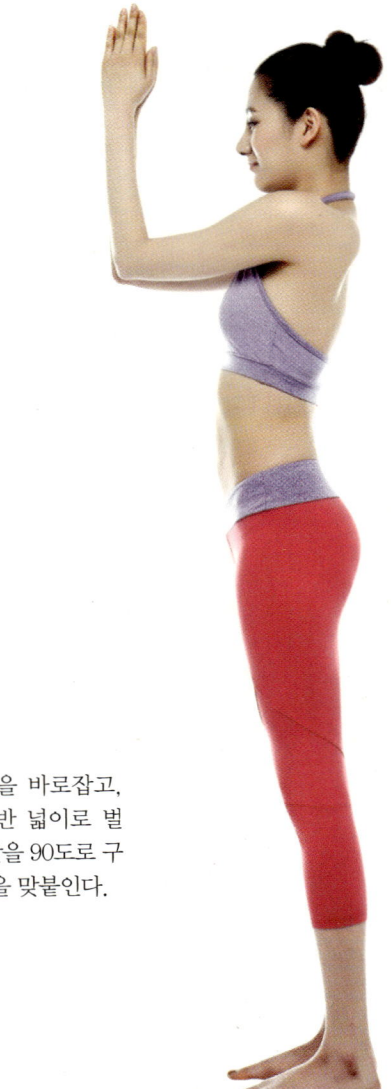

**1**

척추 정렬을 바로잡고, 양발을 골반 넓이로 벌려 선다. 팔을 90도로 구부려 양손을 맞붙인다.

PART 02 14일 자세 교정 다이어트

처진 가슴 근육(처진 가슴, 흉근)을 모아줘
탄력적인 가슴으로 만들어준다.

1세트 10개,
30개(3세트)

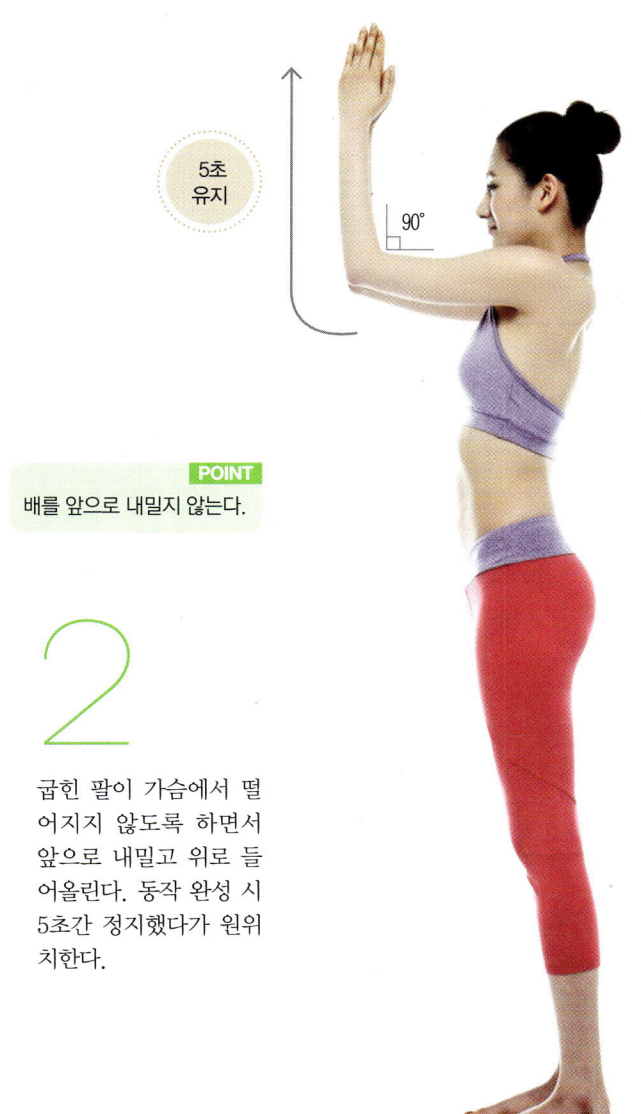

5초
유지

90°

**POINT**
배를 앞으로 내밀지 않는다.

**POINT**
- 목이 앞으로 빠지지
  않도록, 팔만 올려
  주어야 한다.
- 팔 전체가 탄탄해지
  는 것을 느껴야 한다.

## 2

굽힌 팔이 가슴에서 떨어지지 않도록 하면서 앞으로 내밀고 위로 들어올린다. 동작 완성 시 5초간 정지했다가 원위치한다.

# DAY 08 양팔 수평 지탱하기

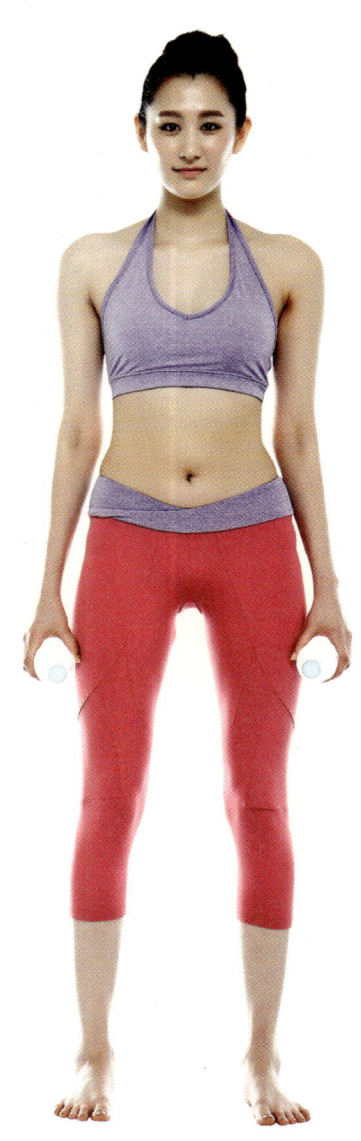

**1**

척추 정렬을 바로잡고 양손에 생수병(또는 아령)을 들고 어깨너비로 양발을 벌려 선다.

PART 02 14일 자세 교정 다이어트

어깨, 팔, 팔뚝 라인을 탄력 있고 매끈하게 정돈해준다.

1세트 10개,
좌우 30개(3세트)

## 2

옆으로 양팔을 쭉 펴고 동시에 오른쪽 다리를 앞으로 90도 각도로 들어올려 3~5초 동안 유지한다. 다리 바꿔서 똑같은 동작을 반복해준다.

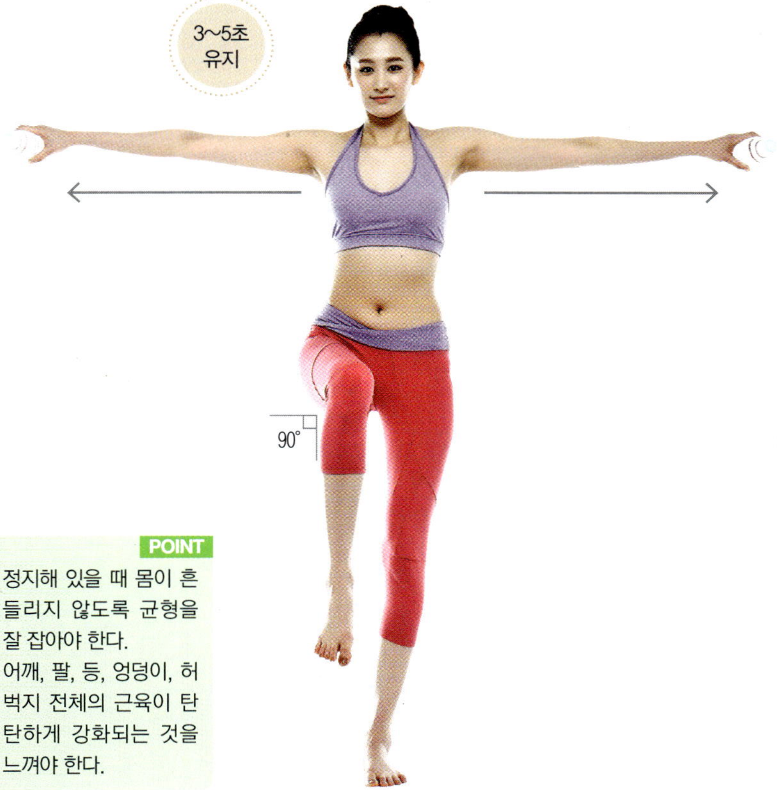

**응용 동작** ▼

생수병(또는 아령)을 세워서 들면 운동 부위가 달라진다.

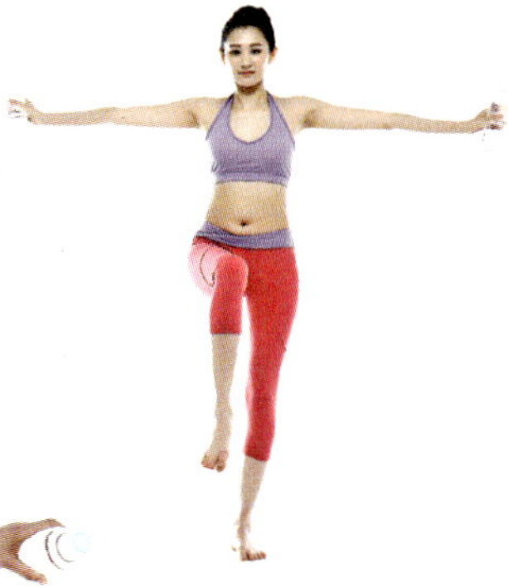

3~5초 유지

90°

**POINT**
- 정지해 있을 때 몸이 흔들리지 않도록 균형을 잘 잡아야 한다.
- 어깨, 팔, 등, 엉덩이, 허벅지 전체의 근육이 탄탄하게 강화되는 것을 느껴야 한다.

**NG**

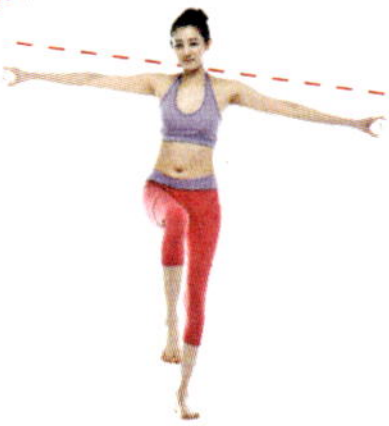

양쪽 팔의 위치가 어깨 높이를 유지하지 못하고 기울어지면 안 된다.

# DAY 08 덤벨 뒤로 들고 지탱하기

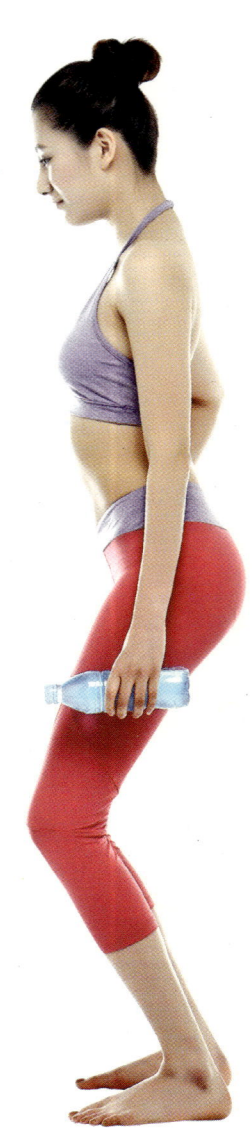

**1**

척추의 정렬을 바로잡고 다리를 가지런히 해 무릎을 살짝 구부리고 선다. 왼손에 덤벨(또는 생수병)을 든다.

등과 팔, 팔뚝의 군살을 정돈해준다.
비틀어진 척추를 교정시킨다.

1세트 10개,
좌우 30개(3세트)

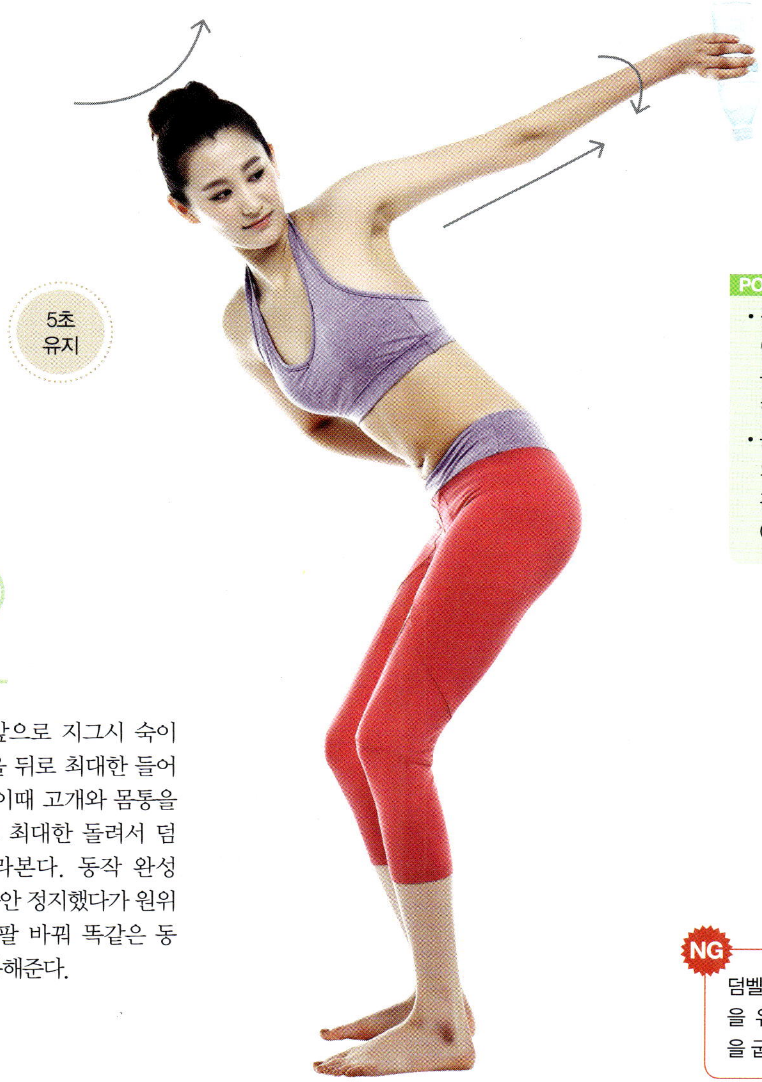

5초
유지

**POINT**
- 정지해 있을 때 몸이 흔들리지 않도록 균형을 잘 잡아야 한다.
- 등과 어깨, 팔 전체의 근육이 탄탄하게 강화되는 것을 느껴야 한다.

## 2

상체를 앞으로 지그시 숙이며 덤벨을 뒤로 최대한 들어 올린다. 이때 고개와 몸통을 왼쪽으로 최대한 돌려서 덤벨을 바라본다. 동작 완성 시 5초 동안 정지했다가 원위치한다. 팔 바꿔 똑같은 동작을 반복해준다.

**NG** 덤벨을 든 팔은 일직선을 유지해야 한다. 팔을 굽히지 않는다.

# DAY 08 골반 중심 잡아 양팔 수평 지탱하기

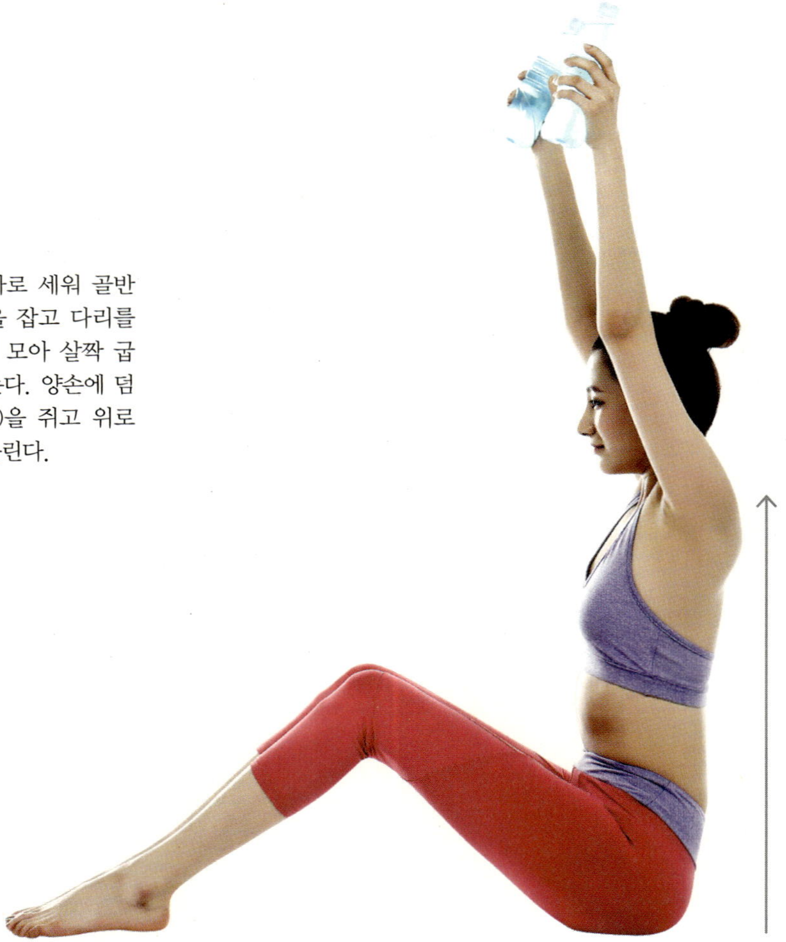

## 1

척추를 바로 세워 골반의 균형을 잡고 다리를 가지런히 모아 살짝 굽히고 앉는다. 양손에 덤벨(생수병)을 쥐고 위로 쭉 들어올린다.

팔, 팔뚝, 어깨와 등 부위의 군살을 제거해준다.
탄력 있는 등, 어깨, 팔 라인을 만들어준다.

1세트 10개, 30개(3세트)

## 2

양팔을 어깨 높이로 내리며 동시에 양발을 바닥에서 띄운다. 그 상태에서 3~5초 동안 멈췄다가 원위치한다.

**POINT**
- 균형을 잘 잡고 양발을 계속 바닥에서 띄워준 상태로 있어야 한다.
- 팔과 팔뚝, 등, 허벅지 부위에 강한 자극을 느껴야 한다.

3~5초 유지

**POINT**
허리가 굽혀지지 않게 한다.

# DAY 09

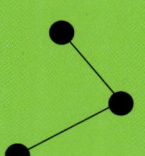

## 등 군살 제거, 탄력 강화 운동

탄력 없이 처진 등 부위를 탄탄하게 강화시켜 줘 등 군살을 제거해준다.

## ㄱ자 상체 들기

### 1
척추의 정렬을 바로잡고 양팔을 ㄱ자 모양을 만들어 엎드린다.

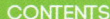

**CONTENTS**
- ㄱ자 상체 들기
- 엎드려 엄지 위로 들어올리기
- 척추 펴 무릎 구부리기
- 팔 굽혀 상체 지탱하기

PART 02 14일 자세 교정 다이어트

등과 목을 판판하게 강화시켜 줘
구부정한 등과 거북목이 안으로 들어가도록 교정시킨다.

1세트 10개, 20개(2세트)

상체의 힘만으로 최대한 양팔과 상체를 들어올린다.
동시에 목은 뒤로 젖힌다. 동작 완성 시 5~10초간
멈췄다 원위치한다.

**POINT**
시신경은 목 근육과 연결되어
있어 시선을 뒤로 할수록 목과
등을 더 뒤로 젖힐 수 있다.

**POINT**
· 상체를 들어올릴 때 엉덩이
와 하체의 힘을 사용하지 않
는다.
· 목과 어깨, 등이 개운해지면
서 굽은 자세가 판판하게 펴
지는 것을 느껴야 한다.

5~10초
유지

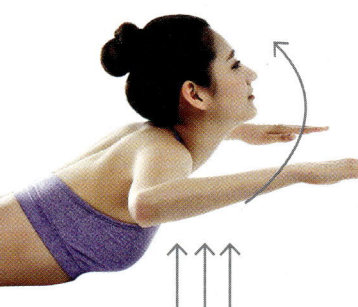

**POINT**
몸이 흔들리지 않게 중심을 잡
는다.

127

# 엎드려 엄지 위로 들어올리기

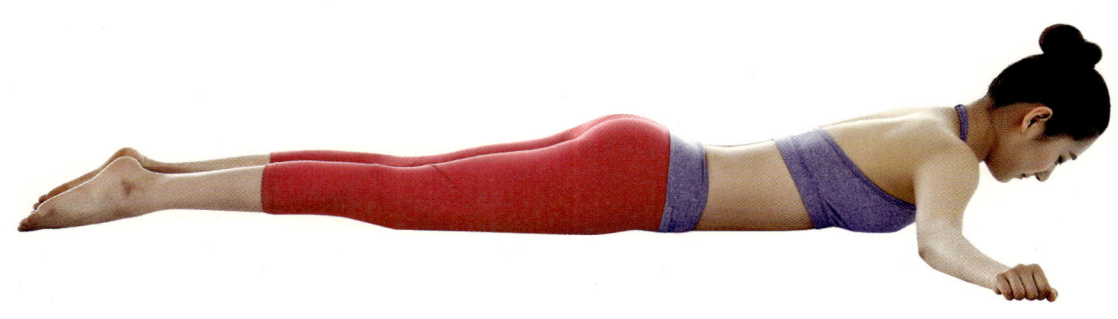

**1**

양팔을 옆으로 벌리고
척추의 정렬을 바로잡아
엎드린다.

등과 목을 판판하게 강화시켜 줘
구부정한 등과 거북목이 안으로 들어가도록 교정시킨다.

1세트 10개, 30개(3세트)

### POINT
- 흔들리지 않도록 균형을 잘 유지하여야 한다.
- 견갑골 사이의 어깨와 등이 개운해지면서 구부정한 자세가 판판하게 펴지는 것을 느껴야 한다.

5~10초 유지

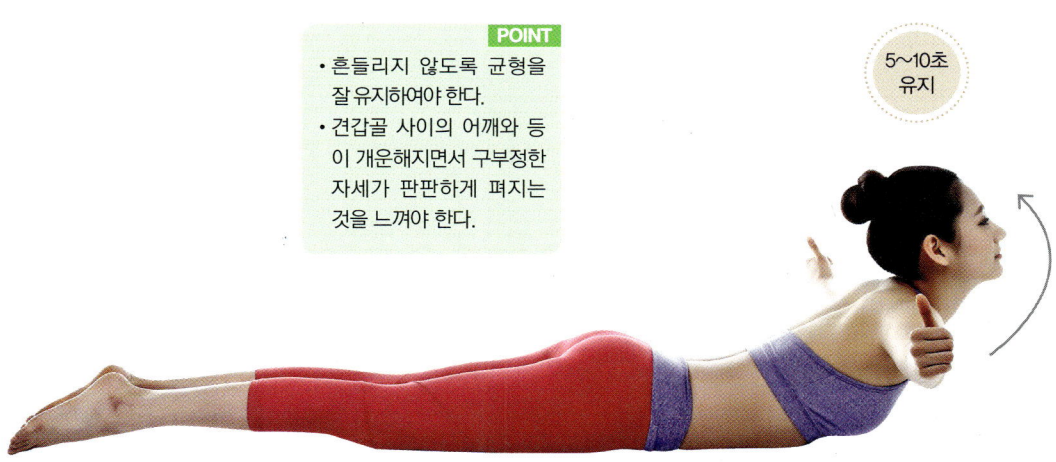

### POINT
시신경은 목 근육과 연결되어 있어 시선을 뒤로 할수록 목과 등을 더 뒤로 젖힐 수 있다.

## 2

엄지손가락이 천장을 향하게 만들어, 그 상태에서 최대한 팔과 상체를 들어올린다. 동시에 목은 가볍게 뒤로 젖혀준다. 동작 완성 시 5~10초간 멈췄다 원위치한다.

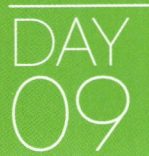

# 척추 펴 무릎 구부리기

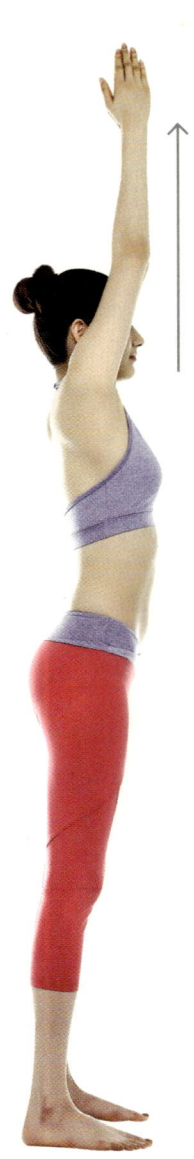

**1**

척추의 정렬을 바로잡고 양발을 골반 넓이로 벌리고 선다. 양손은 합장하듯 붙여 모으고 팔을 쭉 펴 척추를 위로 들어올리는 느낌으로 뻗어준다.

구부정한 자세 교정과 척추를 판판하게 펴주는
척추 교정 효과를 얻는다.

1세트 10개, 30개(3세트)

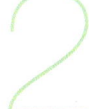

무릎을 구부리면서 최대한 목과
등을 뒤로 5초 동안 젖혀준다.

**POINT**
- 균형이 깨지지 않도록 중심을 잘 잡아야 한다.
- 구부러진 자세가 펴지면서 등, 허리와 허벅지 전체가 탄탄하게 강화되는 것을 느껴야 한다.

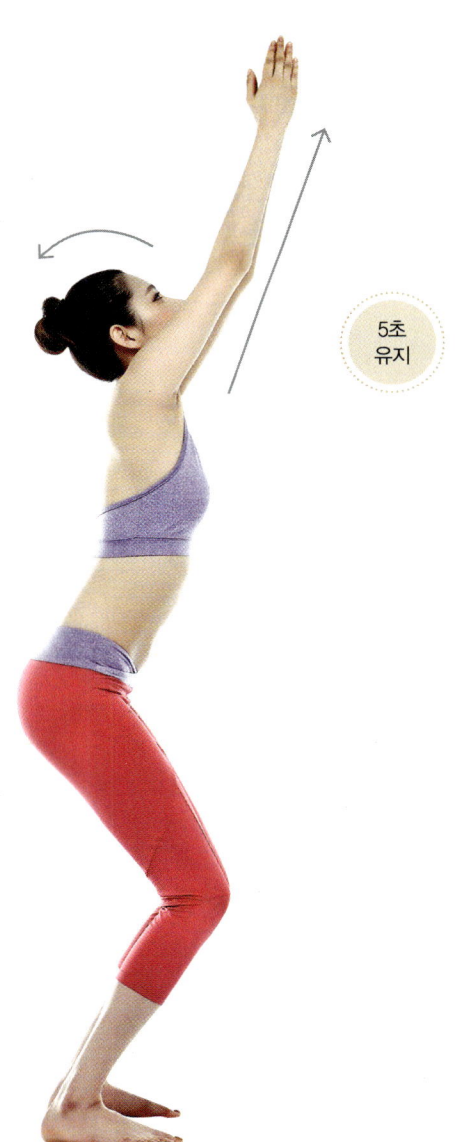

5초 유지

# DAY 09 팔 굽혀 상체 지탱하기

## 1

척추의 정렬을 바로잡고 양팔을 ㄱ자 모양을 만들어 엎드린다.

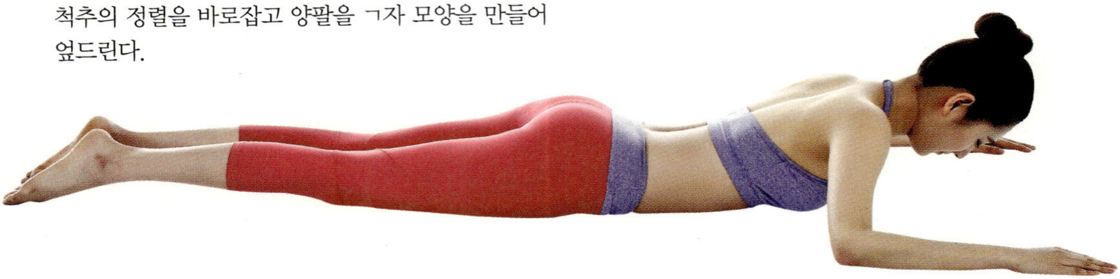

## 2

팔꿈치로 지탱하면서 엉덩이와 허벅지를 바닥에서 위로 힘차게 들어올린다. 하체와 상체를 일직선으로 만들고 목은 살짝 젖혀준다. 5초 동안 상하체가 흔들리지 않도록 균형을 잘 잡아 지탱한다.

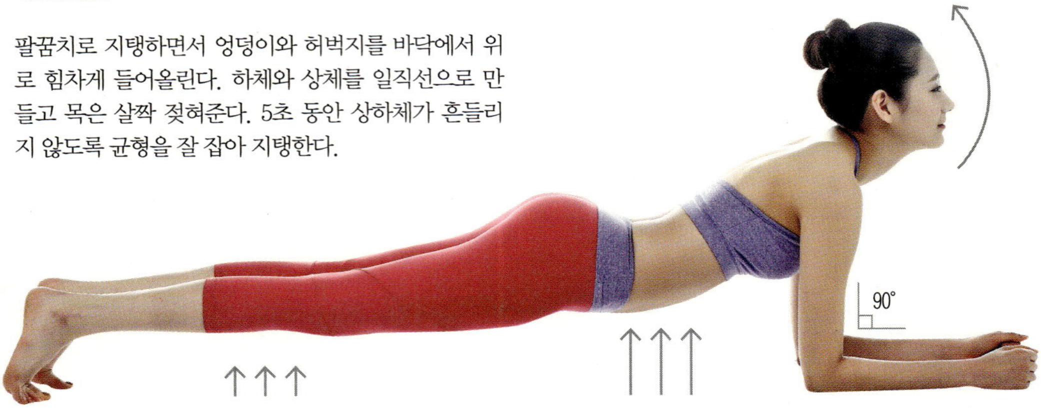

5초 유지

90°

처진 등을 곧게 교정시켜 주며
등, 복부, 엉덩이, 허벅지 군살을 제거해 탄력을 준다.

1세트 10개, 30개(3세트)

### 응용 동작

짐볼을 이용해 운동해도 좋다.

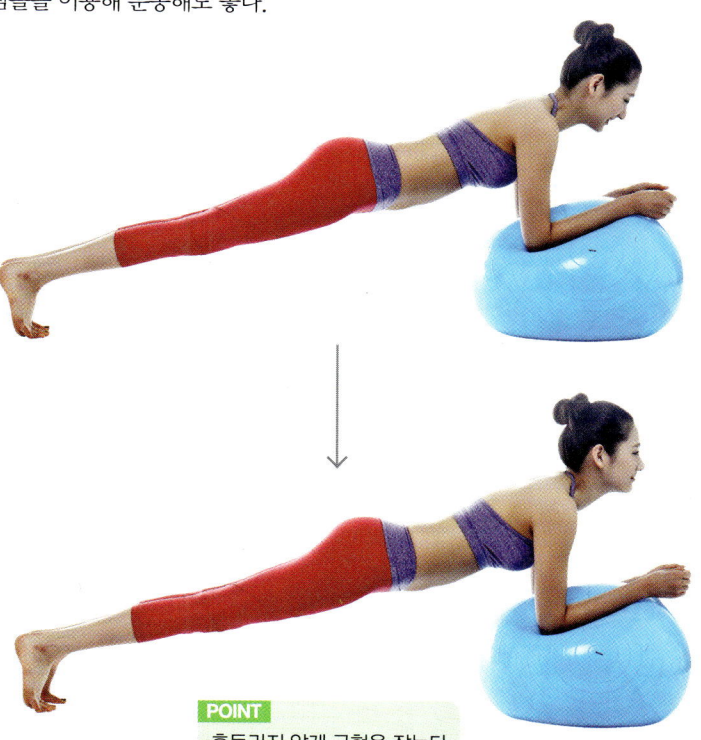

**POINT**
- 팔꿈치, 허리 등에 통증이 느껴지면 3초 이하로 지탱하거나, 횟수를 줄인다.
- 복부와 엉덩이, 허벅지 부위가 탄탄해지는 것을 느껴야 한다.

**POINT**
흔들리지 않게 균형을 잡는다.

# DAY 10

## 옆구리 군살 제거, 골반 코어 강화 운동

골반 주변의 순환을 원활하게 만들어 축 처져 한 움큼씩 잡히는 배 둘레, 허리, 옆구리 부위의 통통한 군살을 확실하게 제거해준다. 골반을 지탱하는 코어 근육과 옆구리 부위 근육을 강화시킨다.

### CONTENTS
- 옆으로 팔꿈치 지탱하여 상체 들기
- 옆으로 팔꿈치 지탱하여 팔 펴고 상체 들기
- 골반으로 상하체 중심 잡기
- 상하체 V자 중심 잡고 몸통 비틀기

## 옆으로 팔꿈치 지탱하여 상체 들기

**1**

척추의 정렬을 바로잡고 왼쪽 팔꿈치로 지탱해서 상체를 들고 옆으로 눕는다.

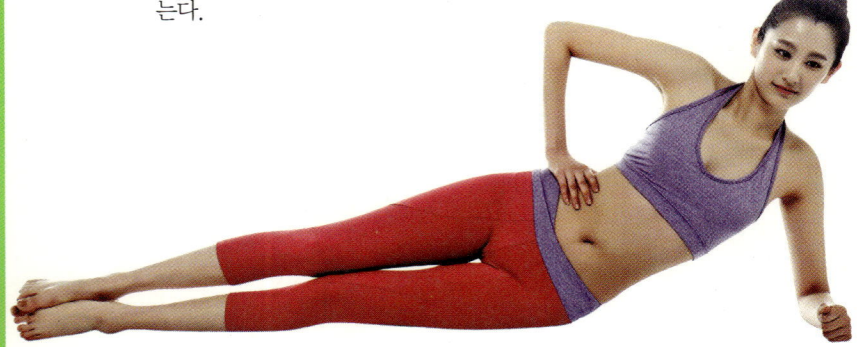

PART 02 14일 자세 교정 다이어트

옆구리와 허리둘레 부위의 노폐물과 군살을 제거해 잘록한 S자 허리 라인을 만들어준다.

1세트 10개,
좌우 30개(3세트)

## 2

옆구리와 허벅지 등 하체와 상체가 바닥에 닿지 않도록 최대한 힘껏 들어올린다. 몸이 흔들리지 않도록 멈춘 상태에서 5~10초 동안 지탱한다. 팔을 바꿔 똑같은 동작을 반복해준다.

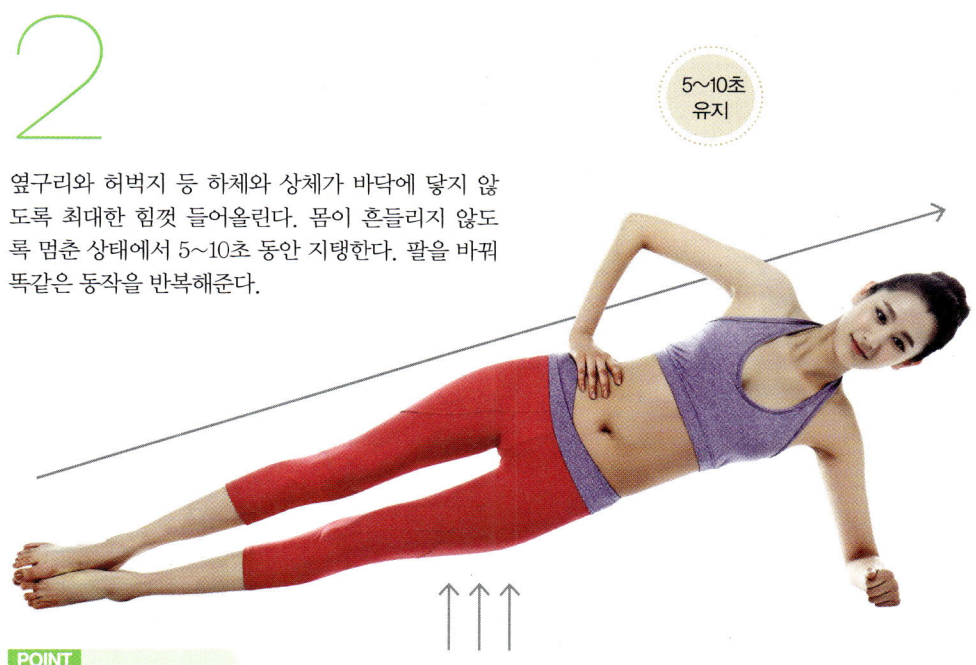

**POINT**
몸이 일직선이 되게 한다.

**POINT**
- 몸이 앞뒤, 좌우로 흔들리지 않도록 균형을 잘 유지하여야 한다. 흔들린 상태에서 지탱하면 운동 효과가 적거나 없다.
- 옆구리 부위와 등, 허리 부위가 탄탄해지는 것을 느껴야 한다.

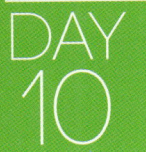

# DAY 10 옆으로 팔꿈치 지탱하여 팔 펴고 상체 들기

**1**

척추의 정렬을 바로잡고 왼쪽 팔꿈치로 지탱해서 상체를 들고 옆으로 눕는다.

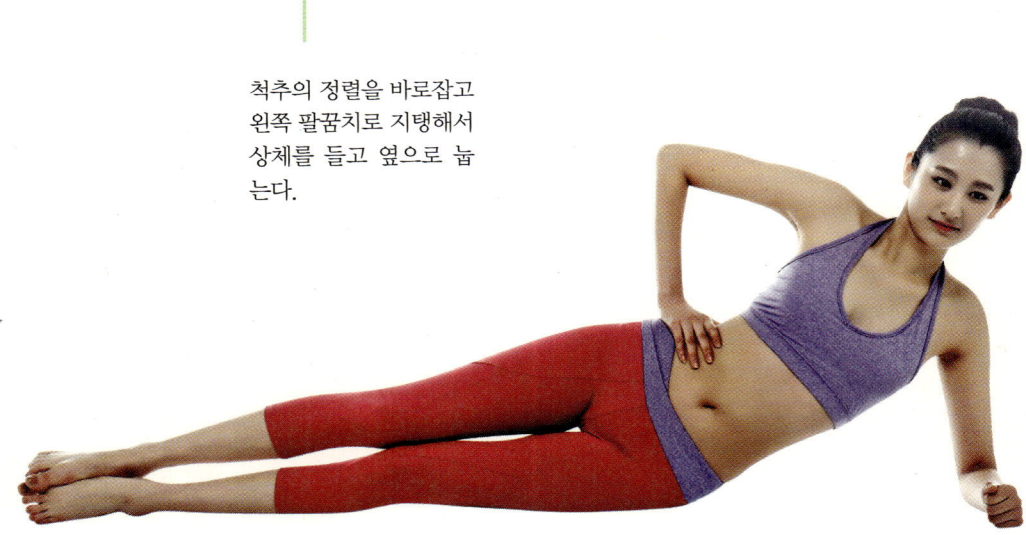

통통하고 탄력 없이 처진 옆구리 군살과 등과 허리 군살을 확실하게 제거해준다.

1세트 10개,
좌우 30개(3세트)

## 2

하체가 바닥에 닿지 않도록 최대한 힘껏 들어올린다.
동시에 오른쪽 팔을 곧게 펴 위로 올린다.

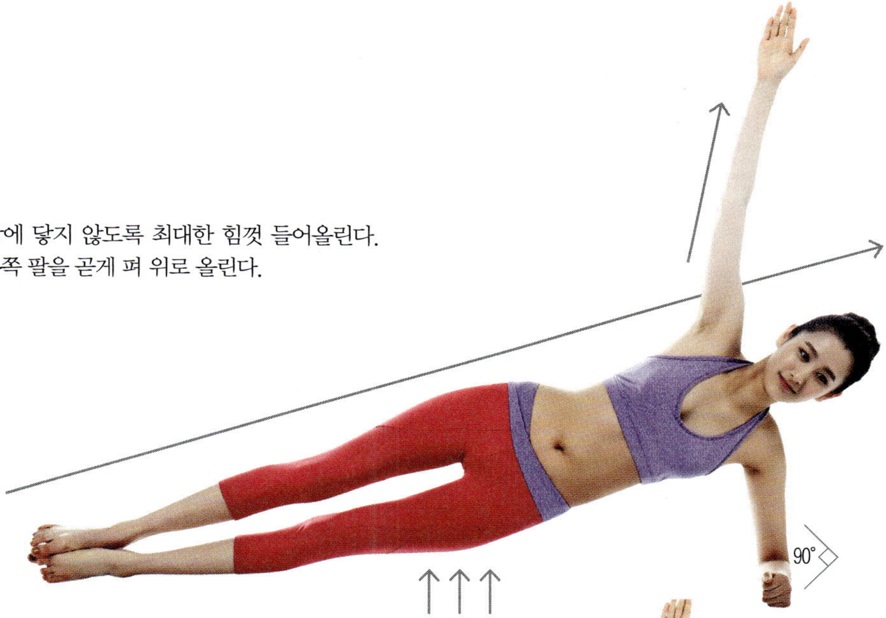

90°

### POINT
- 몸이 앞뒤, 좌우로 흔들리지 않도록 균형을 잘 유지하여야 한다. 흔들린 상태에서 지탱하면 운동 효과가 적거나 없다.
- 옆구리, 허리 부위와 등, 척추 코어 근육을 강하게 자극시켜 탄탄해지는 것을 느껴야 한다.

## 3

고개를 들어 오른손 끝을 바라본다.
5~10초 동안 몸이 흔들리지 않은 상태로 지탱한다. 팔 바꿔 똑같은 동작을 반복해준다.

5~10초 유지

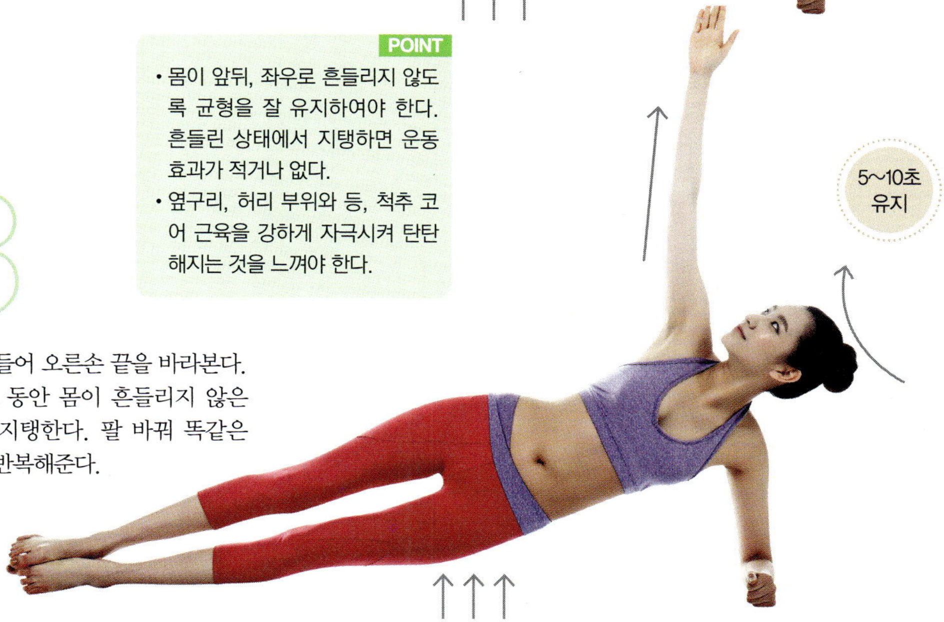

DAY 10

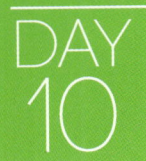

# 골반으로 상하체 중심 잡기

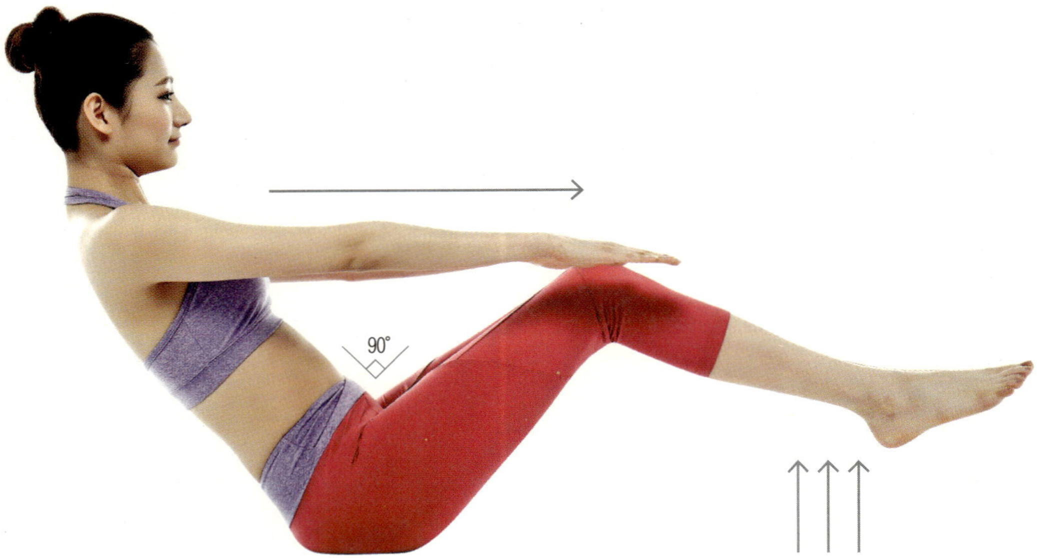


1

척추 정렬을 바로잡아 무릎을 세우고 앉는다. 그 상태에서 양발을 바닥에서 띄워준다. 이때 팔은 바닥과 수평이 되도록 들어준다.

골반을 지탱하는 골반 코어 근육을 강화시켜, 골반이 틀어지지 않도록 해준다.

 HOW TO

1세트 10개, 30개(3세트)

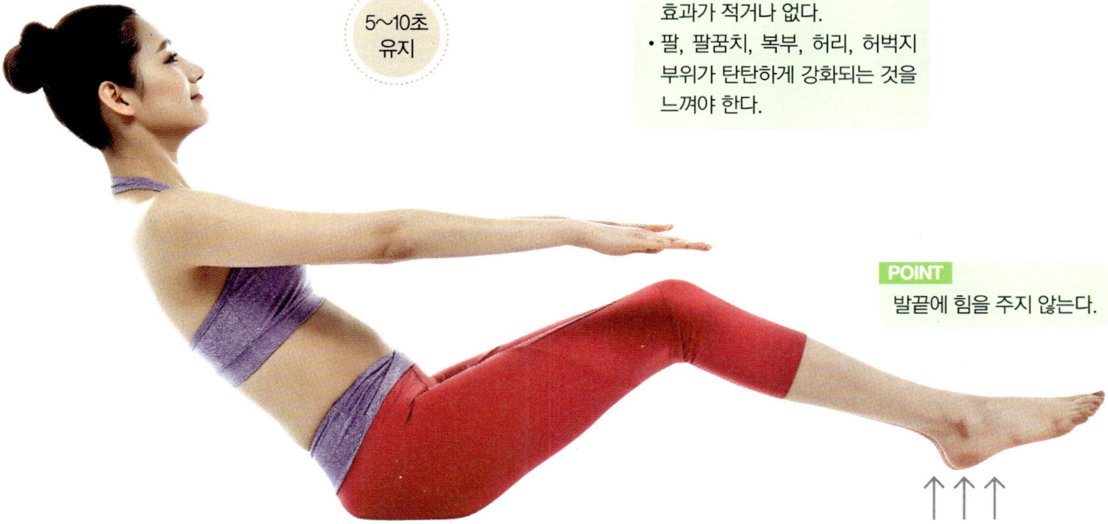

**POINT**
상체를 최대한 뒤로 젖힌다.

**POINT**
- 몸이 앞뒤, 좌우로 흔들리지 않도록 균형을 유지하여야 한다. 흔들린 상태에서 지탱하면 운동 효과가 적거나 없다.
- 팔, 팔꿈치, 복부, 허리, 허벅지 부위가 탄탄하게 강화되는 것을 느껴야 한다.

5~10초 유지

**POINT**
발끝에 힘을 주지 않는다.

## 2

골반 밸런스가 깨지지 않도록 균형을 잡은 상태에서 다리가 바닥에 닿지 않게 살짝 펴주고 상체도 뒤로 젖혀준다. 동작 완성 시 5~10초 동안 유지했다 원위치한다.

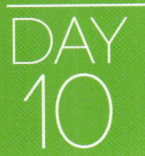

# 상하체 V자 중심 잡고 몸통 비틀기

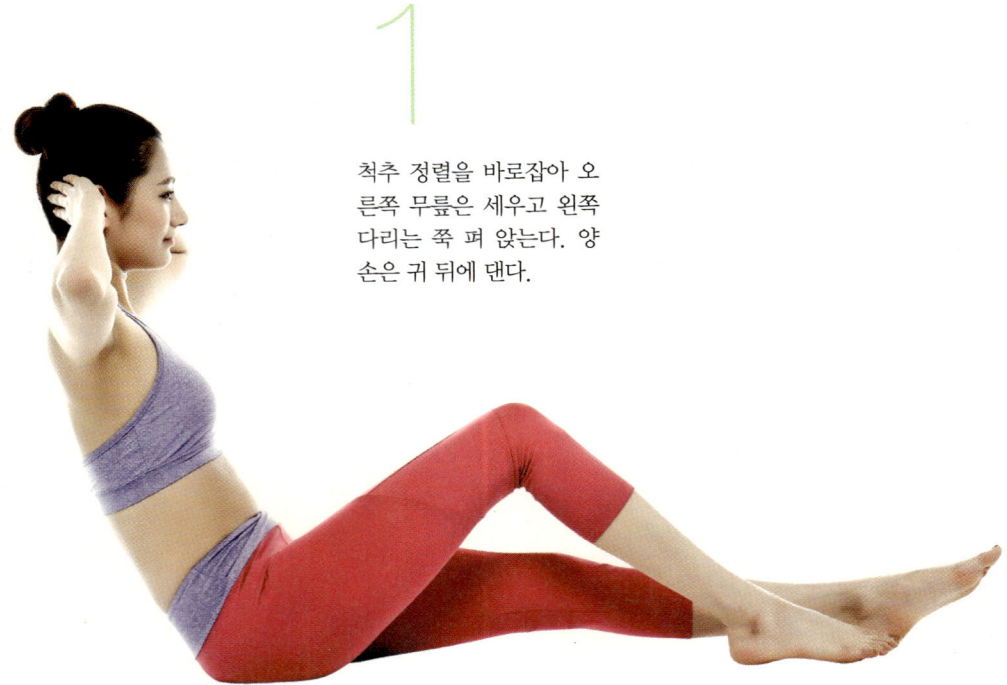

1

척추 정렬을 바로잡아 오른쪽 무릎은 세우고 왼쪽 다리는 쭉 펴 앉는다. 양손은 귀 뒤에 댄다.

비틀어진 허리 라인을 균형 잡히도록 교정시키는 동시에
등, 허리, 옆구리 군살을 확실하게 제거시킨다.

1세트 10개,
좌우 30개(3세트)

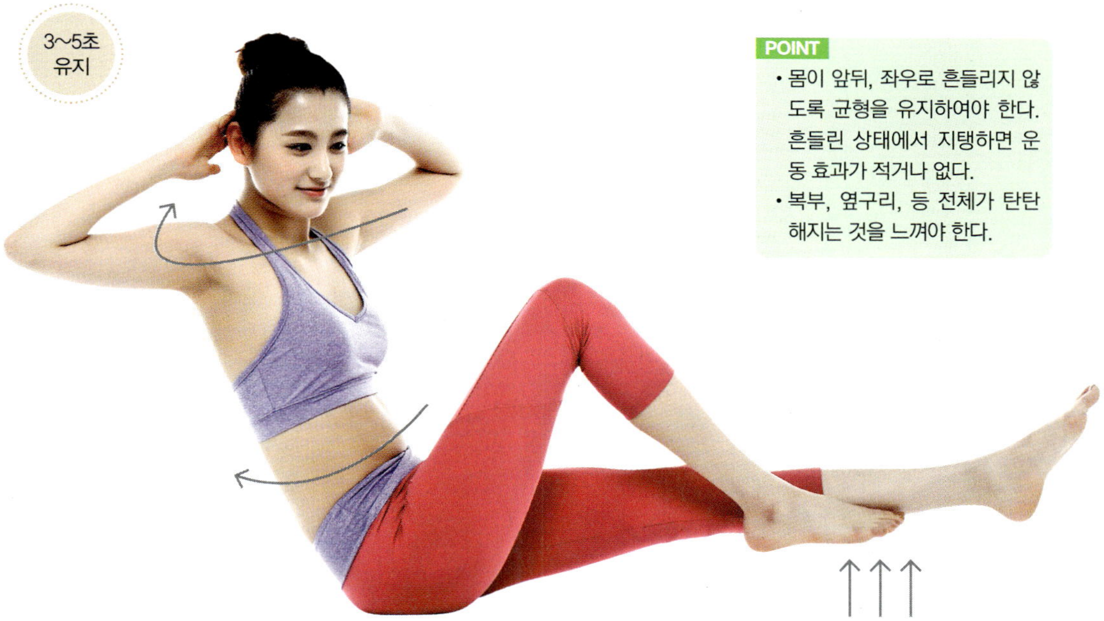

3~5초
유지

**POINT**
- 몸이 앞뒤, 좌우로 흔들리지 않도록 균형을 유지하여야 한다. 흔들린 상태에서 지탱하면 운동 효과가 적거나 없다.
- 복부, 옆구리, 등 전체가 탄탄해지는 것을 느껴야 한다.

**POINT**
양발이 바닥에 닿으면 안 된다.

## 2

그 상태에서 오른쪽 발과 왼쪽 다리를 바닥에서 띄워준다. 동시에 상체를 오른쪽으로 최대한 돌려준다. 골반 밸런스가 깨지지 않도록 균형을 잘 잡은 상태에서 3~5초 동안 지탱한다. 다리 바꿔 똑같은 동작을 반복해준다.

# DAY 11

## 복부 군살 제거 골반 탄력 강화 운동

탄력을 잃고 퍼진 복부, 엉덩이, 허벅지 근육을 강화해 군살과 셀룰라이트, 하체 부종을 제거해준다. 탄탄한 복부와 맵시 있는 하체 라인을 갖게 된다.

**CONTENTS**
- 다리 세워 엉덩이 들기
- 다리 쭉 펴 엉덩이 들기
- 엉덩이 들고 한쪽 다리 펴서 들기
- 상체 들고 자전거 타기

## 다리 세워 엉덩이 들기

### 1

척추의 정렬을 바로잡고 양쪽 무릎을 세워 눕는다. 양손은 엉덩이 옆에 손바닥을 바닥으로 해 놓는다.

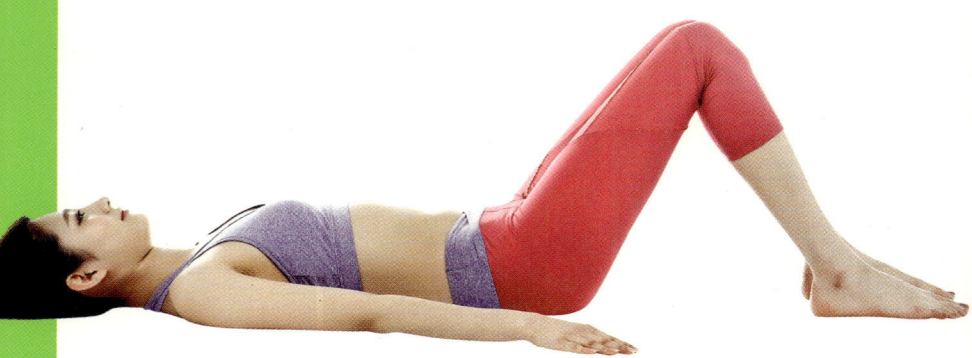

PART 02 14일 자세 교정 다이어트

통통하게 튀어나온 아랫배 돌출(요추 전만 체형 불균형)을 판판하게 교정시켜 주며, 아랫배 군살(똥배)을 확실하게 제거해준다.

1세트 10개, 30개(3세트)

## 2

엉덩이를 최대한 바닥에서 들어올려 상체와 허벅지 라인을 일직선으로 만들어준다. 정지 상태에서 5~10초 동안 지탱한 다음 원위치한다.

### POINT
- 몸이 앞뒤, 좌우로 흔들리지 않도록 균형을 유지하여야 한다. 흔들린 상태에서 지탱하면 운동 효과가 적거나 없다.
- 등, 복부, 엉덩이와 허벅지 부위가 탄탄해지는 것을 느껴야 한다.

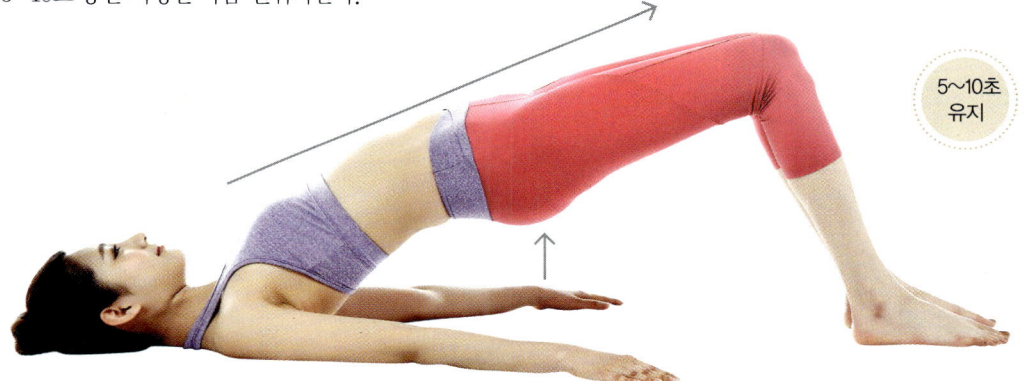

5~10초 유지

### 응용 동작

짐볼을 이용해 운동할 수도 있다.

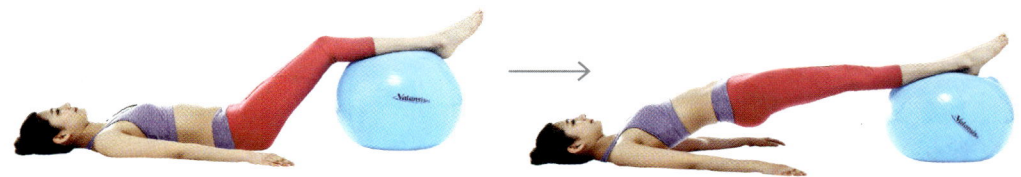

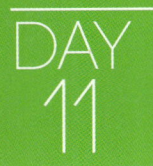

# 다리 쭉 펴 엉덩이 들기

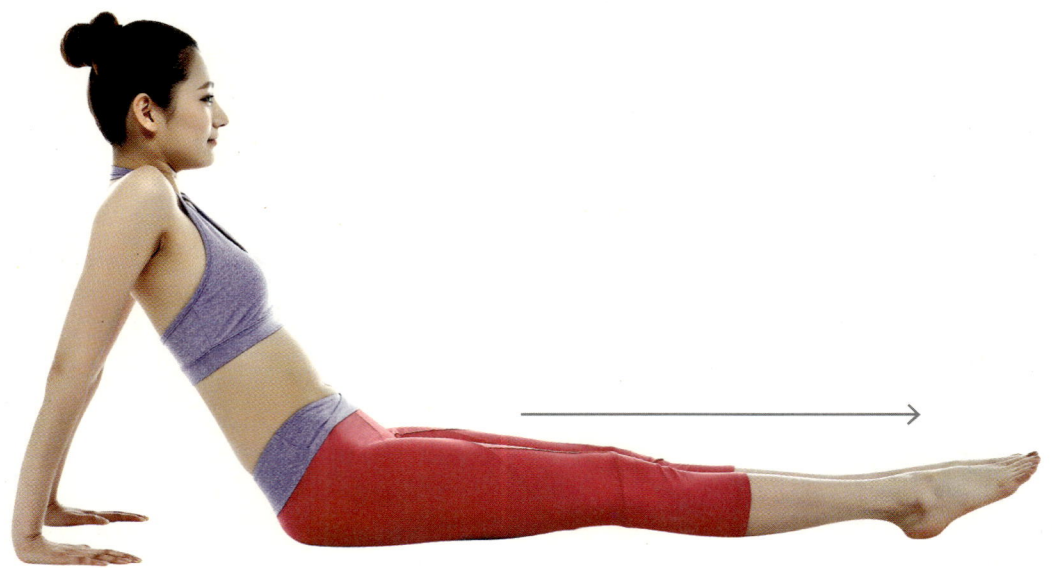

**1**

척추의 정렬을 바로잡고 양발을 쭉 펴 모은 다음 양손을 등 뒤쪽에 놓고 앉는다.

처진 등, 복부, 어깨, 겨드랑이와 팔뚝 주변의 흐트러진 군살을 잡아주며 탄력을 더해준다.

1세트 10개, 30개(3세트)

5~10초 유지

**POINT**
시선은 천장을 향한다.

**POINT**
• 몸이 앞뒤, 좌우로 흔들리지 않도록 균형을 유지하여야 한다. 흔들린 상태에서 지탱하면 운동 효과가 적거나 없다.
• 복부와 엉덩이, 허벅지 부위가 탄탄해지는 것을 느껴야 한다.

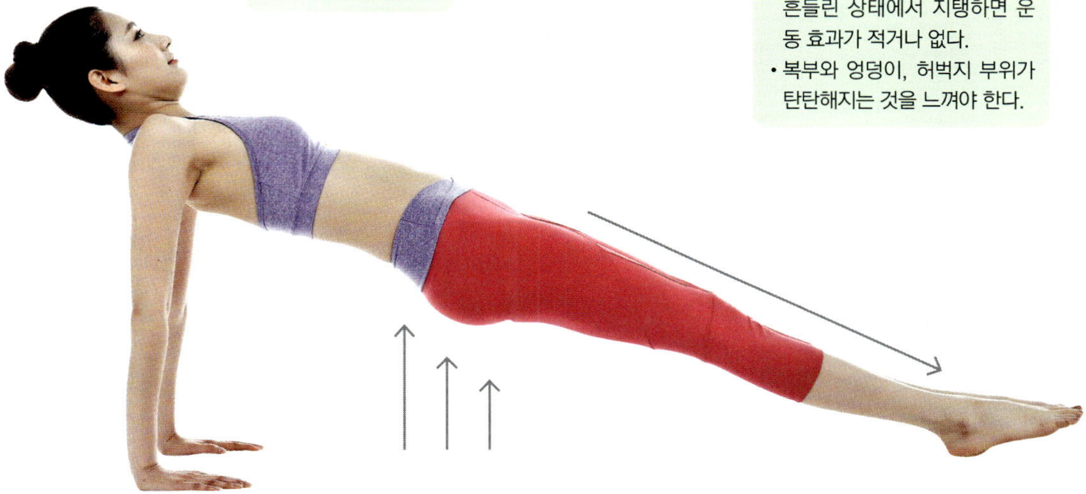

## 2

엉덩이를 위로 힘차게 들어올려 하체와 상체를 일직선으로 만들어준 상태에서 5~10초 동안 균형을 잡아 유지한다.

145

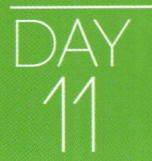

# DAY 11 엉덩이 들고 한쪽 다리 펴서 들기

## 1

척추의 정렬을 바로잡고 양팔은 엉덩이 옆에 놓은 다음 오른쪽 다리를 쭉 펴 들어올리고 왼쪽 무릎은 세워 천장을 보고 눕는다.

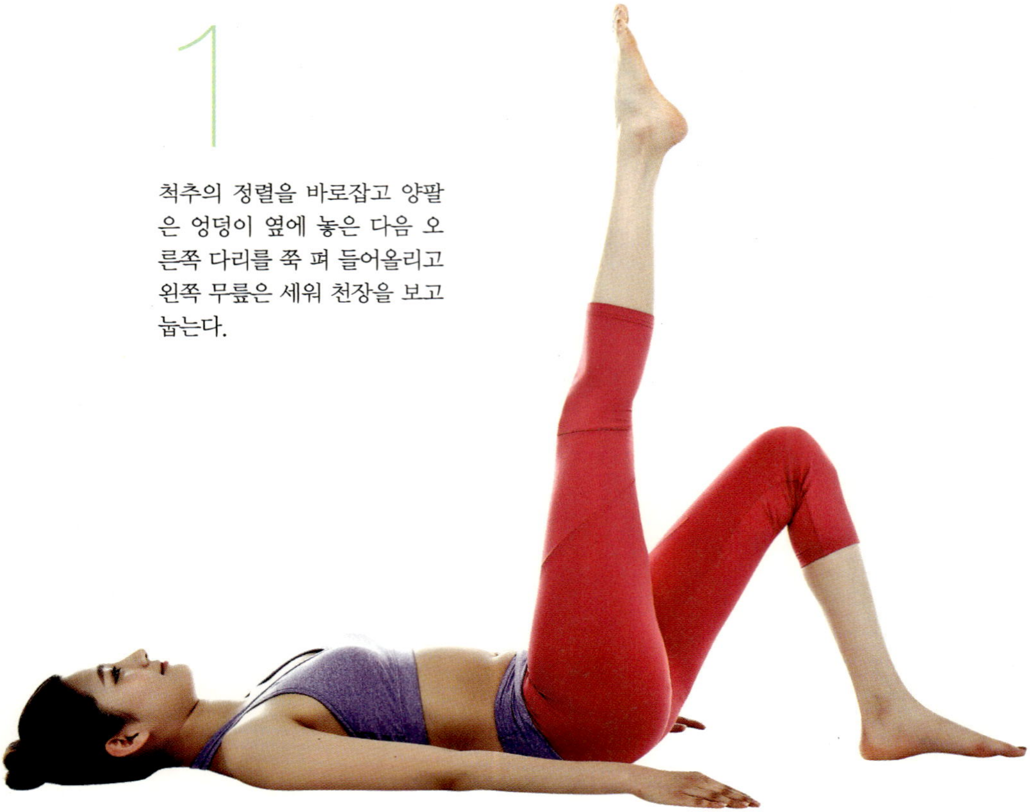

탄력 없이 처진 복부, 허벅지 부위의 군살을 집중적으로 제거해준다.

1세트 10개, 좌우 30개(3세트)

## 2

엉덩이를 위로 최대한 들어올리며 5~10초 동안 균형을 잡아 지탱한다. 이때 상체와 왼쪽 허벅지 라인은 일직선이 되도록 만들어주어야 하며, 몸이 흔들리지 않도록 균형을 유지해야 한다. 다리 바꿔 똑같은 동작을 반복해준다.

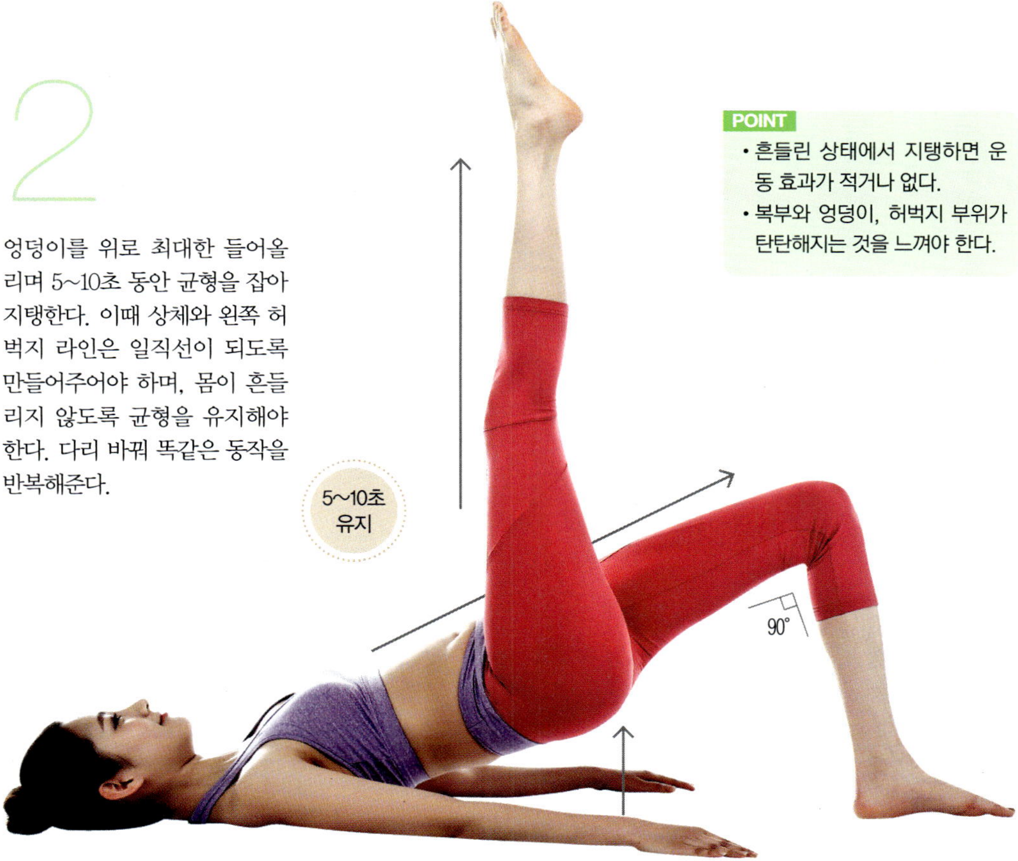

5~10초 유지

90°

**POINT**
- 흔들린 상태에서 지탱하면 운동 효과가 적거나 없다.
- 복부와 엉덩이, 허벅지 부위가 탄탄해지는 것을 느껴야 한다.

# DAY 11 상체 들고 자전거 타기

## 1

바닥에 바르게 누운 후 양손은 머리 뒤에 깍지를 낀 다음 상체를 들고 두 다리를 45도 각도 위로 쭉 뻗어준다.

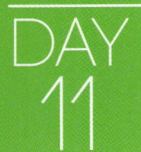

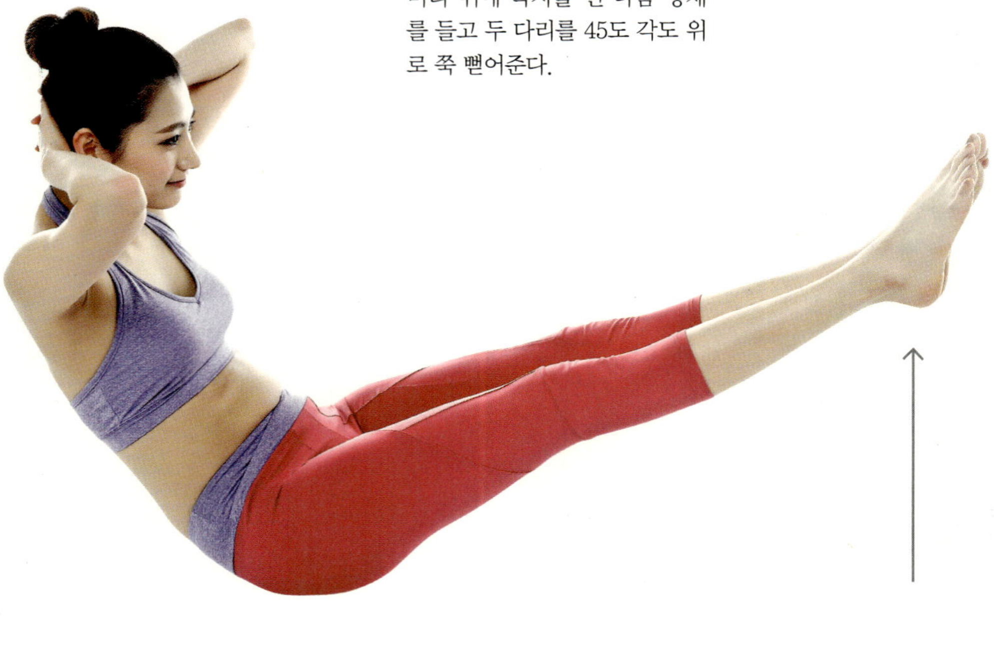

허벅지 근력을 키워주어 탄력적인 다리 라인을 만든다.

1세트 10개,
좌우 30개(3세트)

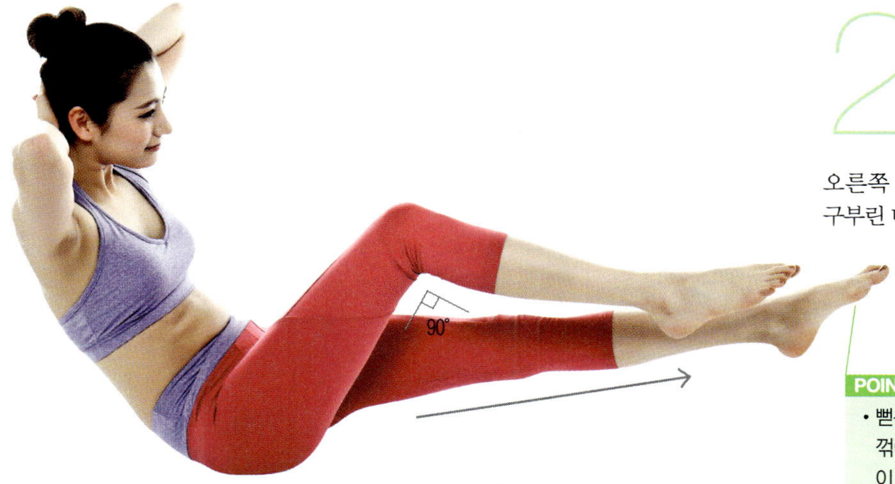

## 2

오른쪽 다리를 90도로 구부린 다음 편다.

**POINT**
- 뻗은 다리의 발목이 꺾이지 않도록 발끝이 하늘을 향해 바라도록 한다.
- 목이 아플 시에는 목을 바닥에 내려놓고 한다.

5~10초 유지

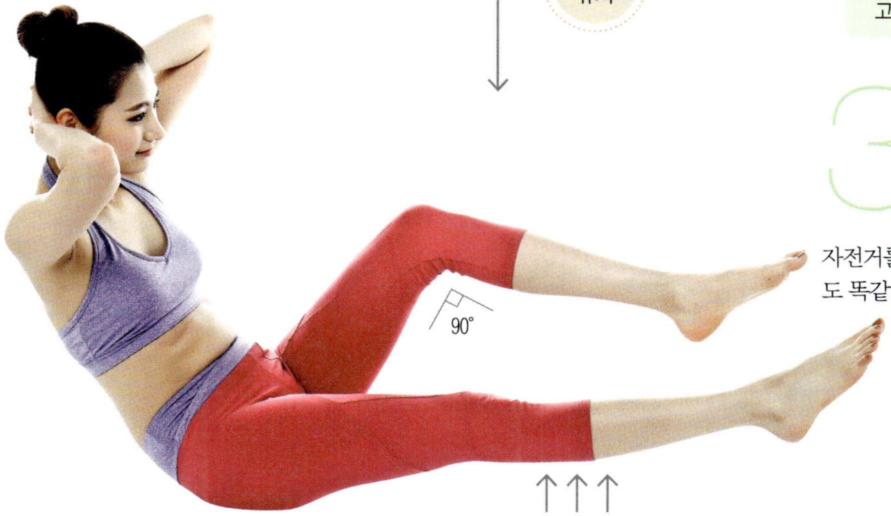

## 3

자전거를 타듯 왼쪽 다리도 똑같이 움직여준다.

149

## DAY 12

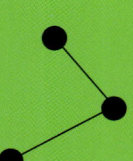

## 엉덩이, 허벅지 군살 제거, 하체 탄력 강화 운동

골반과 하체 근육을 강하게 자극해 엉덩이, 허벅지 부위에 순환이 안 되어 쌓인 각종 노폐물과 지방 덩어리를 분해시킨다. 운동 후 탄력 있는 골반 라인과 맵시 있는 하체 라인을 갖게 된다.

### CONTENTS
- 강아지 다리 들기
- 전갈 꼬리
- 엎드려 양다리 동시 들기
- 옆으로 누워 아래쪽 다리 들기

## 강아지 다리 들기

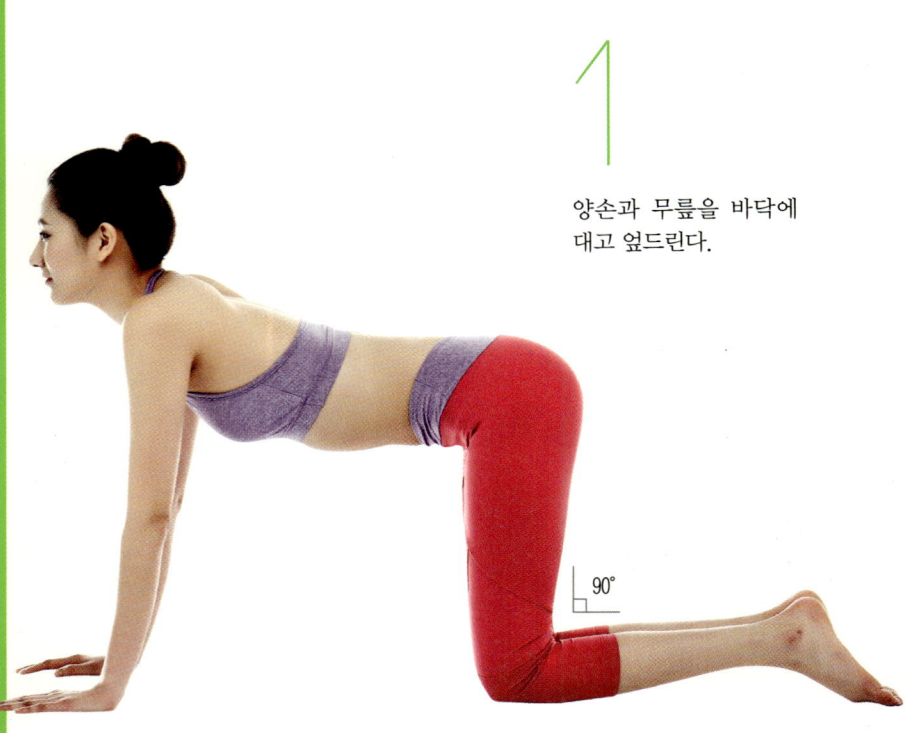

**1** 양손과 무릎을 바닥에 대고 엎드린다.

PART 02 14일 자세 교정 다이어트

둔근 운동(힙업)과 허리 근력 강화 효과가 있다.

1세트 10개,
좌우 30개(3세트)

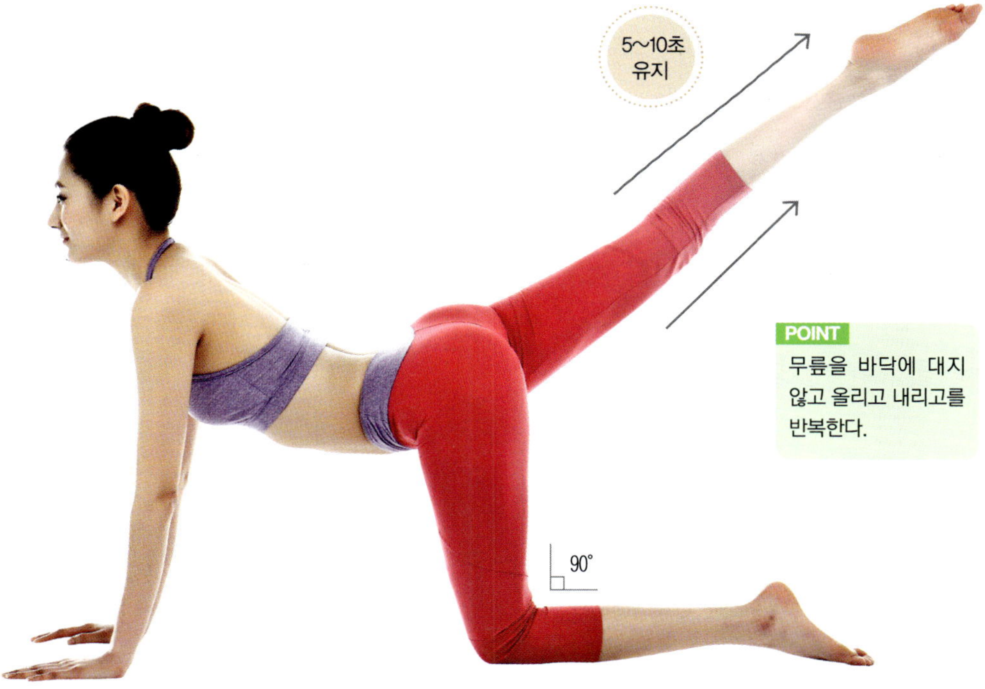

5~10초
유지

**POINT**
무릎을 바닥에 대지
않고 올리고 내리고를
반복한다.

90°

## 2

오른쪽 다리를 최대한 바닥에서 들어올려 허벅지 라인을 일직선으로 만들어준다. 정지 상태에서 5~10초 동안 지탱한 다음 원위치한다. 다리 바꿔 똑같은 동작을 반복해준다.

**NG** 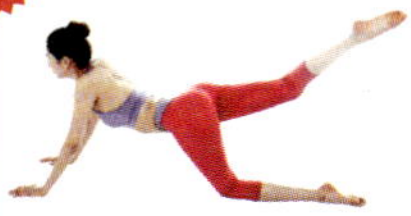
들어올린 다리가 굽혀
지거나 옆으로 들리지
않게 한다.

# DAY 12 전갈 꼬리

**1**

양손과 무릎을 바닥에 대고 엎드린다.

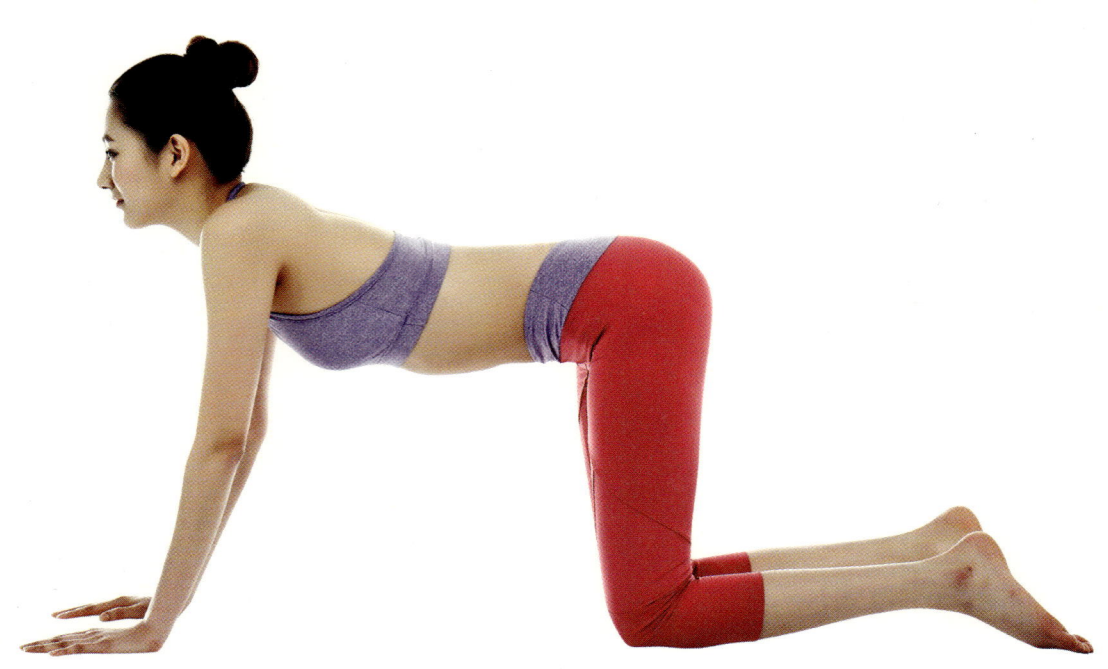

허벅지 햄스트링 강화로 탄탄한 허벅지로 만들어준다.

1세트 10개,
좌우 30개(3세트)

## 2

오른쪽 무릎을 90도로 구부려 위로 쭉 뻗는다. 무릎이 바닥에 닿지 않은 상태에서 다리를 들었다 내렸다 10회 반복한 후 다리 바꿔 똑같은 동작을 반복해준다.

**POINT**
발끝은 힘을 뺀다.

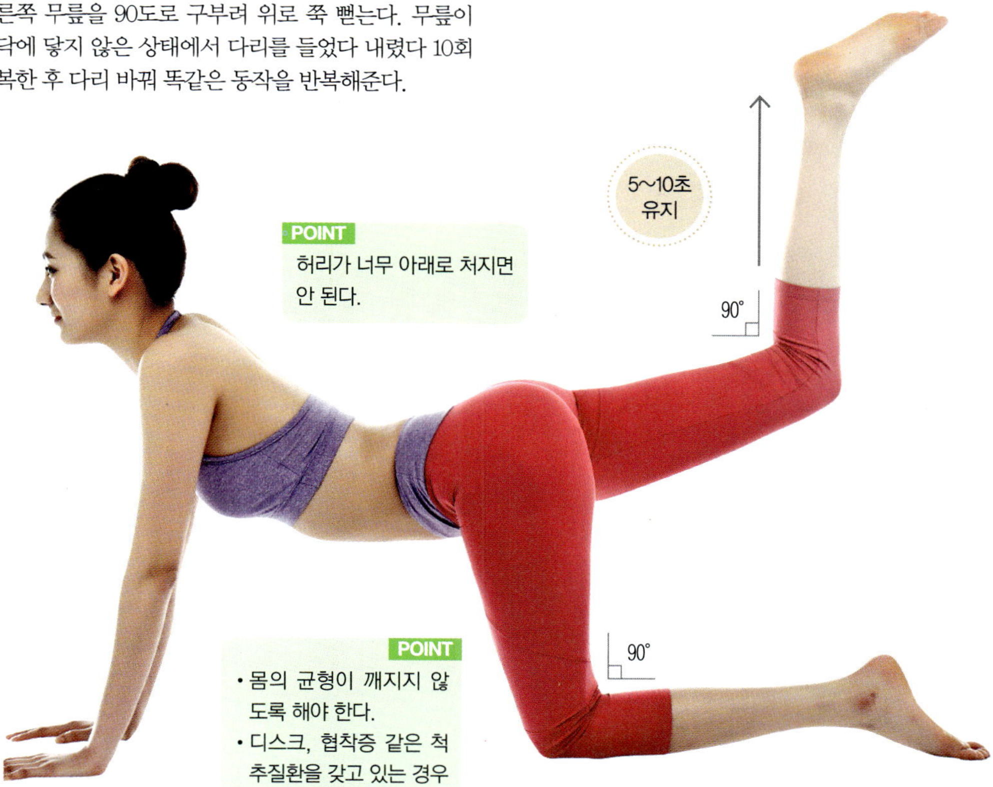

5~10초
유지

**POINT**
허리가 너무 아래로 처지면 안 된다.

90°

90°

**POINT**
- 몸의 균형이 깨지지 않 도록 해야 한다.
- 디스크, 협착증 같은 척 추질환을 갖고 있는 경우 다리를 들어올리는 동작 시 통증이 생길 수 있다. 통증이 심한 경우 운동을 중단한다.

153

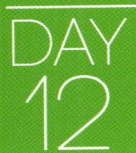

# 엎드려 양다리 동시 들기

## 1

척추라인이 바로잡히도록 엎드려 누워 양손을 이마 밑에 댄다. 이때 양발은 골반 넓이로 벌려준다.

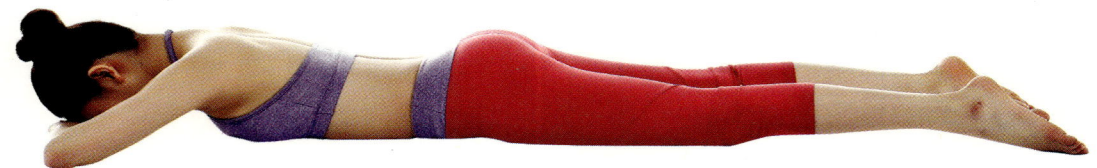

엉덩이 둔근을 강화하며 처진 엉덩이를 힙업시켜
탄력적으로 동그랗게 만들어준다.

1세트 10개, 30개(3세트)

**POINT**
허리, 허벅지가 강화
되면서 동시에 엉덩이
가 조여지는 느낌이
들어야 한다.

5~10초
유지

**POINT**
양쪽 다리가 수평을 유지해야 한다.

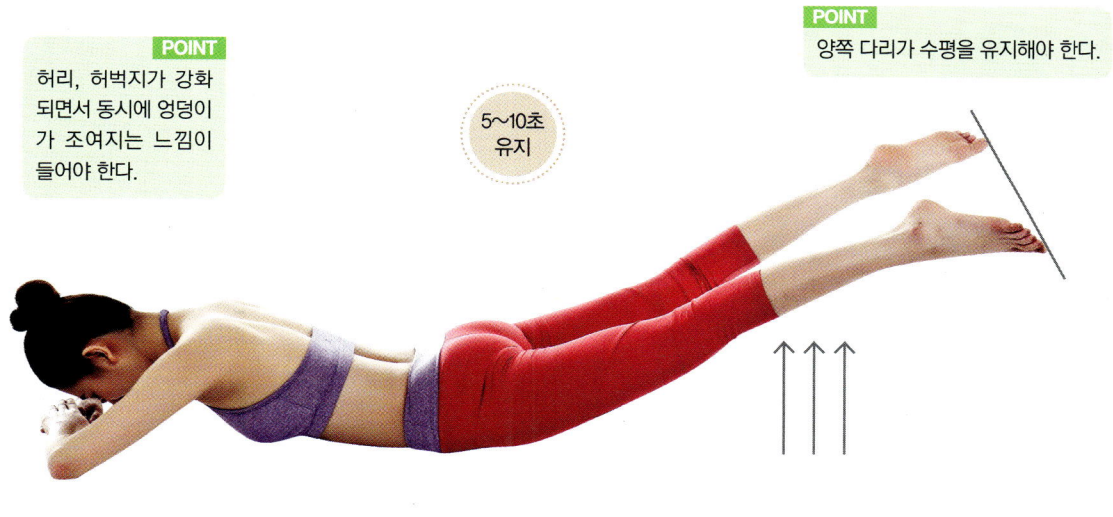

## 2

그 상태에서 양 다리를 동시에 펴서 들어올려 준다. 동작 완성 시 5~10초 동안 정지한다.

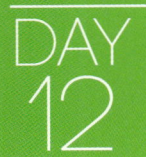

# 옆으로 누워 아래쪽 다리 들기

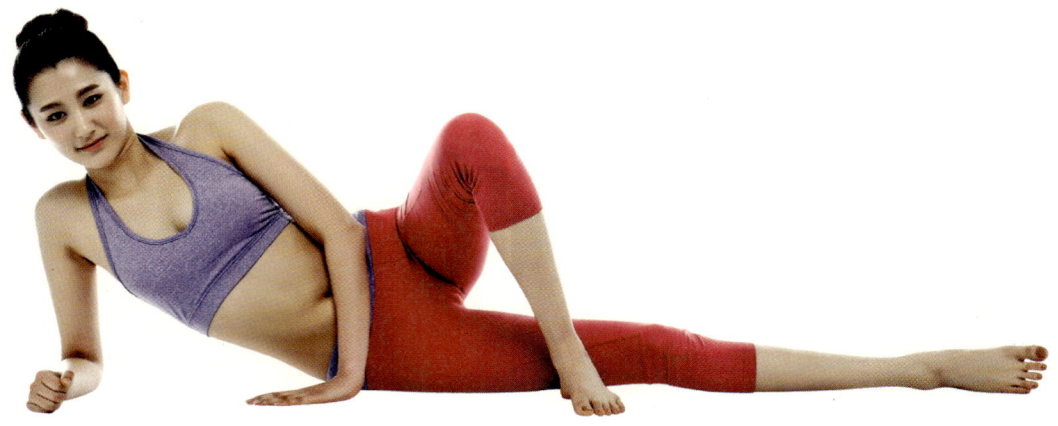

1

옆으로 누워 팔꿈치를 대고 상체를 들어올린 다음 왼쪽 다리를 접어 발바닥을 오른쪽 다리 앞 바닥에 댄다.

허벅지 내전근 강화와 벌어진 골반을 조여줘 O형 다리 교정 효과가 있다.

1세트 10개, 좌우 30개(3세트)

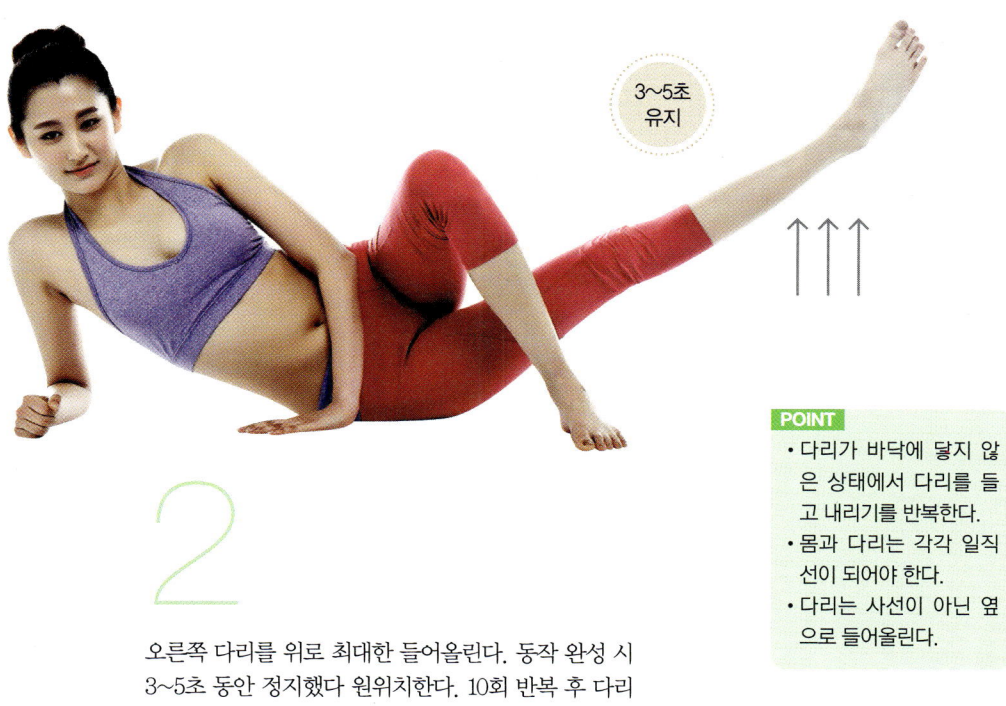

3~5초 유지

## 2

오른쪽 다리를 위로 최대한 들어올린다. 동작 완성 시 3~5초 동안 정지했다 원위치한다. 10회 반복 후 다리 바꿔 똑같은 동작을 해준다.

**POINT**
- 다리가 바닥에 닿지 않은 상태에서 다리를 들고 내리기를 반복한다.
- 몸과 다리는 각각 일직선이 되어야 한다.
- 다리는 사선이 아닌 옆으로 들어올린다.

### 응용 동작

왼손에 힘을 주어 엉덩이와 오른쪽 다리까지 완전히 들어 올리면 운동 효과가 더 크다. 어려운 동작이므로 힘들면 1초 이내에서 버틴다.

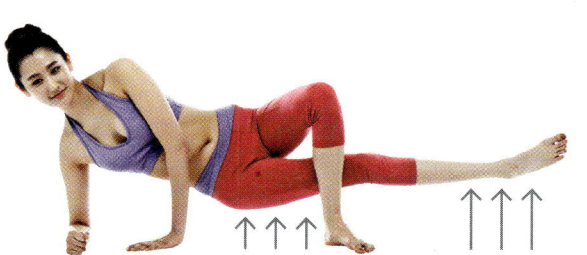

# DAY 13

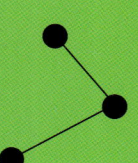

## 상하체 자세 교정, 골반 심부 코어 강화 운동1

척추와 골반을 지탱하는 코어 근육을 자극해 체형을 곧게 만들어준다. 등, 엉덩이, 허벅지 부위까지의 상하체 군살을 동시에 제거해준다.

### CONTENTS
- 팔 굽혀 상체 지탱하기
- 양팔, 양다리 X자 동시 들기
- 상하체 X자 엇갈려 들기
- 팔 짚고 하체 들어올리기

## 팔 굽혀 상체 지탱하기

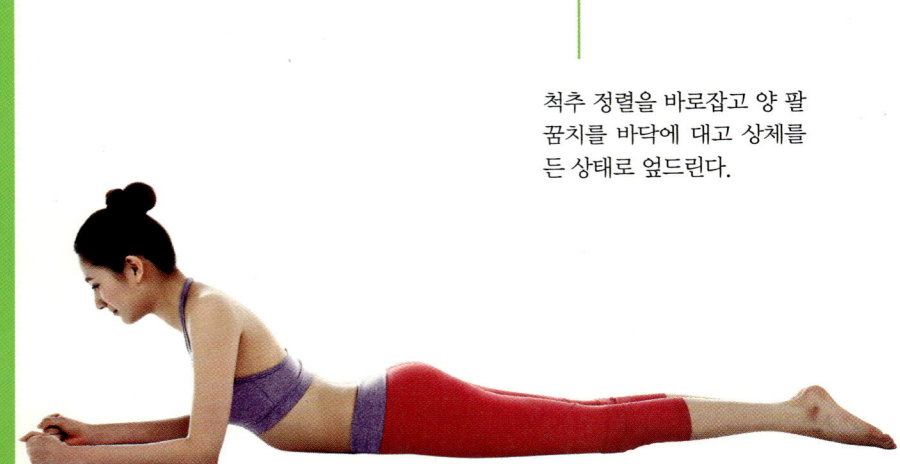

**1** 척추 정렬을 바로잡고 양 팔 꿈치를 바닥에 대고 상체를 든 상태로 엎드린다.

처진 등을 곧게 교정시켜 주며 등, 복부, 엉덩이, 허벅지 군살을 제거해 탄력을 준다.

1세트 10개, 30개(3세트)

HOW TO

# 2

팔꿈치로 지탱하면서 엉덩이와 허벅지가 바닥에 닿지 않도록 위로 힘차게 들어올린다. 하체와 상체를 일직선으로 만들고, 5~10초 동안 상하체가 흔들리지 않도록 균형을 잡아 지탱한다.

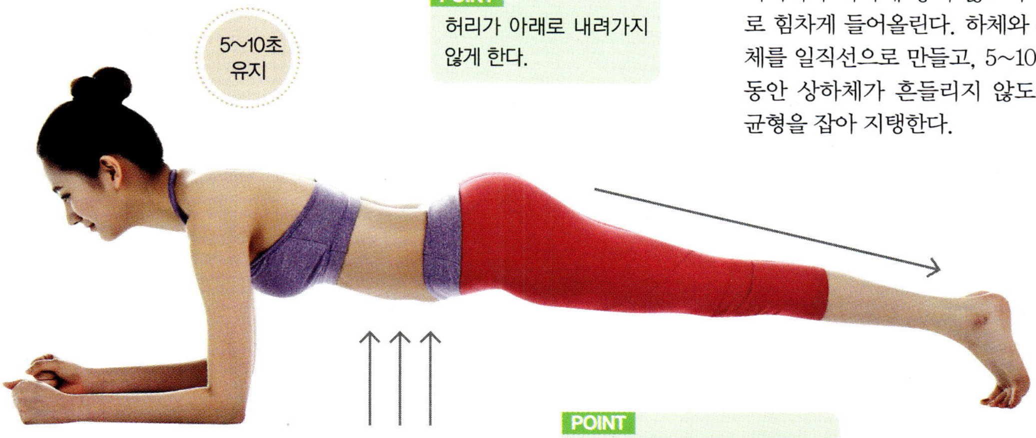

**5~10초 유지**

**POINT**
허리가 아래로 내려가지 않게 한다.

**POINT**
- 흔들리지 않아야 한다.
- 팔꿈치, 허리 등에 통증이 느껴지면 3초 이하로 지탱하거나 횟수를 줄인다.
- 복부와 엉덩이, 허벅지 부위가 탄탄해지는 것을 느껴야 한다.

# DAY 13 양팔, 양다리 X자 동시 들기

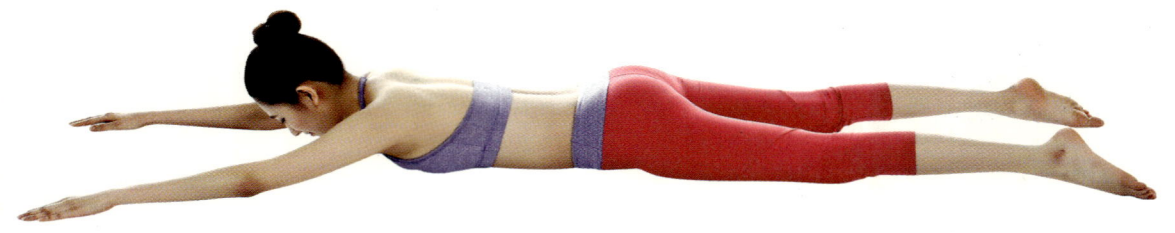

1

척추 정렬을 바로잡고 양팔과 양다리를 X자로 벌려 엎드린다. 이때 양손은 어깨너비로, 양발은 골반 넓이로 벌려준다.

허벅지 뒤쪽 햄스트링을 강화시키며 판판하게 해
탄력적인 허벅지 라인을 만들어준다.

1세트 10개, 30개(3세트)

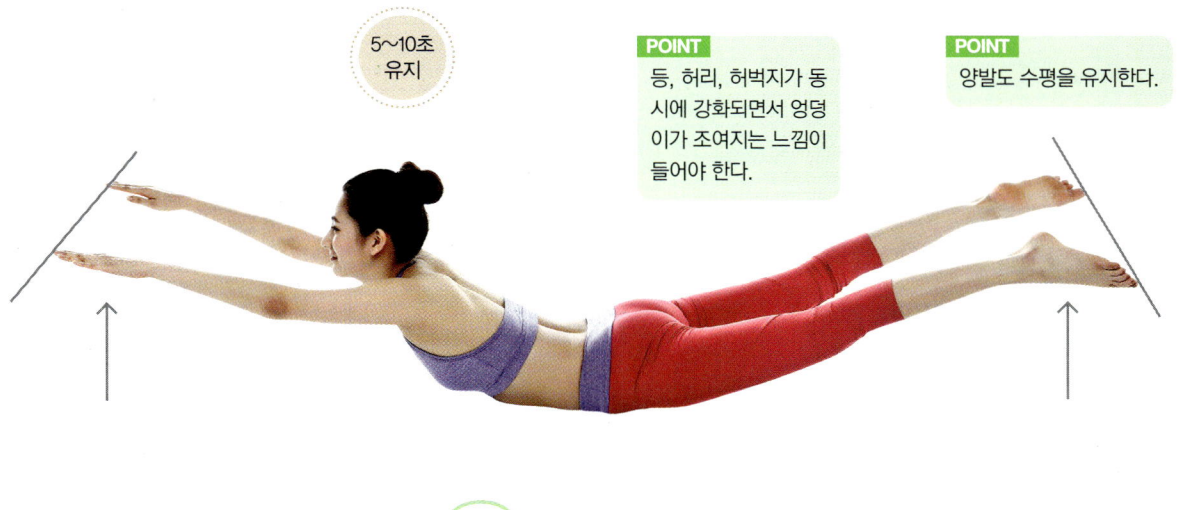

**POINT** 양팔은 수평을 유지한다.

5~10초 유지

**POINT** 등, 허리, 허벅지가 동시에 강화되면서 엉덩이가 조여지는 느낌이 들어야 한다.

**POINT** 양발도 수평을 유지한다.

## 2

양팔과 양다리를 펴서 동시에 최대한 들어올려 준다.
동작 완성 시 5~10초 동안 정지했다가 원위치한다.

# DAY 13 상하체 X자 엇갈려 들기

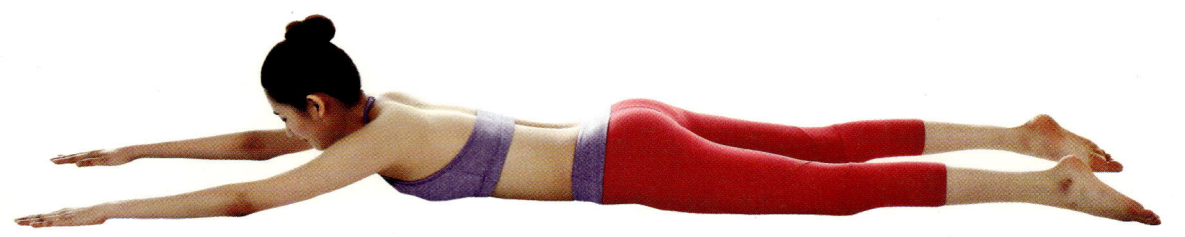

**1**

척추 정렬을 바로잡고 양팔과 양다리를 X자로 벌려 엎드린다. 이때 양손은 어깨너비로, 양발은 골반 넓이로 벌려준다.

척추 코어 근육(척추기립근)을 탄탄하게 강화하여
등 군살을 제거해 매력적인 등 라인을 만들어준다.

1세트 10개, 30개(3세트)

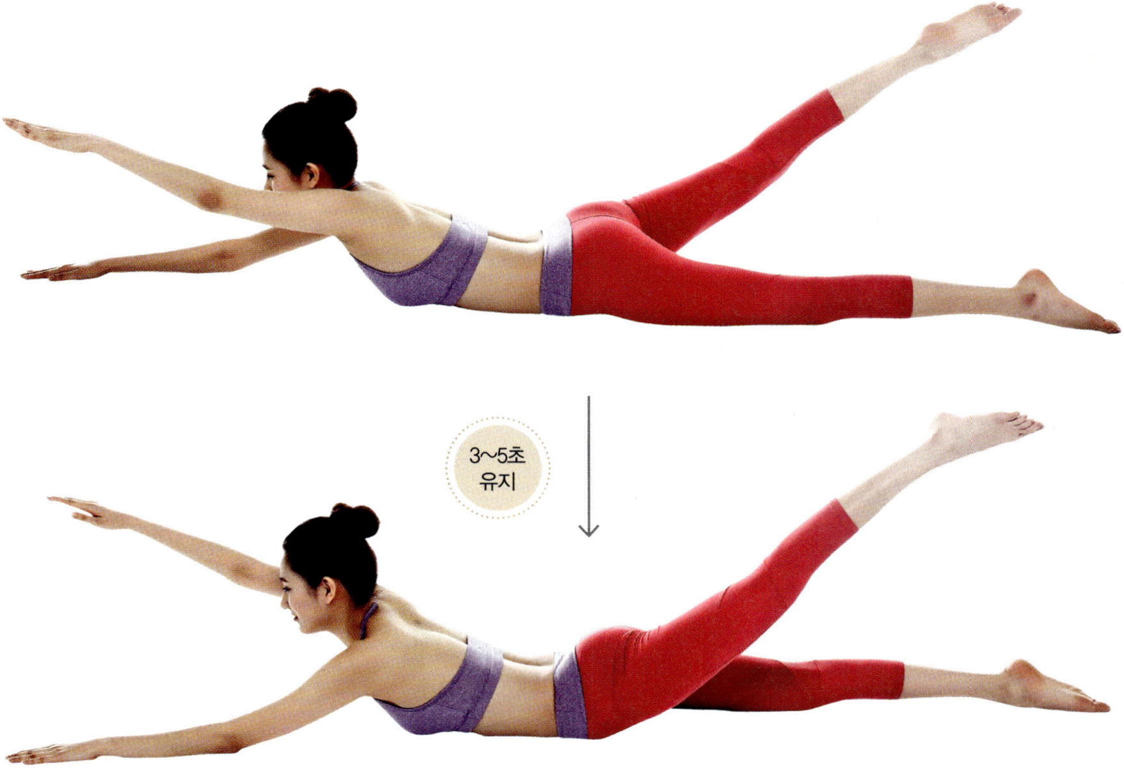

3~5초
유지

## 2

양팔과 양다리를 엇갈려 한쪽 팔과 한쪽 다리를 펴서 동시에 들어올려 준다. 동작 완성 시 3~5초 동안 정지 했다가 원위치한다.

**POINT**
- 몸이 흔들리거나 기울어져서는 안 된다. 기울어져서 운동을 하면 척추 교정 효과가 적거나 없다.
- 등, 허리, 허벅지가 동시에 강화되면서 엉덩이가 조여지는 느낌이 들어야 한다.

# DAY 13 팔 짚고 하체 들어올리기

## 1

척추 정렬을 바로잡고 양팔을 어깨너비로 벌려 상체를 들어올려 엎드린다.

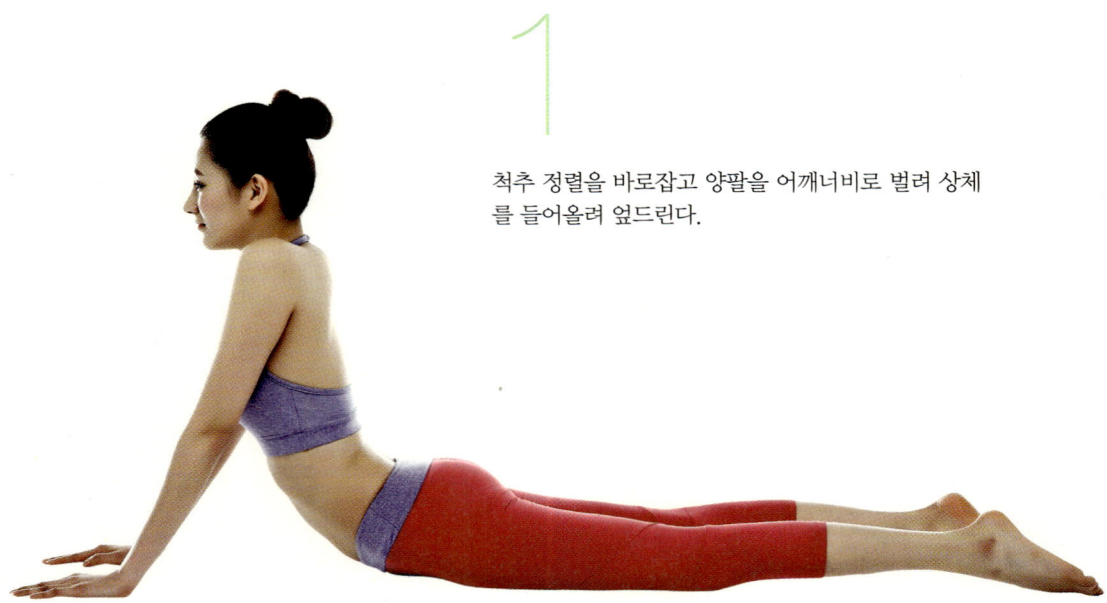

축 처져 튀어나온 아랫배의 늘어진 뱃살을 판판하게 펴준다.

1세트 10개, 30개(3세트)

## 2

배와 허벅지 부위까지 바닥에서 띄워질 정도로 힘차게 들어올려 준다. 5초 동안 균형을 유지하며 지탱한다.

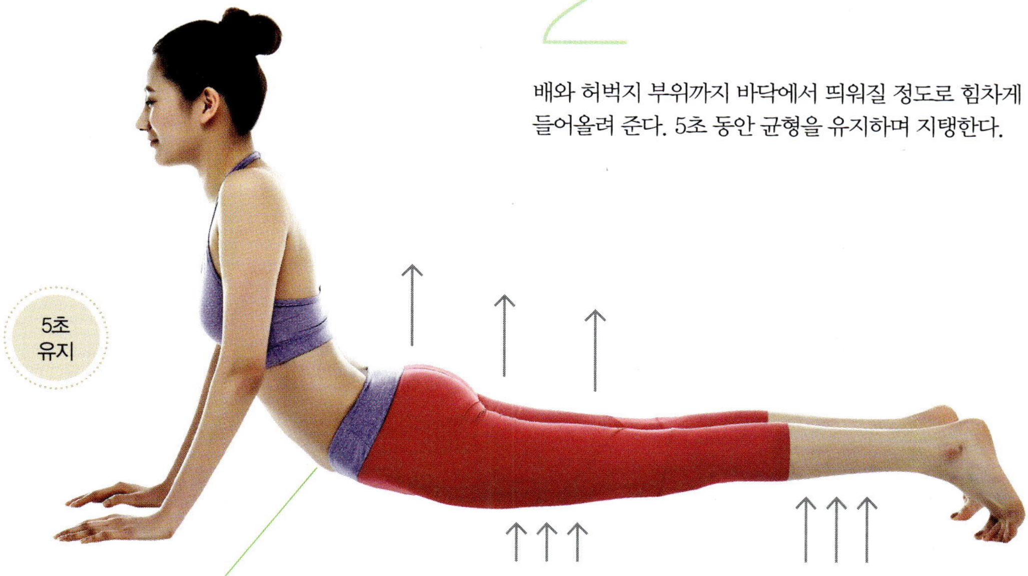

5초 유지

**POINT**
뒤로 튀어나온 굽은 등과 축 처진 아랫배가 판판하게 펴지는 것을 느껴야 한다.

# DAY 14

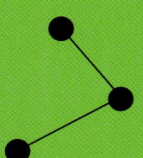

## 상하체 자세 교정, 골반 심부 코어 강화 운동 2

상하체의 코어 근육을 동시에 강화시켜 전신의 체형 균형과 신체 탄력을 더해준다. 목, 팔, 팔뚝, 겨드랑이, 어깨, 등, 골반, 허벅지 등 전신에 쌓인 군살과 노폐물을 탁월하게 제거시킨다.

**CONTENTS**
- 팔꿈치로 지탱해 다리 들기
- 무릎 꿇고 X자 상하체 들기
- A자 사이클
- 손 짚어 큰 T자 만들기

## 팔꿈치로 지탱해 다리 들기

### 1

척추의 정렬을 바로잡고 양 팔꿈치를 구부려 엎드린다. 팔꿈치로 지탱하면서 엉덩이와 허벅지를 들어올린다.

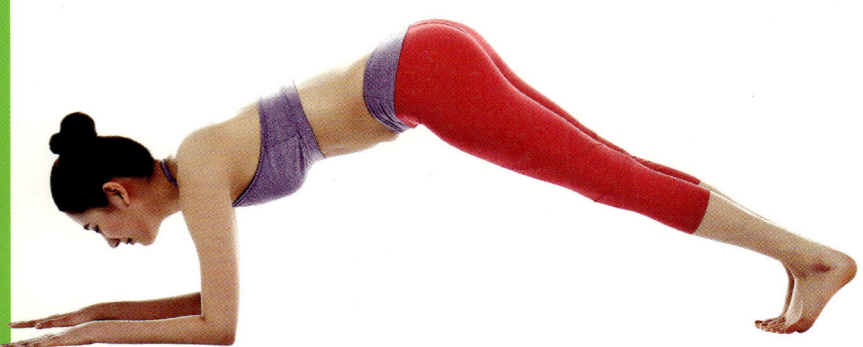

PART 02 14일 자세 교정 다이어트

처진 등을 곧게 교정시켜 주며 등, 복부, 엉덩이, 허벅지 군살을 제거해 탄력을 준다.

1세트 10개,
좌우 30개(3세트)

## 2

그 상태에서 왼쪽 다리를 위로 쭉 뻗어준다. 동작 완성 시 5초 동안 정지했다가 원위치한다. 다리 바꿔 똑같은 동작을 반복해준다.

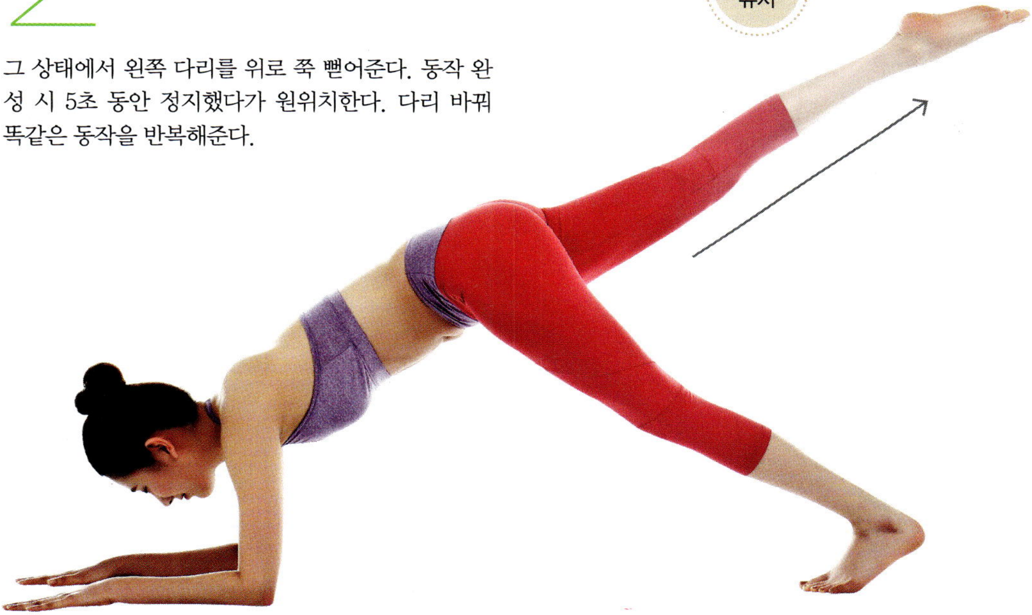

**POINT**
발끝을 펴준다.

5초
유지

**POINT**
- 흔들리지 않게 중심을 잡는다. 팔꿈치, 허리 등에 통증이 느껴지면 3초 이하로 지탱하거나 횟수를 줄인다.
- 복부와 엉덩이, 허벅지 부위가 탄탄해지는 것을 느껴야 한다.

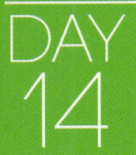

# 무릎 꿇고 X자 상하체 들기

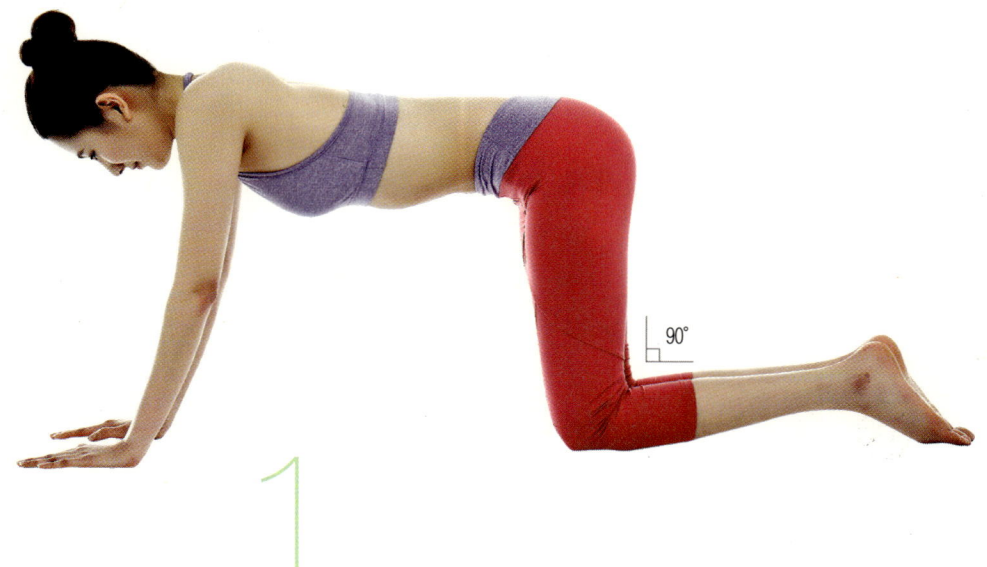

척추 정렬을 바로잡아 양팔과 양 무릎을 바닥에 대고 엎드린다. 이때 양손은 어깨너비로, 양발은 골반 넓이로 벌려준다.

척추 코어 근육(척추기립근)을 탄탄하게 강화하여 등 군살을 제거해 매력적인 등 라인을 만들어준다.

1세트 10개, 좌우 30개(3세트)

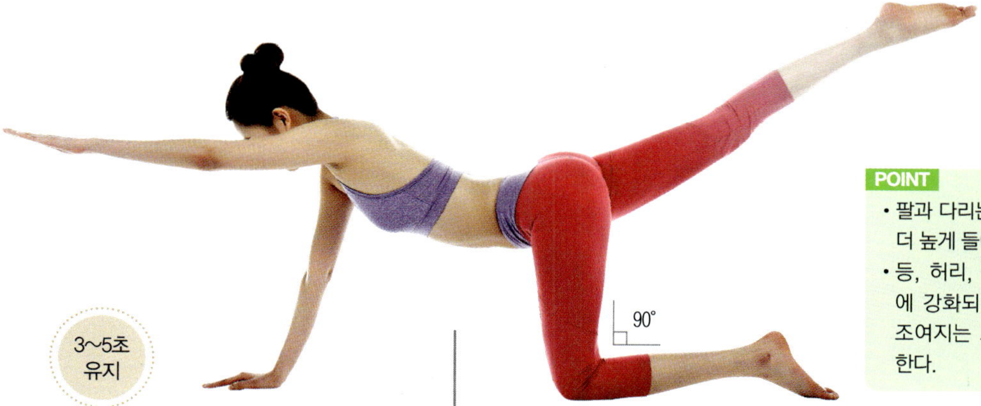

**POINT**
- 팔과 다리는 수평 또는 좀 더 높게 들어올린다.
- 등, 허리, 허벅지가 동시에 강화되면서 엉덩이가 조여지는 느낌이 들어야 한다.

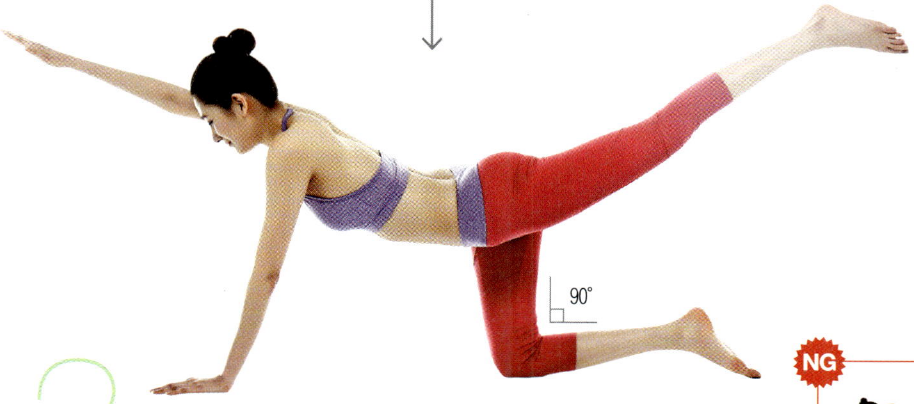

3~5초 유지

90°

## 2

그 상태에서 양팔과 양다리를 엇갈려 한쪽 팔과 한쪽 다리를 펴서 동시에 들어올려 준다. 동작 완성 시 3~5초 동안 정지했다가 다리와 손을 바꿔 똑같은 동작을 반복해준다.

**NG** 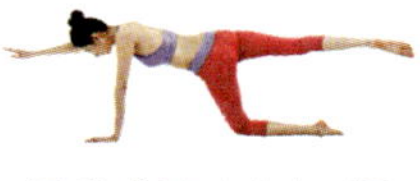
몸이 흔들리거나 기울어져서는 안 된다. 기울어져서 운동을 하면 척추 교정 효과가 적거나 없다.

# DAY 14

## A자 사이클

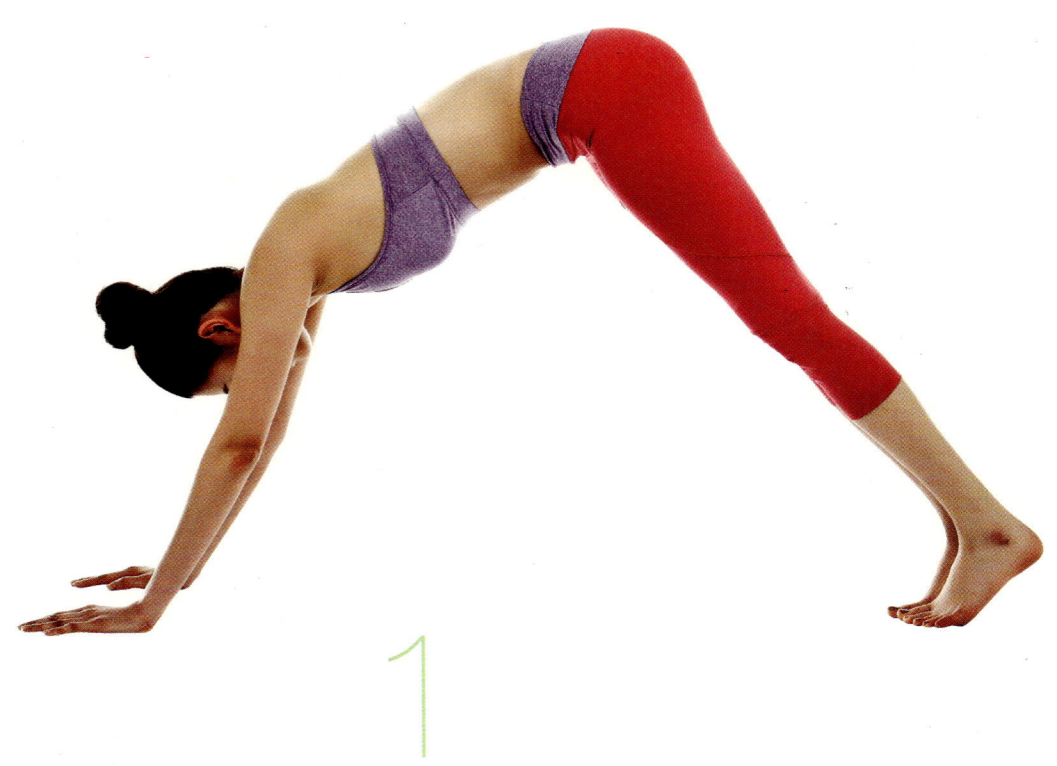

**1**

양손을 바닥에 짚고 엉덩이를
세워 A자 형으로 엎드린다.

처진 등을 곧게 교정시켜 주며 등, 복부, 엉덩이, 허벅지 군살을 제거해 탄력을 준다.

1세트 10개,
좌우 30개(3세트)

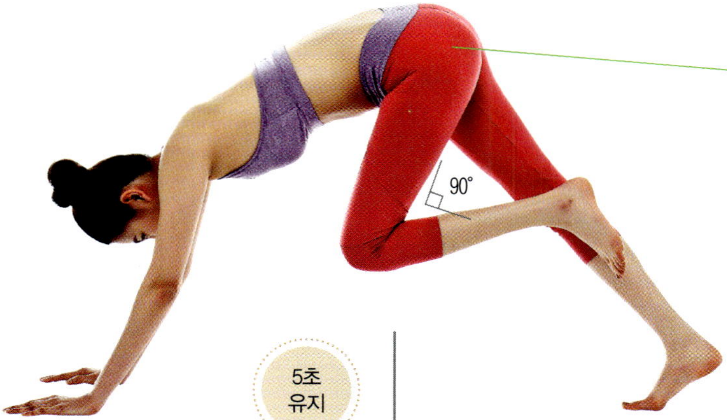

**POINT**
- 흔들리지 않아야 한다. 팔꿈치, 허리 등에 통증이 느껴지면 3초 이하로 지탱하거나 횟수를 줄인다.
- 복부와 엉덩이, 허벅지 부위가 탄탄해지는 것을 느껴야 한다.

5초 유지

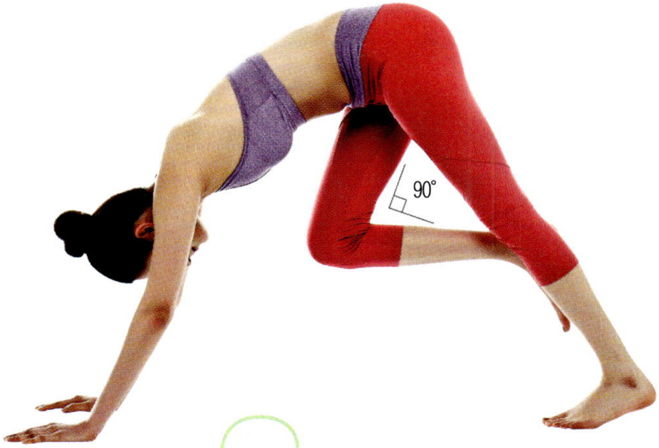

2

한쪽 무릎을 90도로 구부려 발을 땅에서 띄워 5초 동안 지탱한다. 다리 바꿔 똑같은 동작을 반복해준다.

**NG** 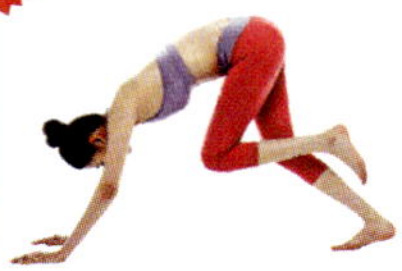
지탱하는 다리가 굽혀지거나 허리를 굽히면 운동 효과가 없다.

# DAY 14 손 짚어 큰 T자 만들기

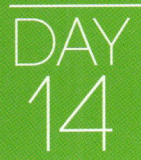

양손을 바닥에 짚고 엉덩이를 세워 A자 형으로 엎드린다.

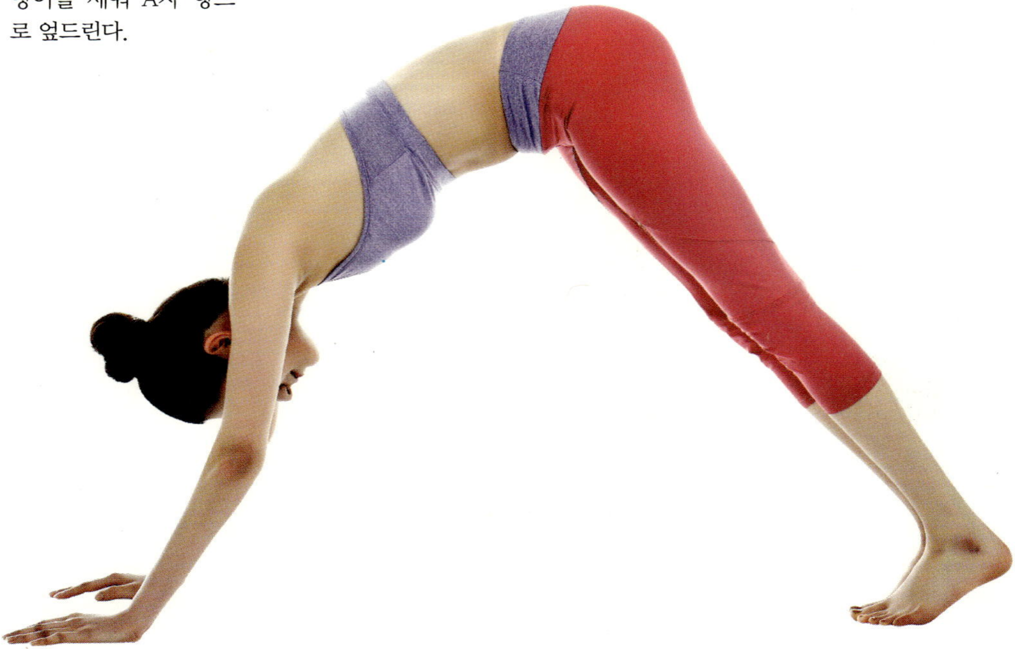

처진 등을 곧게 교정시켜 주며 등, 복부, 엉덩이, 허벅지 군살을 제거해 탄력을 준다.

1세트 10개,
좌우 30개(3세트)

## 2

왼쪽 다리를 뒤로 쭉 뻗어 세운 채 5초 동안 지탱한다. 다리 바꿔 똑같은 동작을 반복해준다.

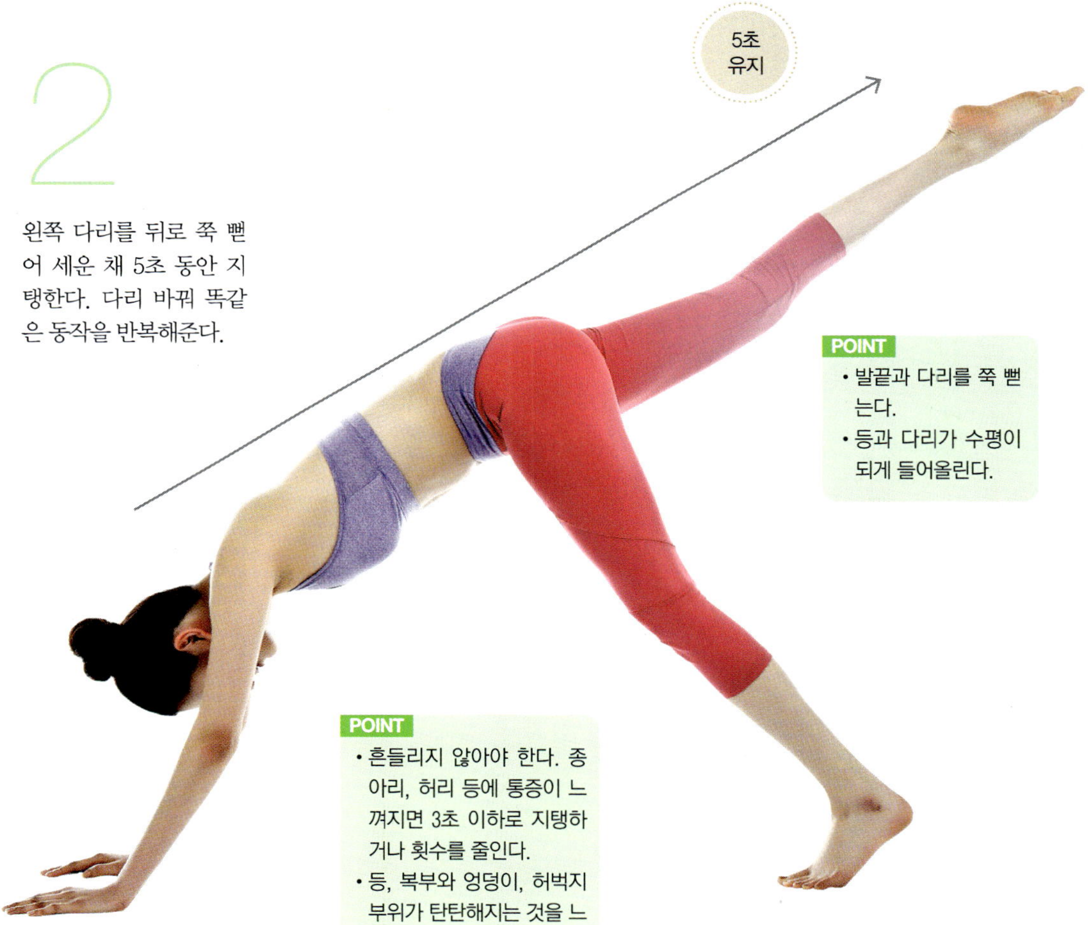

5초 유지

**POINT**
- 발끝과 다리를 쭉 뻗는다.
- 등과 다리가 수평이 되게 들어올린다.

**POINT**
- 흔들리지 않아야 한다. 종아리, 허리 등에 통증이 느껴지면 3초 이하로 지탱하거나 횟수를 줄인다.
- 등, 복부와 엉덩이, 허벅지 부위가 탄탄해지는 것을 느껴야 한다.

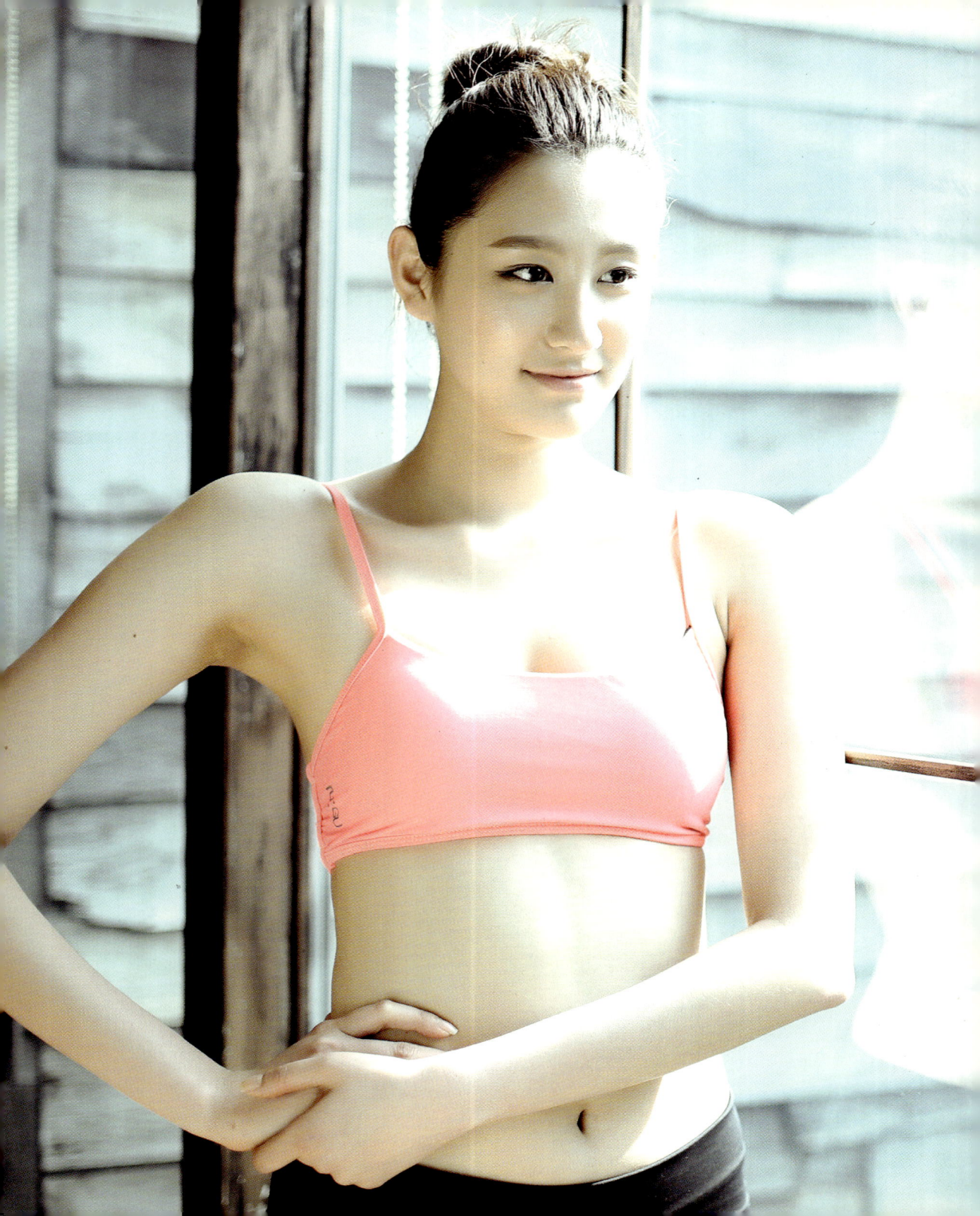

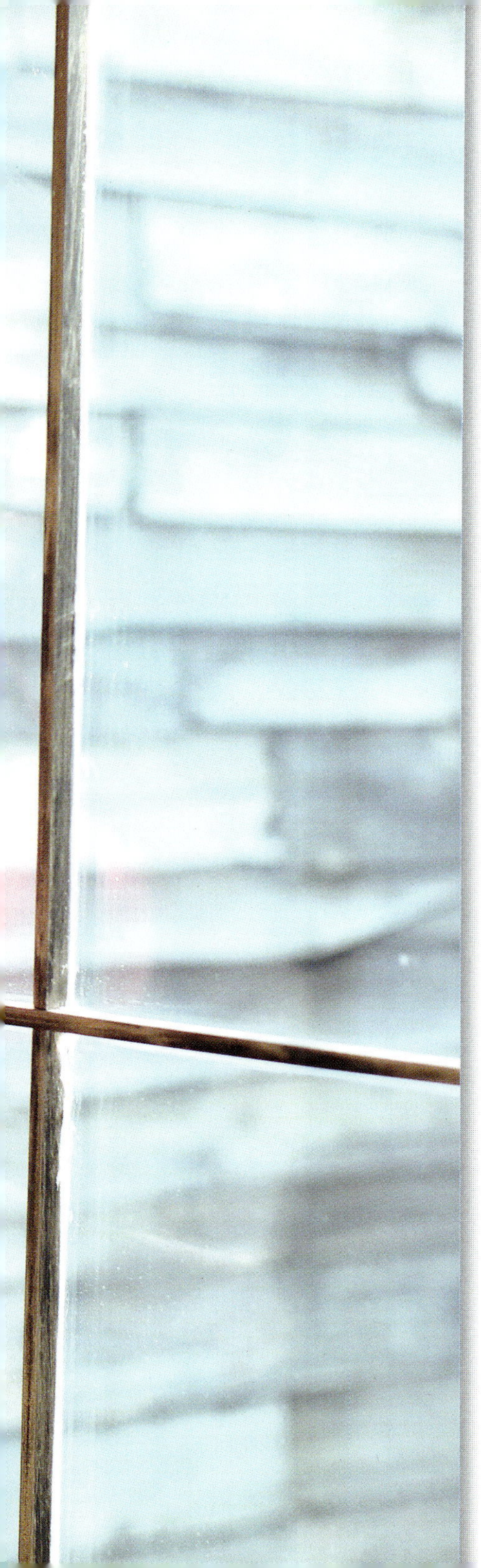

# PART 3
# 생활 속 자세 교정 다이어트

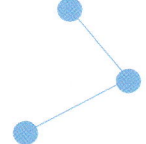

자세 교정 다이어트 운동은 사무실, 거실, 욕실에서도 충분히 할 수 있다. 오히려 거창하게 시간을 내서 운동을 하기보다 평소 생활하는 공간에서 틈틈이 자투리 시간을 활용하는 것이 운동 효과를 극대화시킬 수 있다.

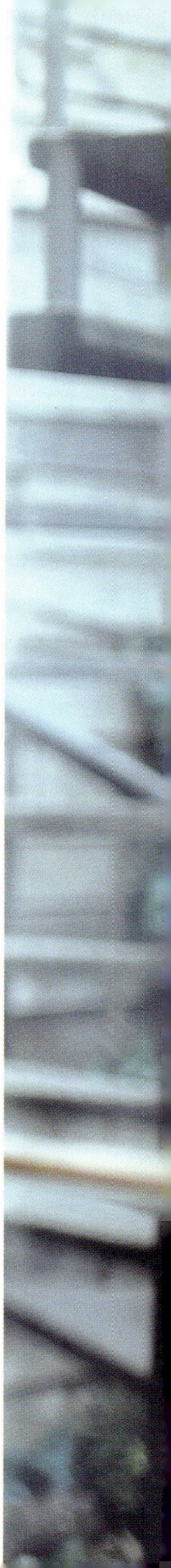

# LIFE 01 복사기 앞에서

## 벽 이용, 새우등 만들기

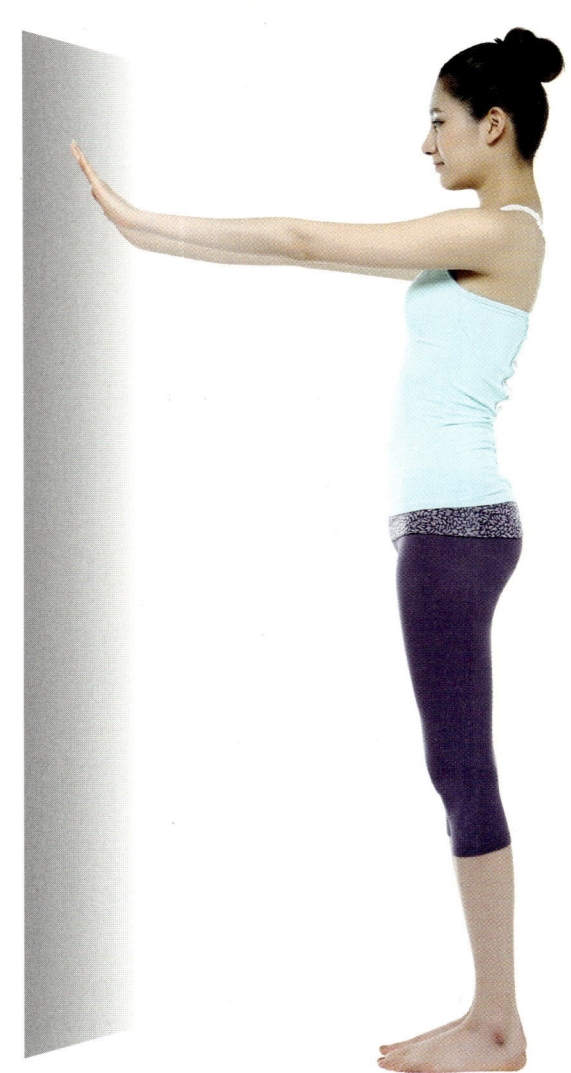

**1**

벽 앞에서 척추의 정렬을 바로잡아 골반 넓이로 다리를 벌리고 선다. 양손은 가볍게 벽에 댄다.

척추 마디마디를 유연하게 풀어줘 일자허리를 S라인 허리로 만들어준다.

HOW TO

1세트 10개, 20개(2세트)

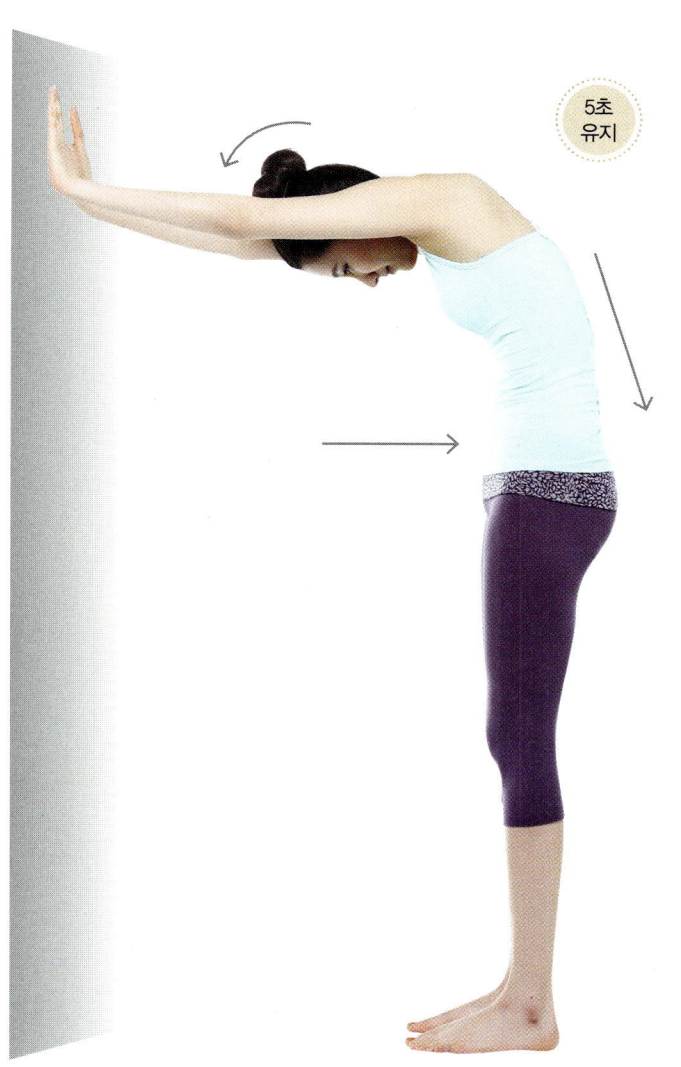

5초 유지

**POINT**
- 배를 최대한 안으로 쏙 집어넣는다.
- 뻣뻣한 등, 허리 근육이 펴지는 개운한 느낌을 5초 동안 느껴보자.

## 2

고개를 숙여 시선은 배를 보고 등을 볼록하게 최대한 들어 새우등처럼 튀어나오게 한다. 동작 완성 시 5초간 멈췄다가 원위치할 때는 허리를 아래로 누르며 목은 뒤로 젖혀 시선은 천장을 바라본다.

177

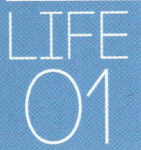
# 척추 펴 무릎 구부리기

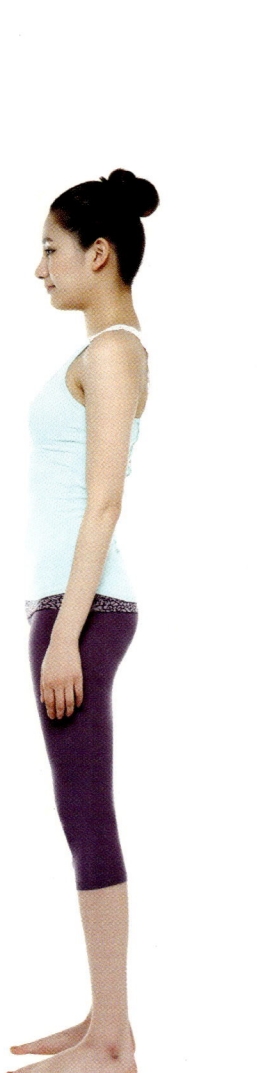

**1** 척추의 정렬을 바로 잡고 양발을 어깨너비로 벌리고 선다.

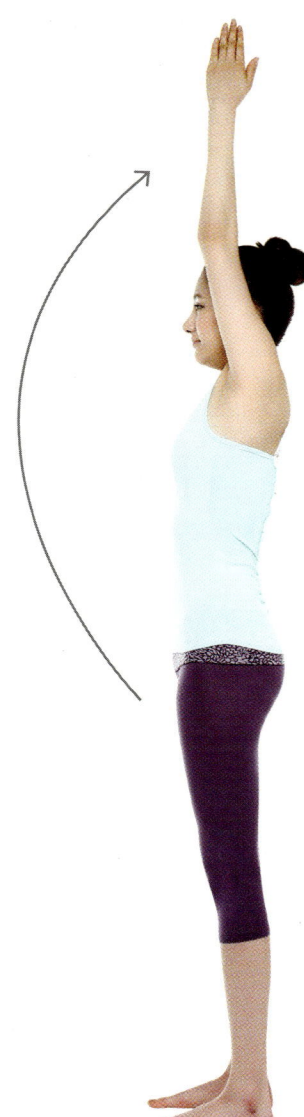

**2** 양손을 합장하듯 붙이고 팔을 쭉 펴 척추를 위로 들어올린다는 느낌으로 뻗어준다.

구부정한 자세 교정과 척추를 판판하게 펴주는 척추 교정 효과를 얻는다.

1세트 10개, 30개(3세트)

5초 유지

**POINT**
시신경은 목 근육과 연결되어 있어 시선을 뒤로 할수록 목과 등을 더 뒤로 젖힐 수 있다.

**POINT**
• 균형이 깨지지 않도록 중심을 잘 잡아야 한다.
• 구부러진 자세가 펴지면서 등, 허리와 허벅지 전체가 탄탄하게 강화되는 것을 느껴야 한다.

**응용 동작** ▼
팔을 앞쪽으로 들어올리면 운동 부위가 달라진다.

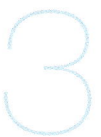

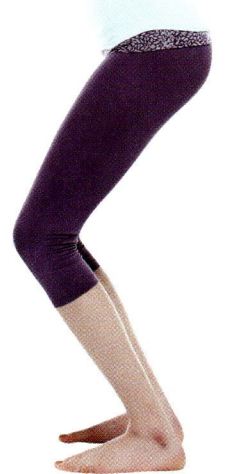

무릎을 구부리면서 최대한 목과 등을 뒤로 5초 동안 젖혀준다.

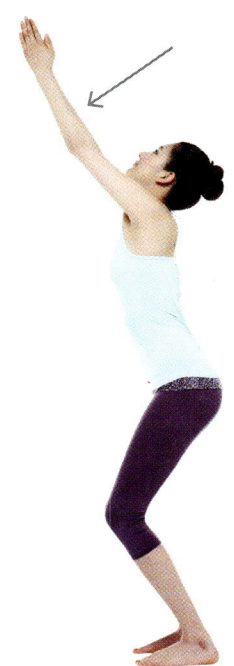

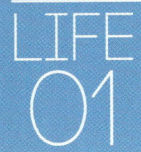

# 벽 짚고 양손으로 지탱하기

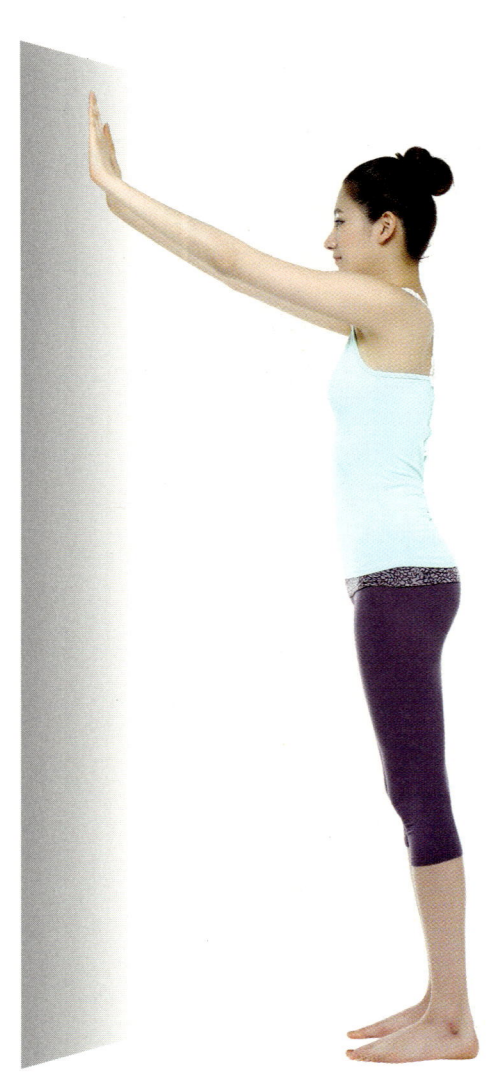

**1**

벽 앞에서 척추 정렬을 바로잡고 양발을 어깨너비로 벌리고 선다. 양손은 벽 위쪽에 댄다.

뒤로 불룩 튀어나온 굽은 등을 교정시켜 준다. 동시에 등 전체의 군살을 제거해주며 탄력 있는 등 라인을 만들어준다.

1세트 10개, 30개(3세트)

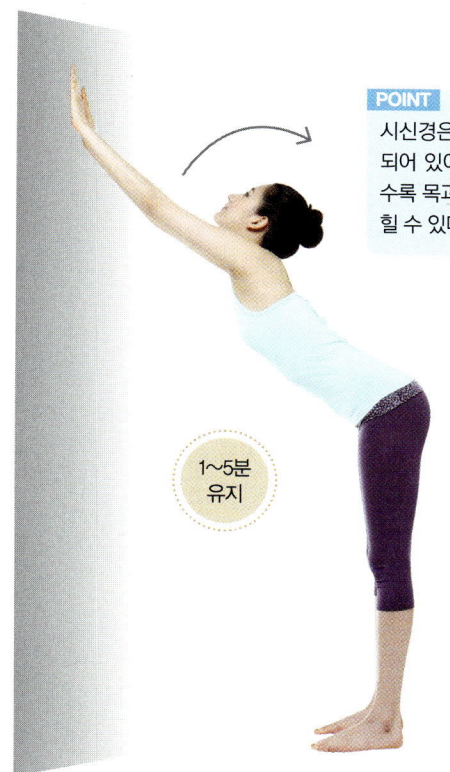

**POINT**
시신경은 목 근육과 연결되어 있어 시선을 뒤로 할수록 목과 등을 더 뒤로 젖힐 수 있다.

**POINT**
등 전체의 근육이 탄탄하게 강화되는 것을 느껴야 한다.

1~5분 유지

양손을 최대한 벽 위쪽으로 올리고 상체를 45도가량 숙인다. 그 상태에서 목을 젖혀 1~5분 동안 멈췄다가 원위치한다.

**응용 동작**
짐볼을 벽에 대고 굴리며 해도 된다.

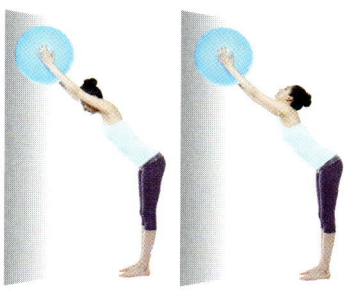

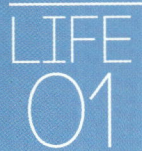

# 모서리 이용, 흉근 스트레칭

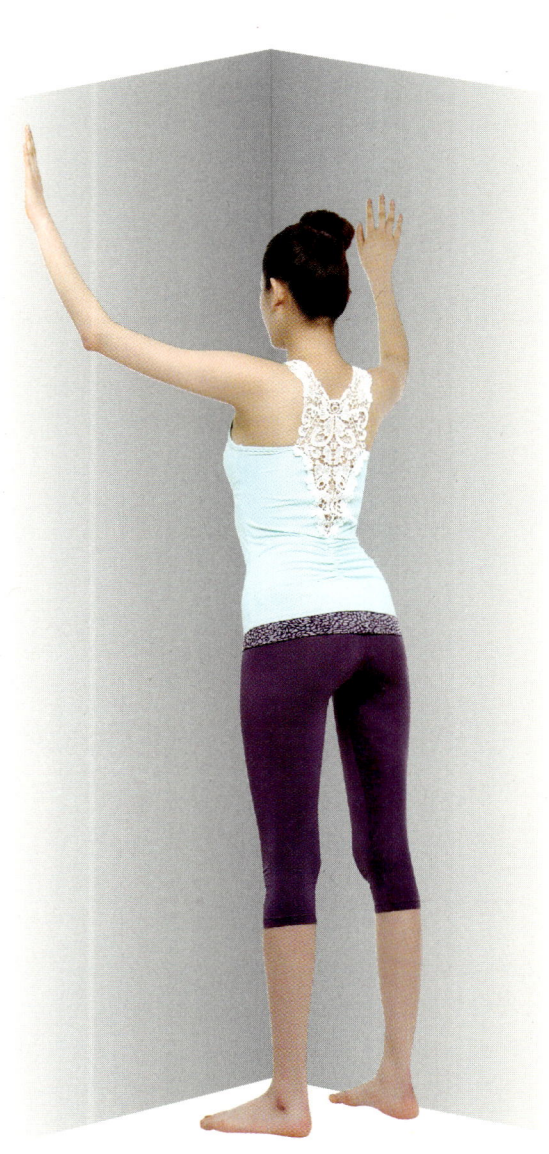

**1**

벽 모서리 앞에 척추 라인을 바르게 잡아 어깨너비로 양발을 벌리고 선다. 양손은 벽 위쪽에 댄다.

굽은 등과 굽은 어깨를 바르게 교정시켜 준다.

1세트 10개, 30개(3세트)

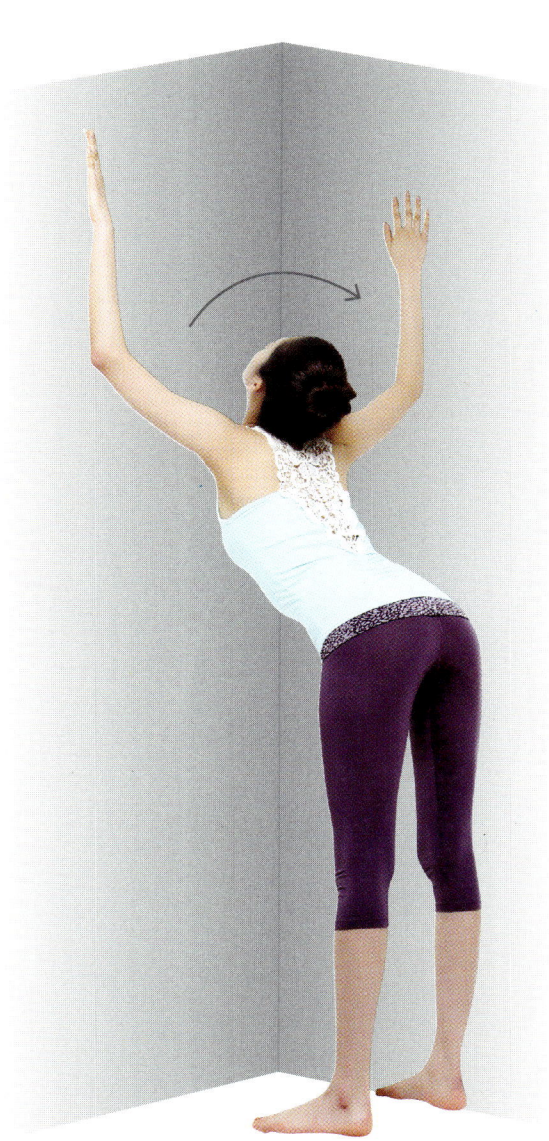

5초 유지

**POINT**
- 시신경은 목 근육과 연결되어 있어 시선을 뒤로 할수록 목을 더 젖힐 수 있게 된다.
- 거북목, 굽은 등과 굽은 어깨가 교정되면서 개운하게 펴지는 것을 느껴야 한다.

## 2

가슴과 상체가 앞의 모서리에 닿도록 지그시 앞으로 붙이려 한다. 동시에 목을 젖혀주며 시선은 최대한 뒤를 쳐다본다. 동작 완성 시 5초간 멈췄다 원위치한다.

# LIFE 02 사무실에서

## 팔 펴서 뒤로 젖히기

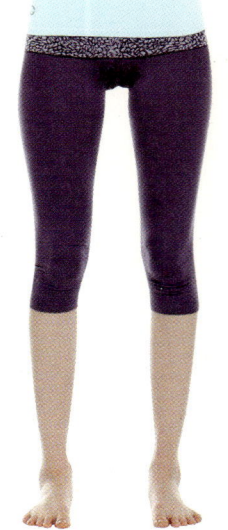

**1**

척추 정렬을 바로잡고 양발을 골반 넓이로 벌리고 선다. 양팔은 좌우로 어깨 높이까지 올린 다음 바닥과 수평으로 해 쭉 펴준다. 양손은 주먹을 쥐고 엄지손가락만 위로 올려준다.

구부정한 자세, 굽은 등을 곧고 반듯한 자세로 교정시킨다.

HOW TO

1세트 10개, 30개(3세트)

NG

목이 앞으로 빠져서는 안 된다, 팔만 젖혀줘야 한다.

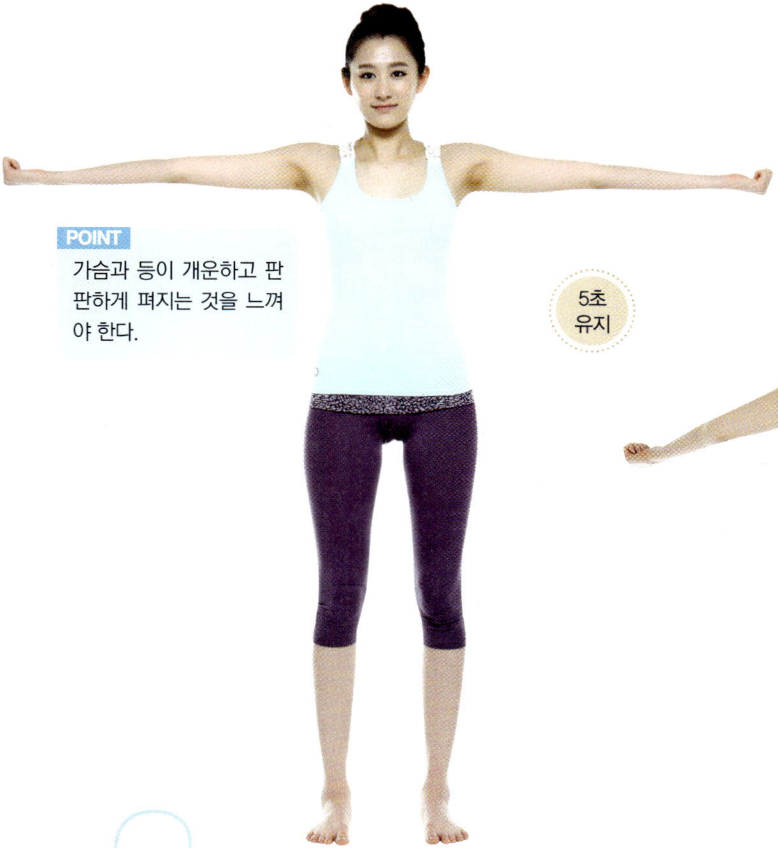

POINT

가슴과 등이 개운하고 판판하게 펴지는 것을 느껴야 한다.

5초 유지

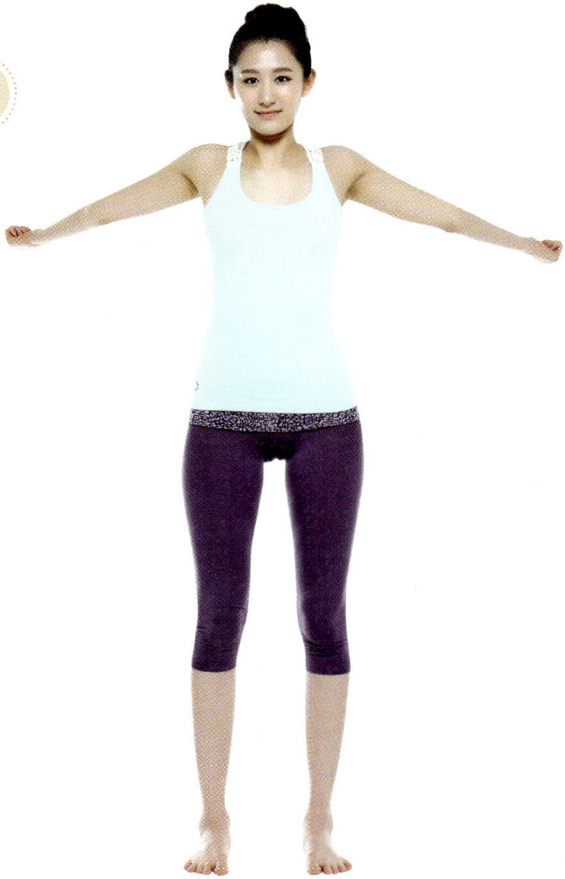

2

엄지손가락을 등 방향으로 해 팔까지 최대한 바깥쪽으로 돌려준다. 동작 완성 시 5초간 멈췄다가 원위치한다.

# LIFE 02 앉아서 골반 내리기

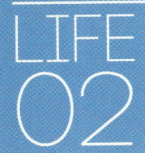

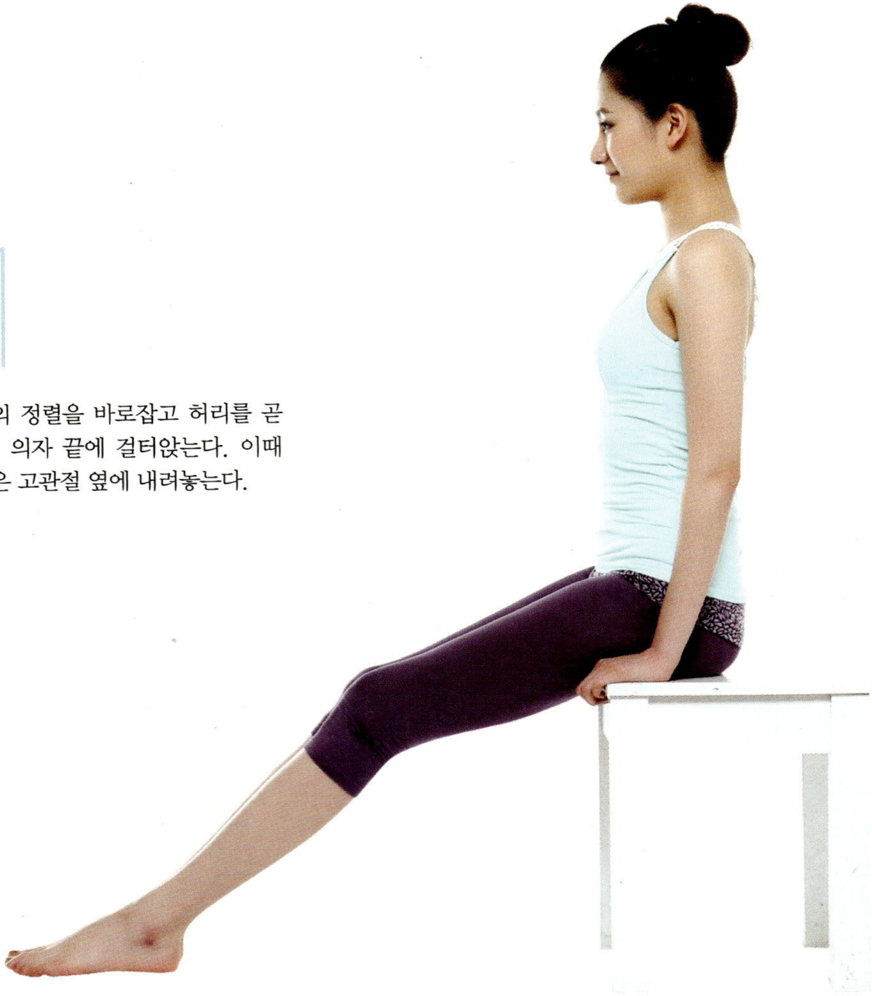

척추의 정렬을 바로잡고 허리를 곧게 펴 의자 끝에 걸터앉는다. 이때 양팔은 고관절 옆에 내려놓는다.

어깨, 팔, 팔뚝 라인을 탄력 있고 매끈하게 정돈해준다.

1세트 10개, 20개(2세트)

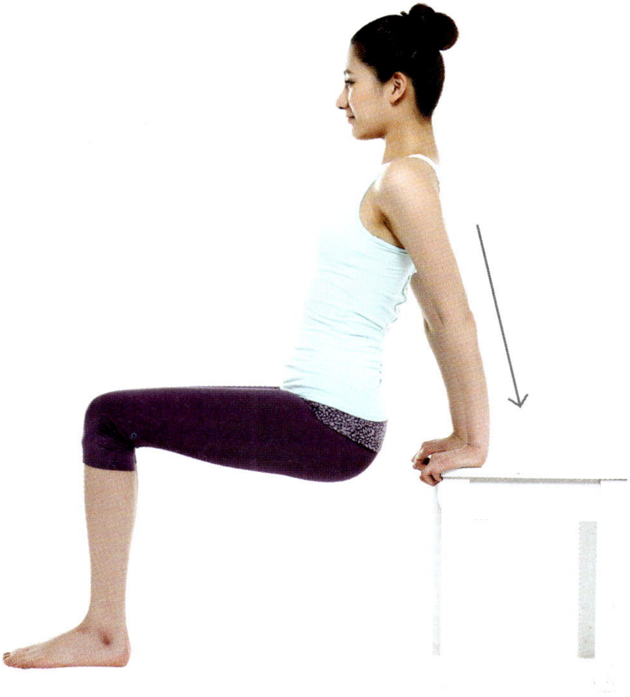

**POINT**
- 어깨, 팔, 복부 허벅지 전체의 근육이 탄탄하게 강화되는 것을 느껴야 한다.
- 몸이 흔들리지 않도록 균형을 잘 잡아야 한다.

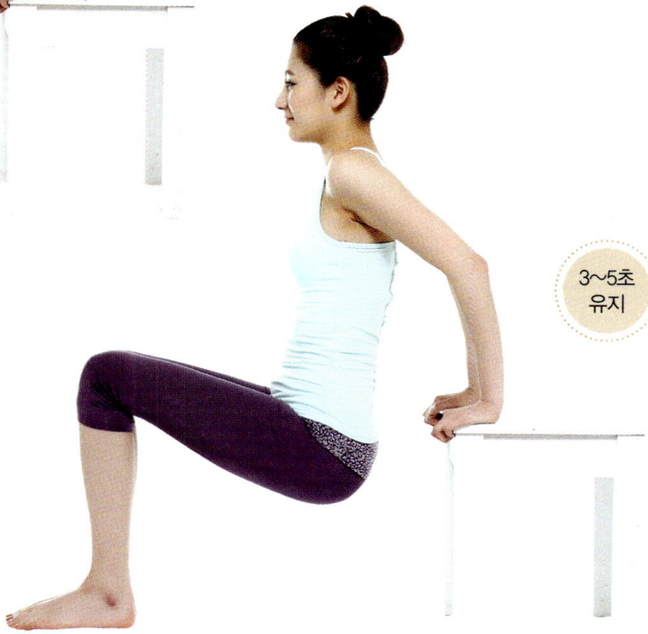

3~5초 유지

## 2

양손으로 의자 끝을 짚고 엉덩이를 빼 바닥으로 내린다. 동작 완성 시 3~5초간 멈췄다가 원위치한다.

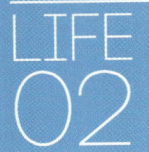

# 팔 짚고 상체 젖히기

## 1

양손을 어깨너비로 벌려 가슴 옆 바닥을 짚고 상체를 가볍게 지탱하여 엎드린다.

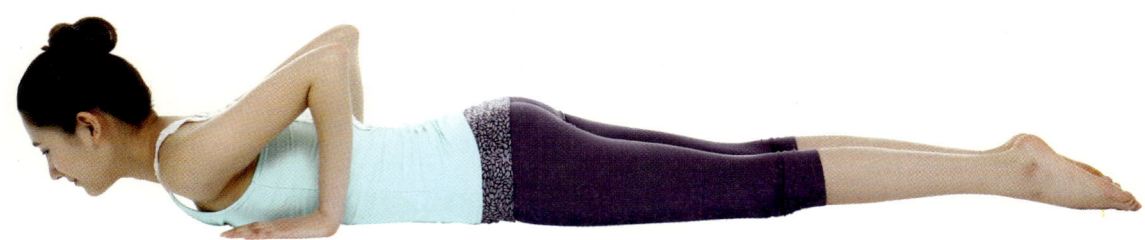

구부정하게 뒤로 튀어나온 굽은 등이 곧게 펴지면서
자세를 바르게 교정시켜 준다.

HOW TO

1세트 10개, 30개(3세트)

# 2

배가 바닥에서 들리도록 상체를 최대한 위로 들어올려 준다. 동시에 목을 뒤로 젖혀준다. 동작 완성 시 5~10초간 멈췄다 원위치한다.

5~10초
유지

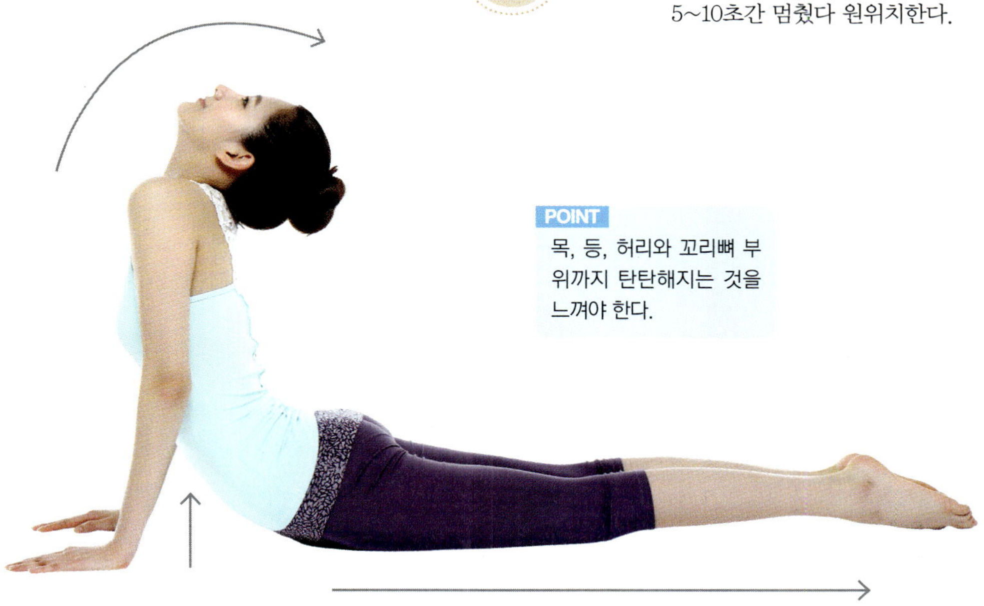

**POINT**
목, 등, 허리와 꼬리뼈 부위까지 탄탄해지는 것을 느껴야 한다.

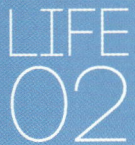

# 엎드려 상체 들어 버티기

## 1

척추의 정렬을 바로잡고 엎드린다. 양팔은 구부려 손바닥으로 바닥을 짚는다.

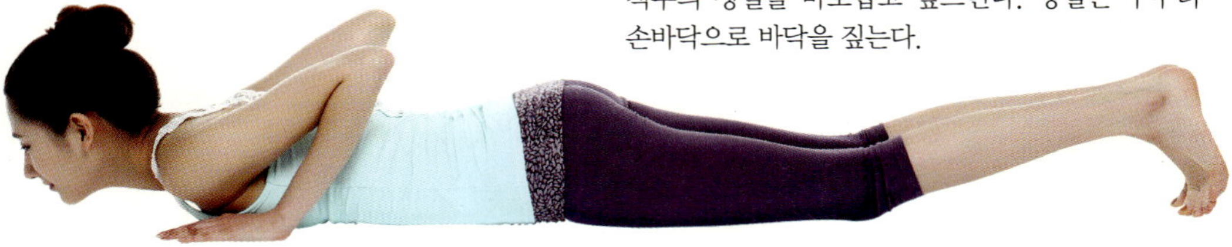

## 2

**5초 유지**

배와 허벅지가 바닥에 닿지 않도록 위로 힘차게 들어올린다. 하체와 상체를 일직선으로 만들고 5초 동안 상하체가 흔들리지 않도록 균형을 잡아 지탱한다.

**POINT**
- 복부와 엉덩이, 허벅지 부위가 탄탄해지는 것을 느껴야 한다.
- 흔들리지 않아야 한다. 팔꿈치, 허리 등에 통증이 느껴지면 3초 이하로 지탱하거나 횟수를 줄인다.

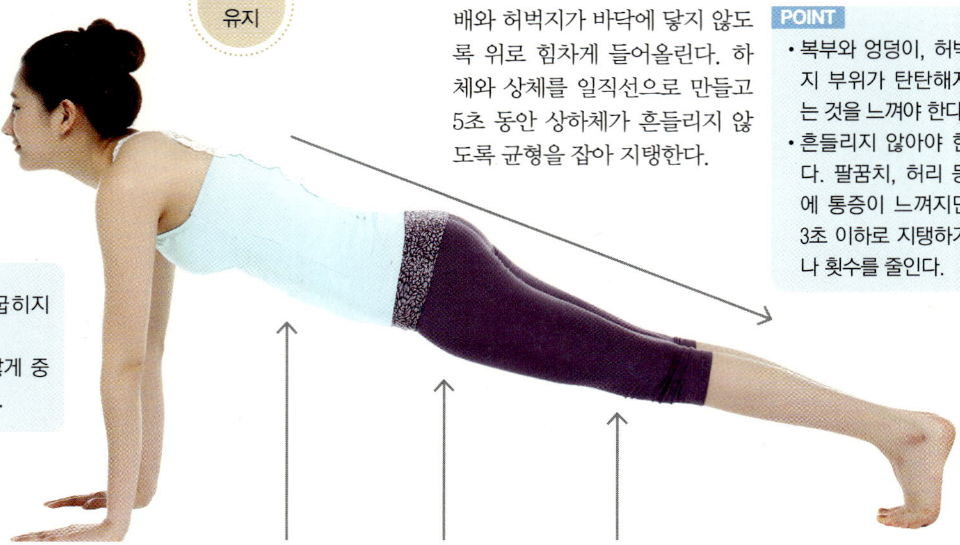

**POINT**
- 팔꿈치를 굽히지 않는다.
- 흔들리지 않게 중심을 잡는다.

처진 등을 곧게 교정시켜 주며 등, 복부, 엉덩이, 허벅지 군살을 제거해 탄력을 준다.

1세트 10개, 30개(3세트)

### 응용 동작

낮은 책장 등에 양손을 짚고 엎드려서 상체를 들어올려도 좋다.

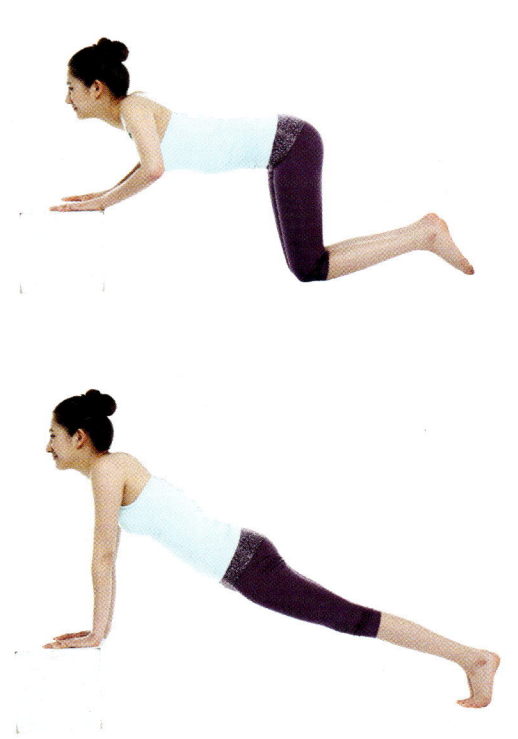

# LIFE 03 침대에서

## 무릎 꿇고 몸통 비틀기

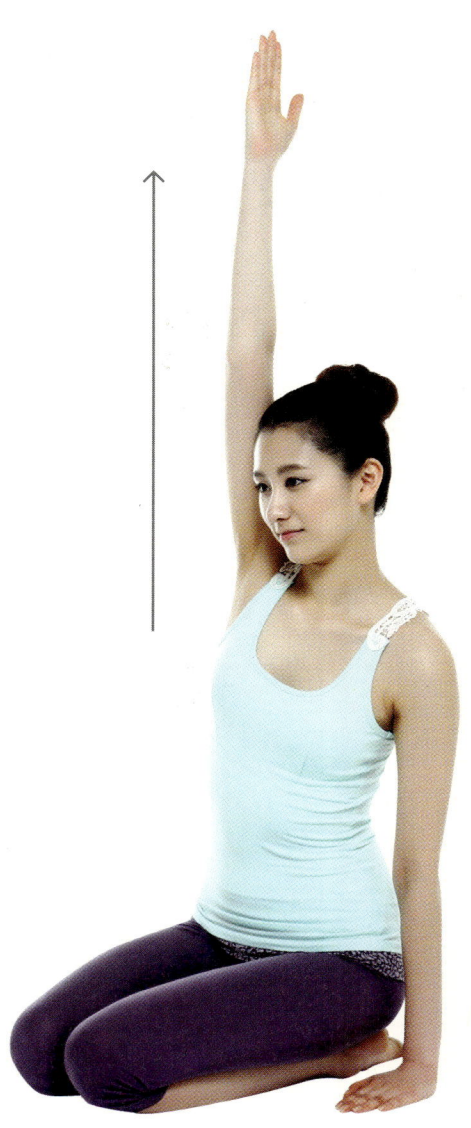

**1**

척추의 정렬을 바로잡아 상체를 곧게 펴 무릎을 꿇고 앉는다. 왼손은 왼쪽 고관절 옆에 놓고 동시에 오른팔을 곧게 위로 뻗어 척추를 늘려준다.

틀어지고 휘어진 척추를 곧게 교정시킨다.
동시에 뻣뻣한 등과 허리를 개운하게 풀어준다.

**HOW TO**

1세트 10개, 좌우 30개(3세트)

## 2

그대로 오른손을 왼쪽으로 기울여 왼손 위에 얹으면서 몸통을 왼쪽으로 비틀어주고 고개를 숙인다. 골반을 오른쪽으로 빼면서 척추 근육을 최대한 늘려준다. 동작 완성시 5~10초간 멈추었다가 원위치한다. 방향 바꿔 똑같은 동작을 반복해준다.

**POINT**
등과 허리 근육이 개운해지면서 판판하게 펴지는 것을 느껴야 한다.

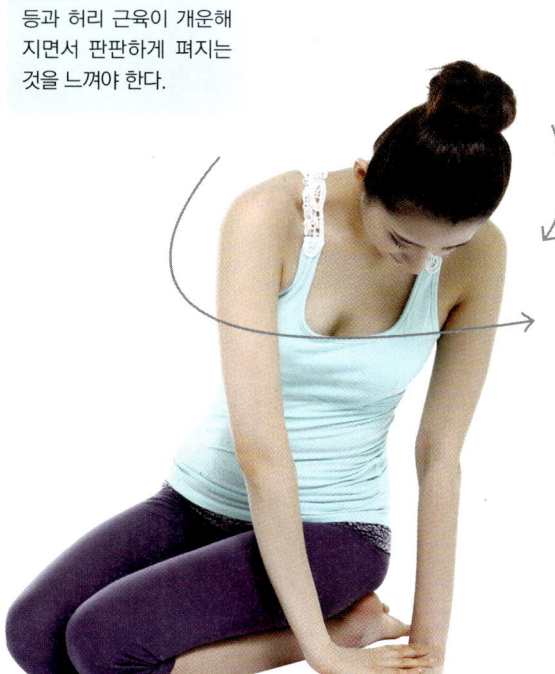

5~10초 유지

**응용 동작** ▼

골반을 발목 바깥 방향으로 빼주면 휘어진 척추와 뻣뻣한 척추기립근에 보다 강한 자극을 주어 확실한 척추 교정 효과를 얻게 된다.

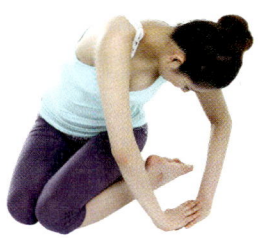

# LIFE 03 ㄱ자 허리 숙이기

**1**

오른쪽 다리는 앞으로 쭉 뻗어 주고 왼쪽 다리는 뒤로 접어 뒤꿈치가 엉덩이에 닿게 해 앉는다.

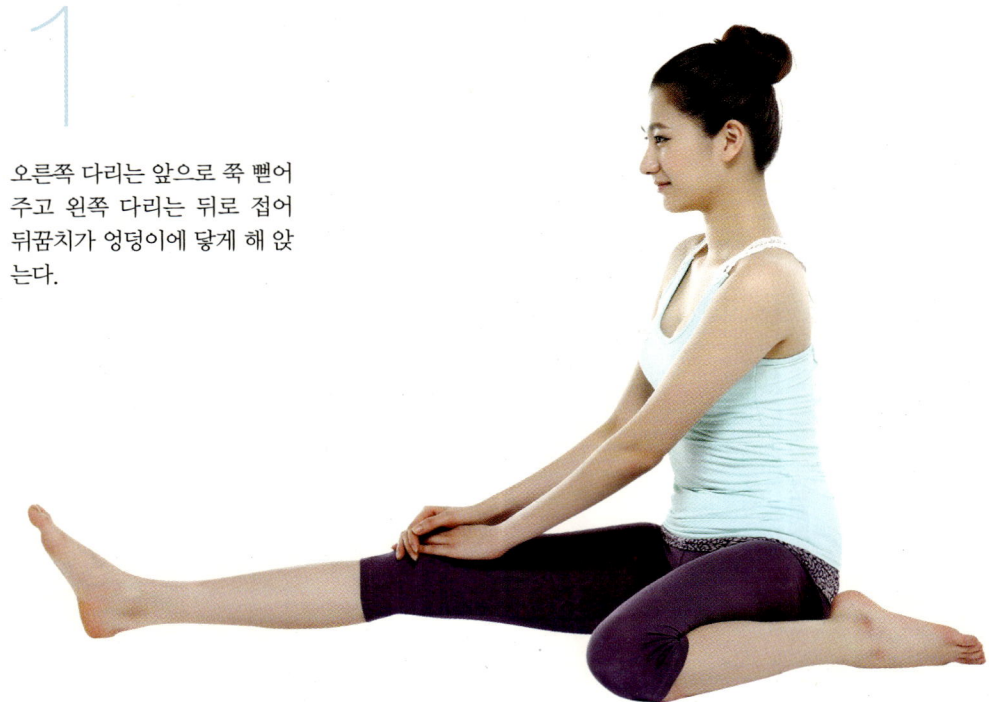

울퉁불퉁한 허벅지, 종아리 군살을 매끈하게 펴준다.

HOW TO

1세트 10개, 좌우 30개(3세트)

# 2

허리를 숙이고 두 팔을 쭉 뻗어 앞으로 뻗은 다리의 발끝에 댄다. 동작 완성 시 3초간 멈췄다가 원위치한다. 다리 바꿔 똑같은 동작을 반복해준다.

3초 유지

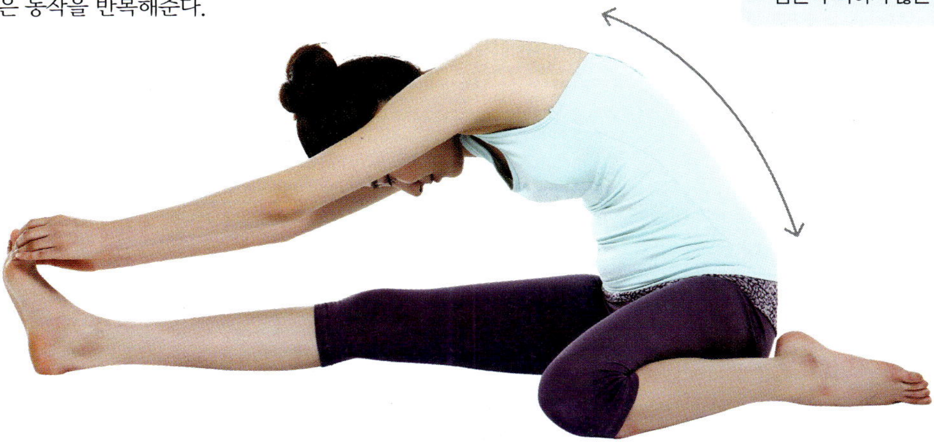

**POINT**
- 뻣뻣한 등과 허벅지, 종아리 전체가 판판하게 펴지며 개운해지는 느낌이 들어야 한다.
- 유연성이 좋지 않은 사람은 무리하지 않는다.

**응용 동작** ▼

발끝을 잡는 게 힘들다면 수건을 활용해도 좋다.

5초 유지

**POINT**
몸이 흔들리지 않게 중심을 잡는다.

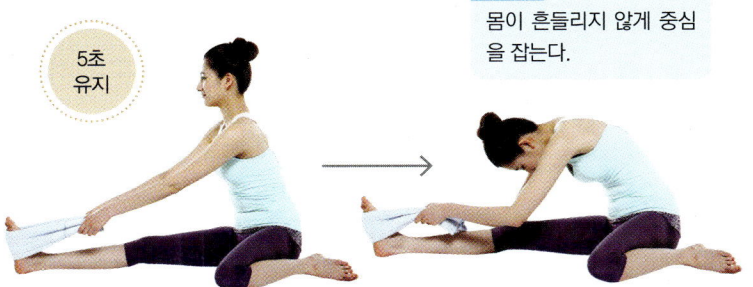

## LIFE 03 앞뒤 다리 굽혀 앉아 옆구리 펴주기

**1**

왼쪽 다리는 앞으로 90도로 접고 오른쪽 다리는 뒤로 90도로 접어 앉는다.

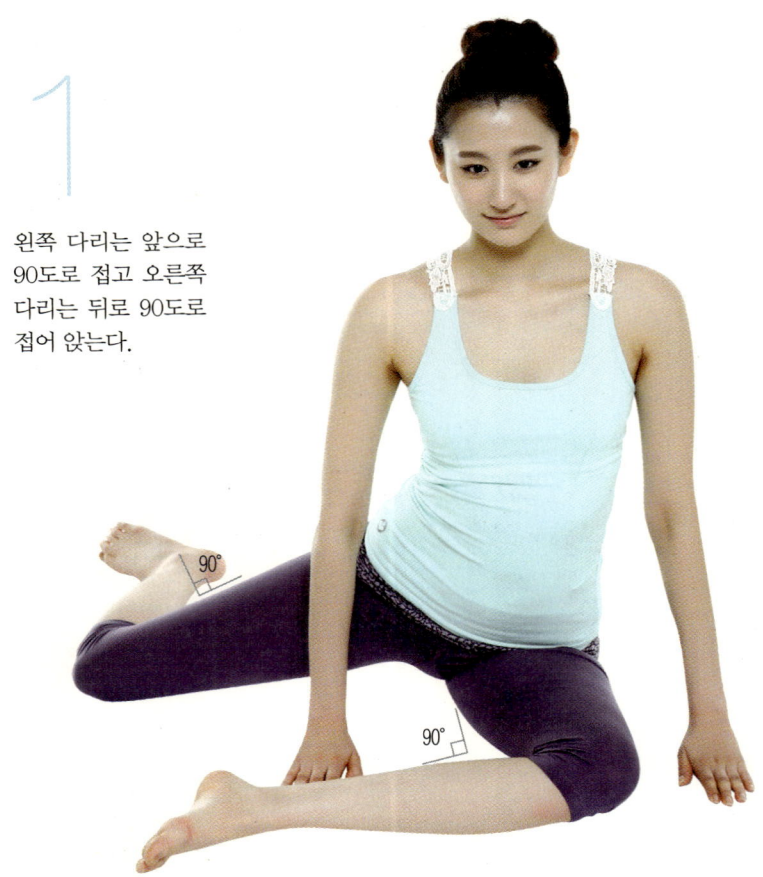

옆구리 근육을 판판하게 펴줘 옆구리 군살 제거 효과로 잘록한 허리 라인을 만들어준다.

1세트 10개, 좌우 30개(3세트)

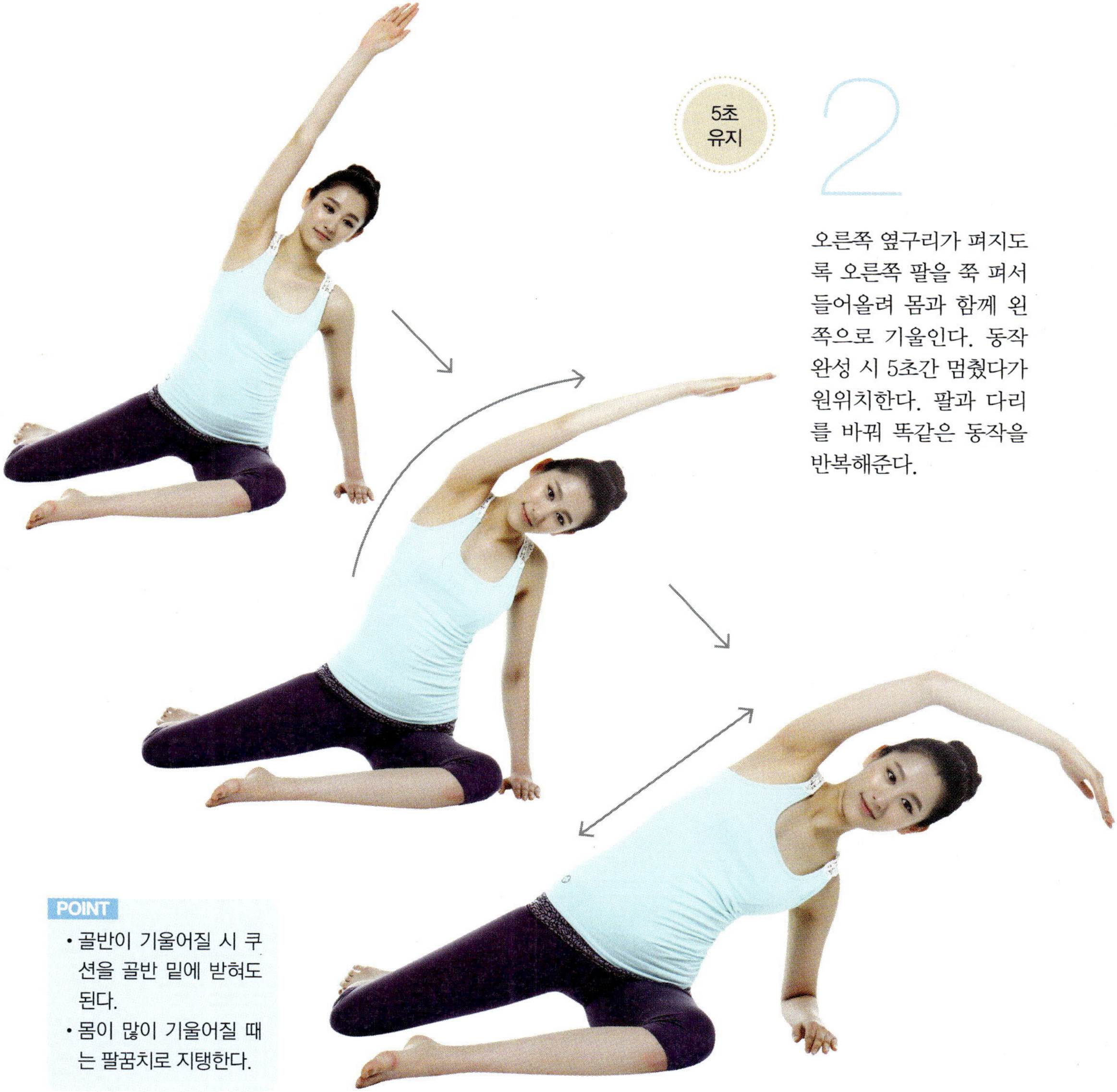

## 2

5초 유지

오른쪽 옆구리가 펴지도록 오른쪽 팔을 쭉 펴서 들어올려 몸과 함께 왼쪽으로 기울인다. 동작 완성 시 5초간 멈췄다가 원위치한다. 팔과 다리를 바꿔 똑같은 동작을 반복해준다.

**POINT**
- 골반이 기울어질 시 쿠션을 골반 밑에 받혀도 된다.
- 몸이 많이 기울어질 때는 팔꿈치로 지탱한다.

# LIFE 04 거실에서

## 슈퍼맨 상체 들기

**1**

척추의 정렬을 바로잡아 엎드린 다음 양손을 엉덩이 옆 바닥에 댄다. 이때 손바닥이 아래로 향해야 한다.

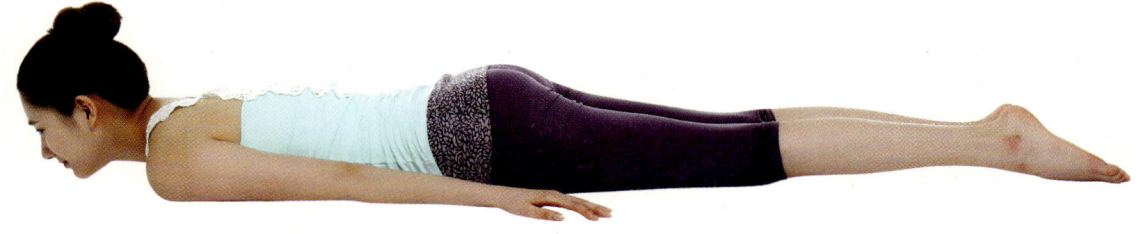

등과 목을 판판하게 강화시켜 주고 구부정한 등과 거북목이 안으로 쏙 들어가도록 해준다.

1세트 10개, 20개(2세트)

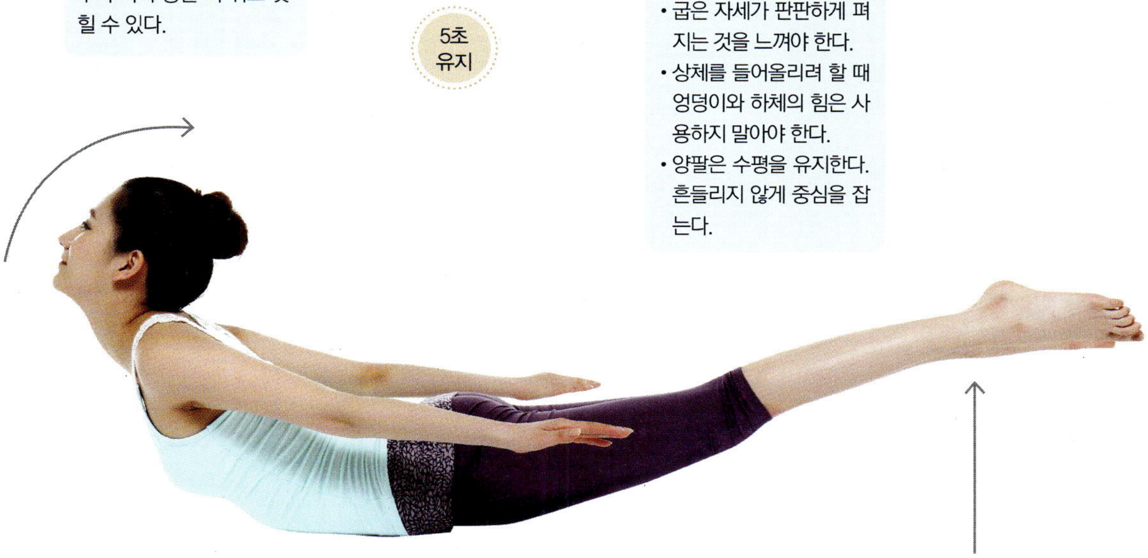

**POINT**
시신경은 목 근육과 연결되어 있어 시선을 뒤로 할수록 목과 등을 더 뒤로 젖힐 수 있다.

5초 유지

**POINT**
- 굽은 자세가 판판하게 펴지는 것을 느껴야 한다.
- 상체를 들어올리려 할 때 엉덩이와 하체의 힘은 사용하지 말아야 한다.
- 양팔은 수평을 유지한다. 흔들리지 않게 중심을 잡는다.

## 2

상체의 힘만으로 최대한 팔과 상체를 들어올린다.
5초간 유지했다가 원위치한다.

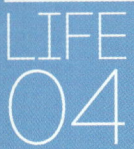

# 상하체 동시 들기,
# 상하체 X자 엇갈려 들기 연속 운동

**POINT**
시신경은 목 근육과 연결되어 있어 시선을 뒤로 할수록 목과 등을 더 뒤로 젖힐 수 있다.

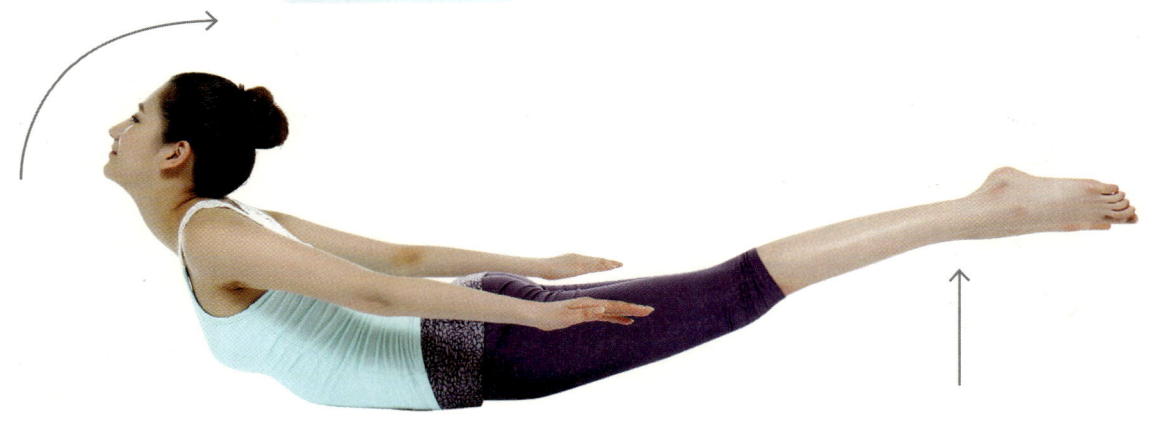

1

척추 정렬을 바로잡고 양팔을 바닥에 대고 엎드린다. 이때 손바닥을 아래로 향하게 한다. 양팔과 양다리를 힘차게 위로 들어올려 준다.

척추 코어 근육(척추기립근)을 탄탄하게 강화하여
등 군살을 제거해 매력적인 등 라인을 만들어준다.

1세트 10개, 좌우 30개 (3세트)

**POINT**
- 손끝과 발끝은 펴준다.
- 시선은 정면을 바라본다.
- 흔들리지 않게 중심을 잡는다.

5초 유지

## 2

오른팔과 왼쪽 다리는 그대로 들고 있고 다른 쪽은 바닥에 내려놓는다. 동작 완성 시 5초 정도 멈췄다가 다리와 팔을 바꿔 똑같은 동작을 반복해준다.

**POINT**
- 몸이 흔들리거나 기울어져서는 안 된다. 기울어져서 운동을 하면 척추 교정 효과가 적거나 없다.
- 등과 엉덩이가 탄탄하게 강화되는 것을 느껴야 한다.

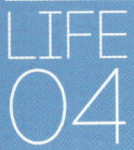
# 팔 짚어 A자 만들기

**1**

척추의 정렬을 바로잡고 상체를 곧게 세워 무릎을 꿇고 앉는다.

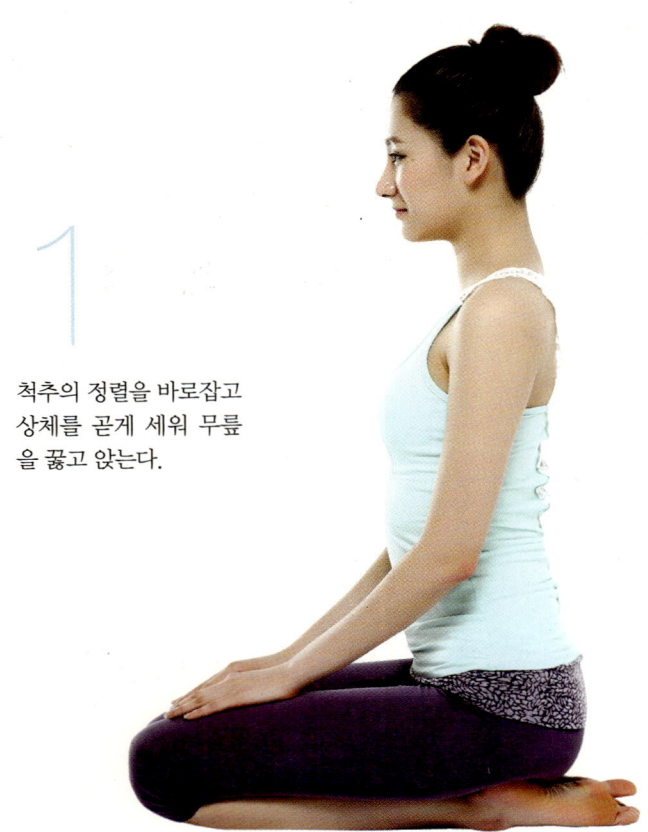

처진 등을 곧게 교정시켜 주며 등, 복부, 엉덩이,
허벅지 군살을 제거해 탄력을 준다.

**1세트 10개, 30개(3세트)**

**POINT**
- 등, 복부와 엉덩이, 허벅지 부위가 탄탄해지는 것을 느껴야 한다.
- 흔들리지 않아야 한다.
- 종아리, 허리 등에 통증이 느껴지면 3초 이하로 지탱하거나 횟수를 줄인다.

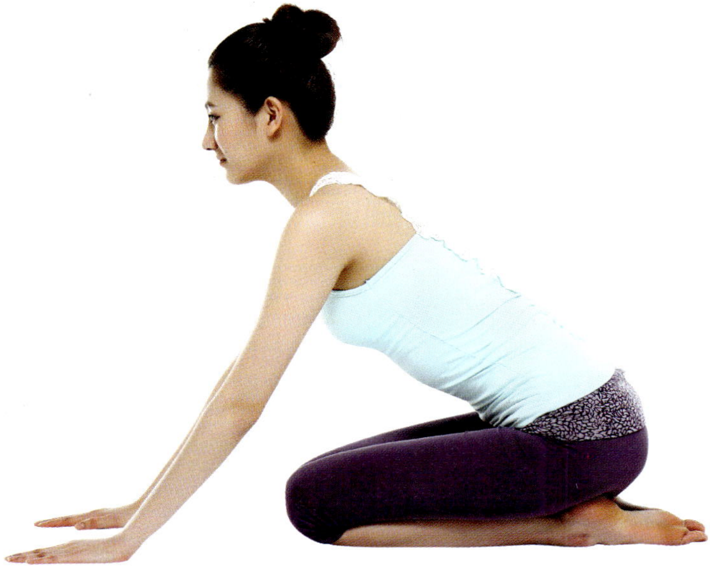

## 2
양손으로 무릎 앞쪽 바닥을 짚는다.

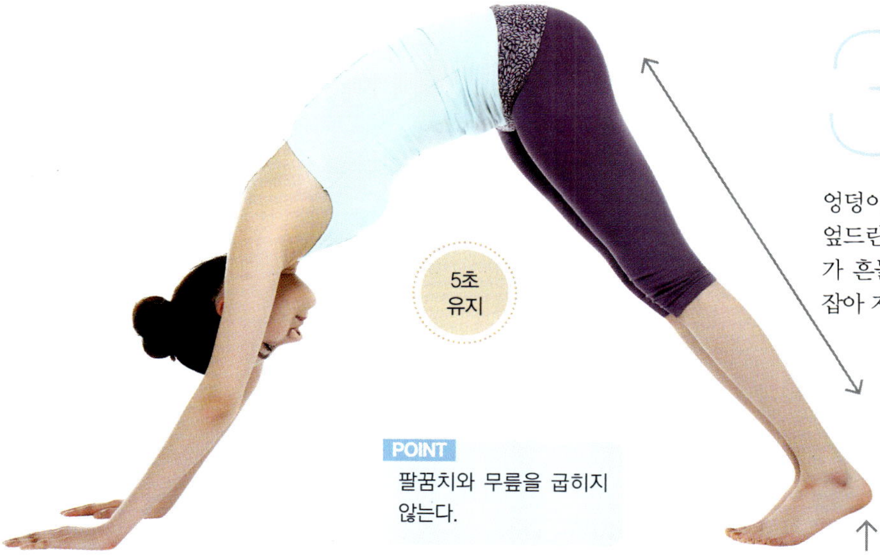

## 3
엉덩이를 세워 A자 형으로 엎드린다. 5초 동안 상하체가 흔들리지 않도록 균형을 잡아 지탱한다.

5초 유지

**POINT**
팔꿈치와 무릎을 굽히지 않는다.

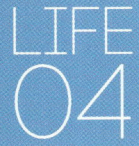

# 골반 굴리기

## 1

다리를 세우고 앉아서 양팔로 무릎 아래를 감싸 깍지를 낀다. 목을 당겨 몸을 둥글게 만든다.

아랫배가 돌출된 요추전만 상태에서의 긴장된 척추기립근과 대둔근을 풀어준다.

1세트 10개, 30개(3세트)

**POINT**
- 발끝을 펴준다.
- 아랫배, 하복근이 수축 되는 것을 느껴야 한다.

1초 유지

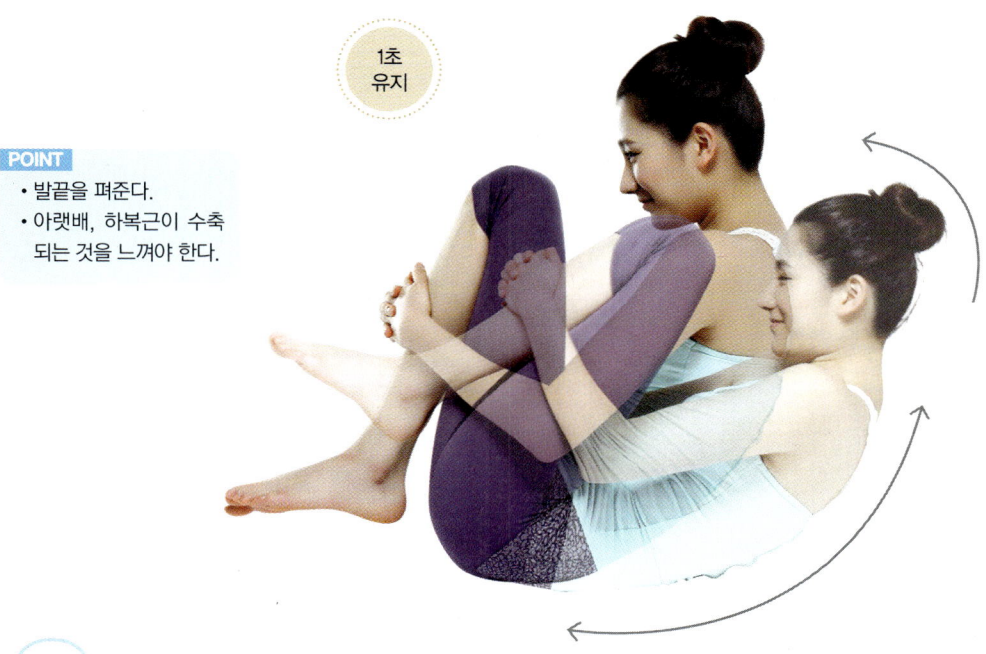

## 2

몸을 뒤로 굴려 골반으로 균형을 잡고 다리를 든다. 1초 동안 멈췄다가 원위치한다.

# LIFE 05
## 욕실에서

## 목 뒤로 젖히기

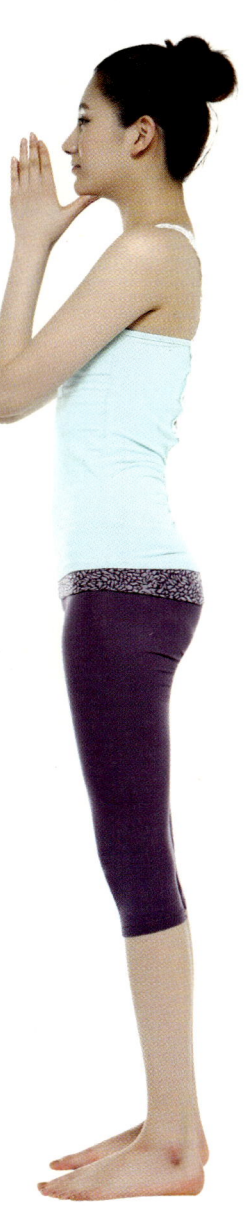

**1**

양발을 어깨너비로 벌리고 바른 자세로 선다. 양손을 모아 엄지손가락을 턱 중앙에 갖다 댄다.

목 뒤 근육을 자극하고 축 늘어진 목주름을 판판하게 펴 앞으로 튀어나온 거북목을 교정시켜 준다.

1세트 10개, 20개(2세트)

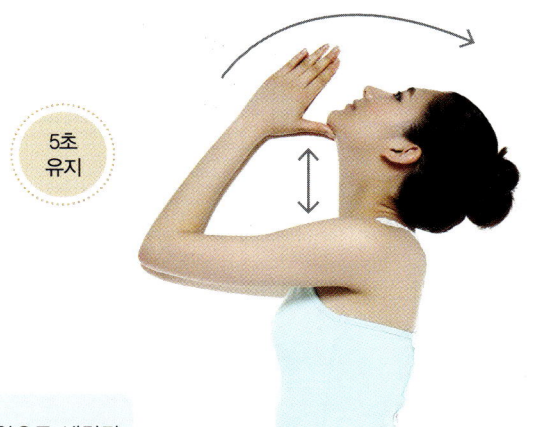

5초 유지

**POINT**
시신경은 목 근육과 연결되어 있어 시선을 뒤로 할수록 목과 등을 더 뒤로 젖힐 수 있다.

**POINT**
아랫배를 앞으로 내밀지 않는다.

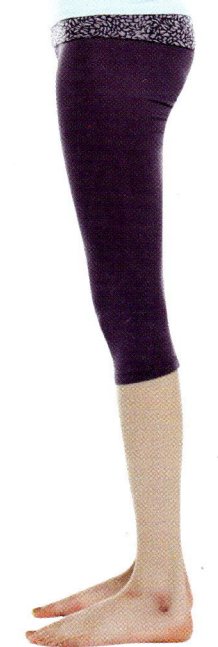

## 2

턱을 들어올리면서 목을 최대한 뒤로 젖힌다. 이때 시선은 뒤쪽을 쳐다본다. 동작 완성 시 5초간 멈췄다가 원위치한다.

**POINT**
목 앞이 개운해지면서 목 주름이 펴지는 것을 느껴야 한다.

207

# LIFE 05 목 사선 젖히기

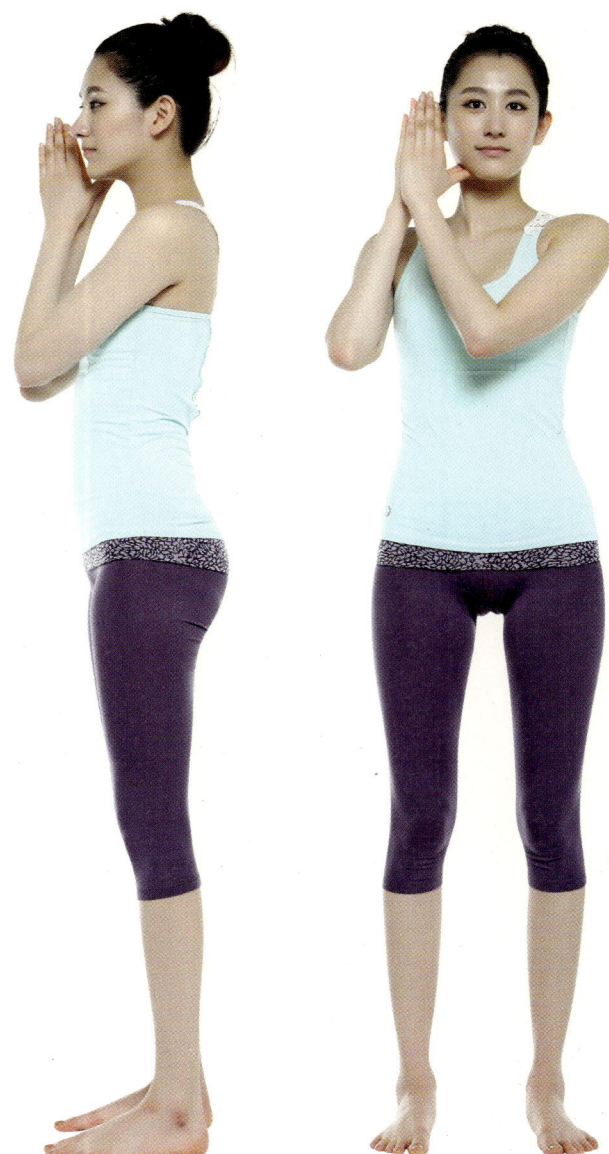

**1**

양발은 어깨너비로 벌리고 바른 자세로 선다. 양손을 모아 엄지손가락을 턱의 오른쪽 끝에 갖다 댄다.

목 뒤 근육을 자극하고 축 늘어진 목주름을 판판하게 펴, 앞으로 튀어나온 거북목을 교정시켜 준다.

1세트 10개,
좌우 20개(2세트)

**POINT**
목 앞이 개운해지면서 목 주름이 펴지는 것을 느껴야 한다.

5초 유지

**POINT**
시신경은 목 근육과 연결되어 있어 시선을 뒤로 할수록 목과 등을 더 뒤로 젖힐 수 있다.

**POINT**
아랫배를 앞으로 내밀지 않는다.

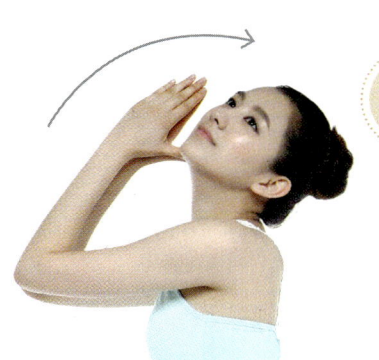
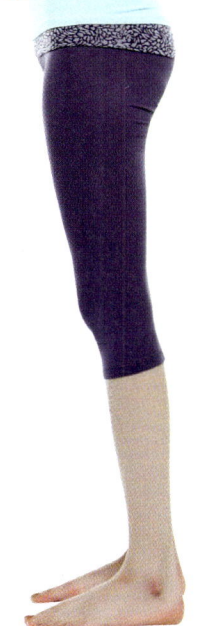

## 2

턱을 들어올리면서 45도 각도로 최대한 뒤로 젖힌다. 이때 시선은 뒤쪽을 쳐다본다. 동작 완성 시 5초간 멈췄다가 원위치한다.
턱의 왼쪽 끝에 엄지손가락을 대고 똑같은 동작을 반복해준다.

# LIFE 05 앞뒤로 다리 벌려 만세

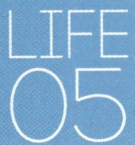

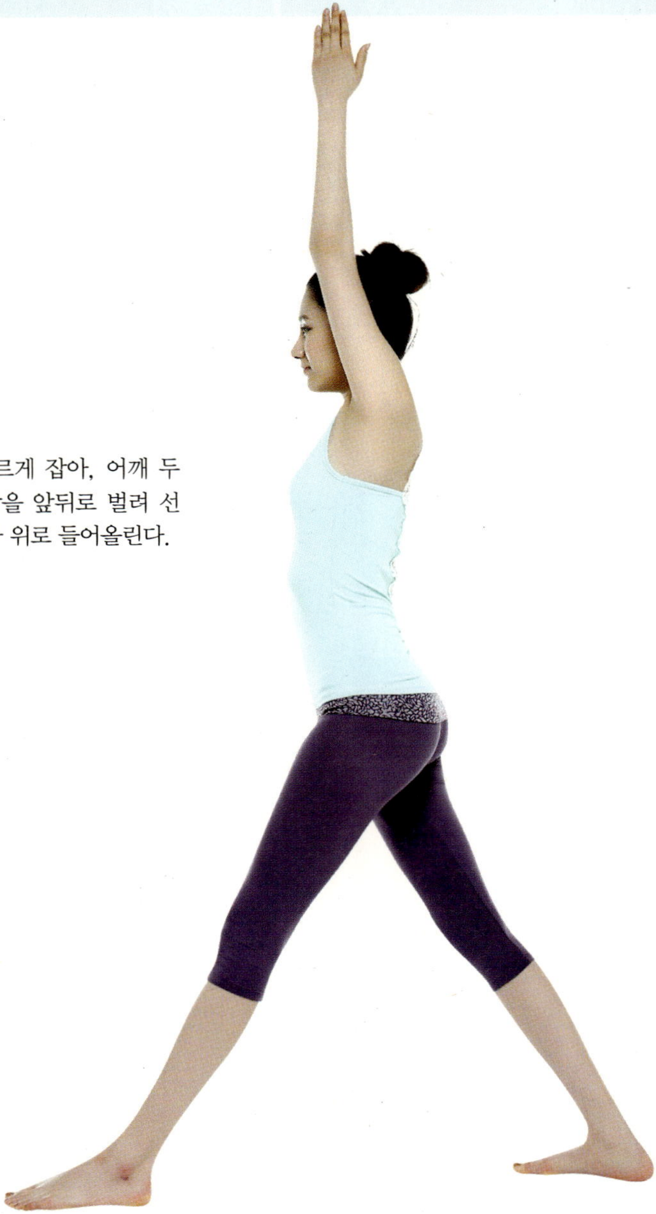

척추라인을 바르게 잡아, 어깨 두 배 넓이로 양발을 앞뒤로 벌려 선다. 양손은 모아 위로 들어올린다.

앞으로 튀어나온 거북목과 뒤로 튀어나온 굽은 등을 최대한 바르게 교정시켜 준다.

1세트 10개,
좌우 30개(3세트)

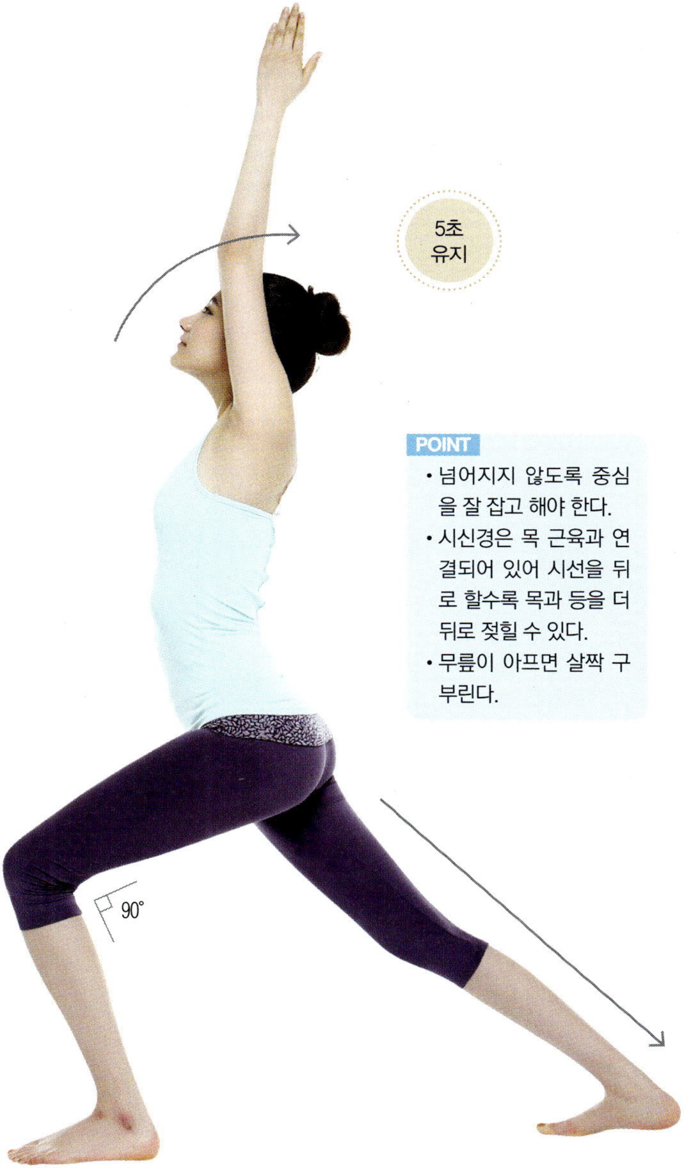

5초
유지

## 2

양팔을 쭉 펴 들어올리면서, 왼쪽 무릎을 최대한 앞으로 굽혀준다. 동시에 목은 젖혀 시선은 뒤를 쳐다본다. 동작 완성 시 5초간 멈췄다 원위치 한다. 다리 바꿔서 똑같은 동작을 반복해준다.

**POINT**
- 넘어지지 않도록 중심을 잘 잡고 해야 한다.
- 시신경은 목 근육과 연결되어 있어 시선을 뒤로 할수록 목과 등을 더 뒤로 젖힐 수 있다.
- 무릎이 아프면 살짝 구부린다.

### 응용 동작 ▼

더욱 강한 운동 효과를 얻으려면 뒤쪽 다리의 무릎을 굽힌다.

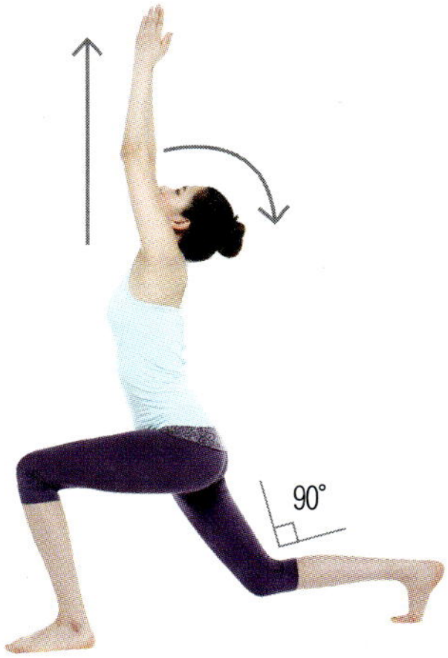

90°

90°

LIFE 05

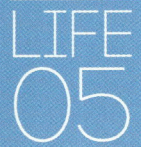

# 팔꿈치 고정하고 뒤돌아보기

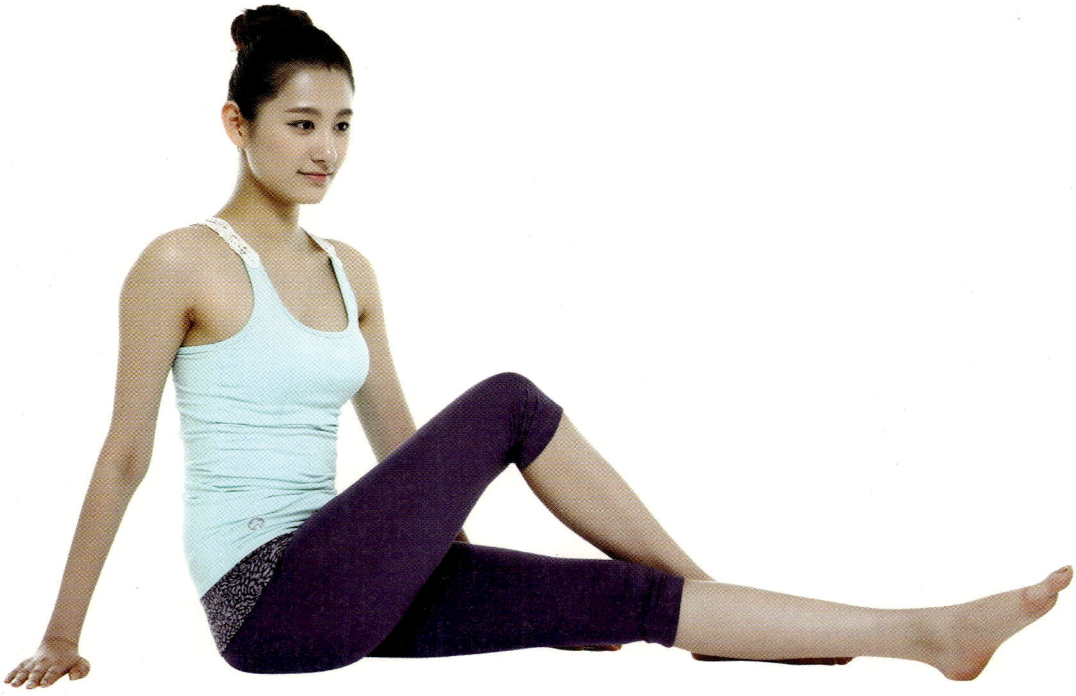

1

허리를 바로 펴고 앉아 오른쪽 다리를 굽혀 왼쪽 무릎 바깥쪽에 발을 대고 세운다.

틀어진 허리를 바르게 교정시켜 준다.

1세트 10개,
좌우 30개(3세트)

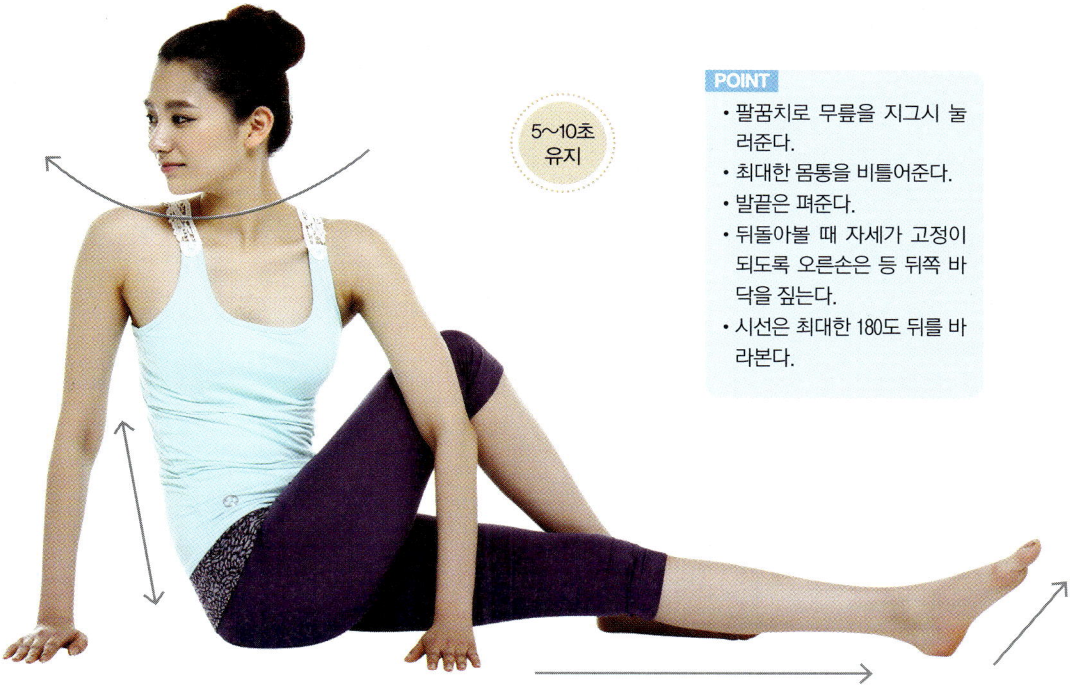

5~10초
유지

**POINT**
- 팔꿈치로 무릎을 지그시 눌러준다.
- 최대한 몸통을 비틀어준다.
- 발끝은 펴준다.
- 뒤돌아볼 때 자세가 고정이 되도록 오른손은 등 뒤쪽 바닥을 짚는다.
- 시선은 최대한 180도 뒤를 바라본다.

## 2

왼손을 오른발 무릎 바깥쪽으로 해 바닥에 손바닥을 댄다. 왼손 팔꿈치로 오른발을 왼쪽으로 밀어주면서 몸통을 오른쪽으로 비튼다. 최대한 몸통을 비튼 상태로 5~10초간 정지한다. 다리와 손을 바꿔 똑같은 동작을 반복해준다.

# LIFE 05 발목 돌리기

1

척추라인이 중심이 잡히도록 반듯하게 앉아 왼발을 오른쪽 다리 무릎에 올려놓는다.

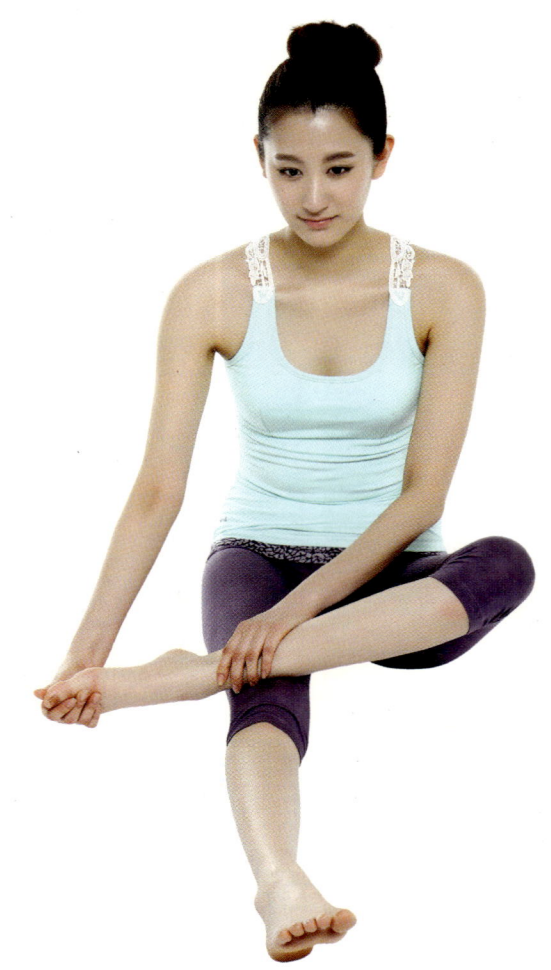

휜 다리의 발목 관절 경직을 풀어준다.

1세트 10개,
좌우 30개(3세트)

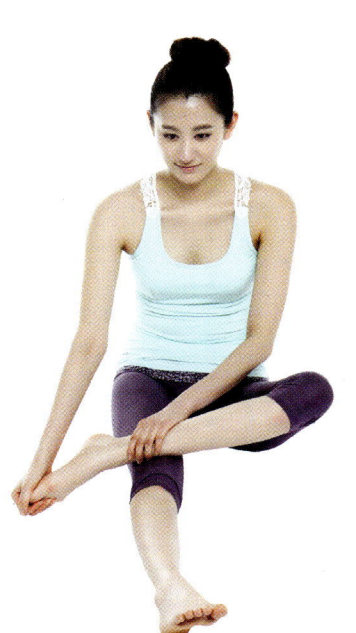
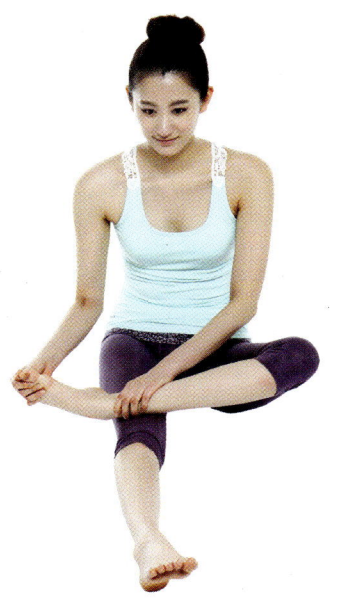
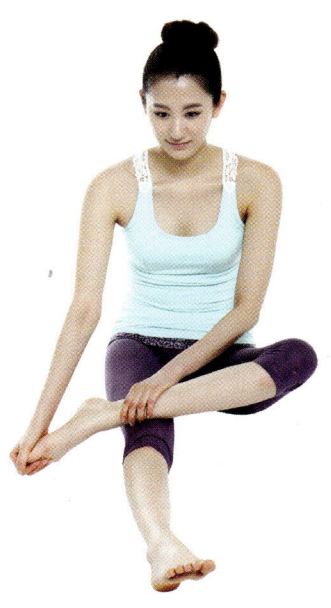

## 2

왼손으로 왼쪽 발목을 지그시 감싸 잡아주고 오른손으로는 최대한 원을 그린다는 생각으로 왼발을 잡아 힘껏 오른쪽으로 10회 돌려준다. 방향 바꿔 왼쪽으로도 10회 돌려준다. 다리를 바꿔 똑같은 동작을 반복해준다.

**POINT**
- 뻑뻑한 발목이 개운하게 풀리는 것을 느껴야 한다.
- 균형을 잡고 몸이 기울어지지 않게 바른 자세로 발목 돌리기를 한다.

**NG**

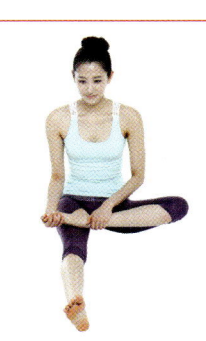

발등이 허벅지 위에 놓이면 운동 효과가 없다. 복숭아뼈가 허벅지 바깥쪽으로 나오게 해야 운동 효과가 있다.

# PART 4
# 고민 부위별 자세 교정운동

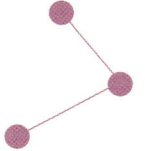

특히 자신의 고민되는 자세 불균형 상태를 보다 집중적으로 교정시켜 주는 부위별 자세 교정 운동들이다. 고민 부위에 해당하는 운동을 집중적으로 해보자. 해당 부위의 체형 교정 효과가 더욱 극대화된다.

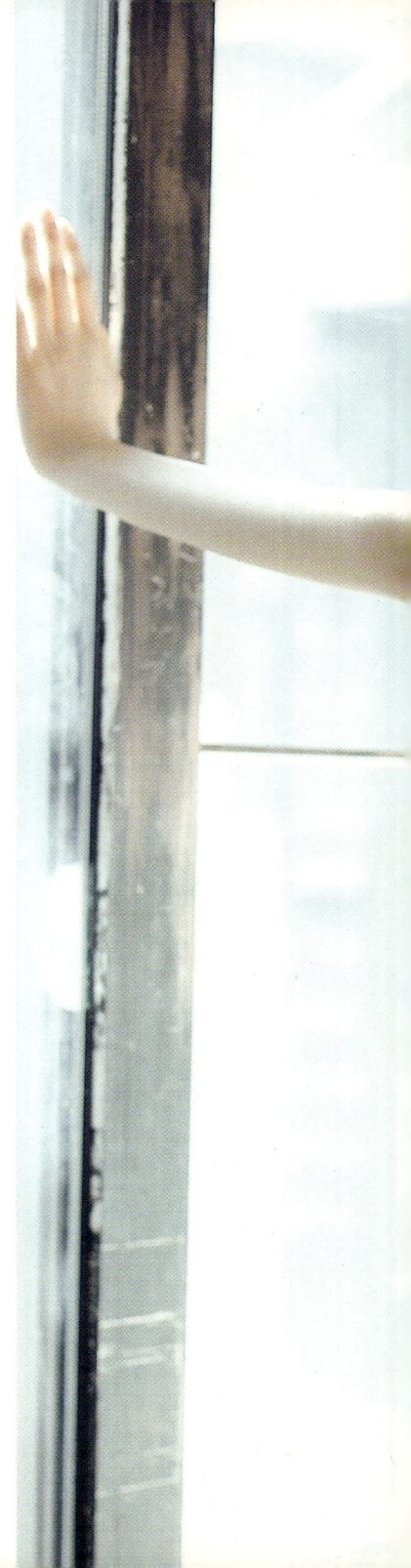

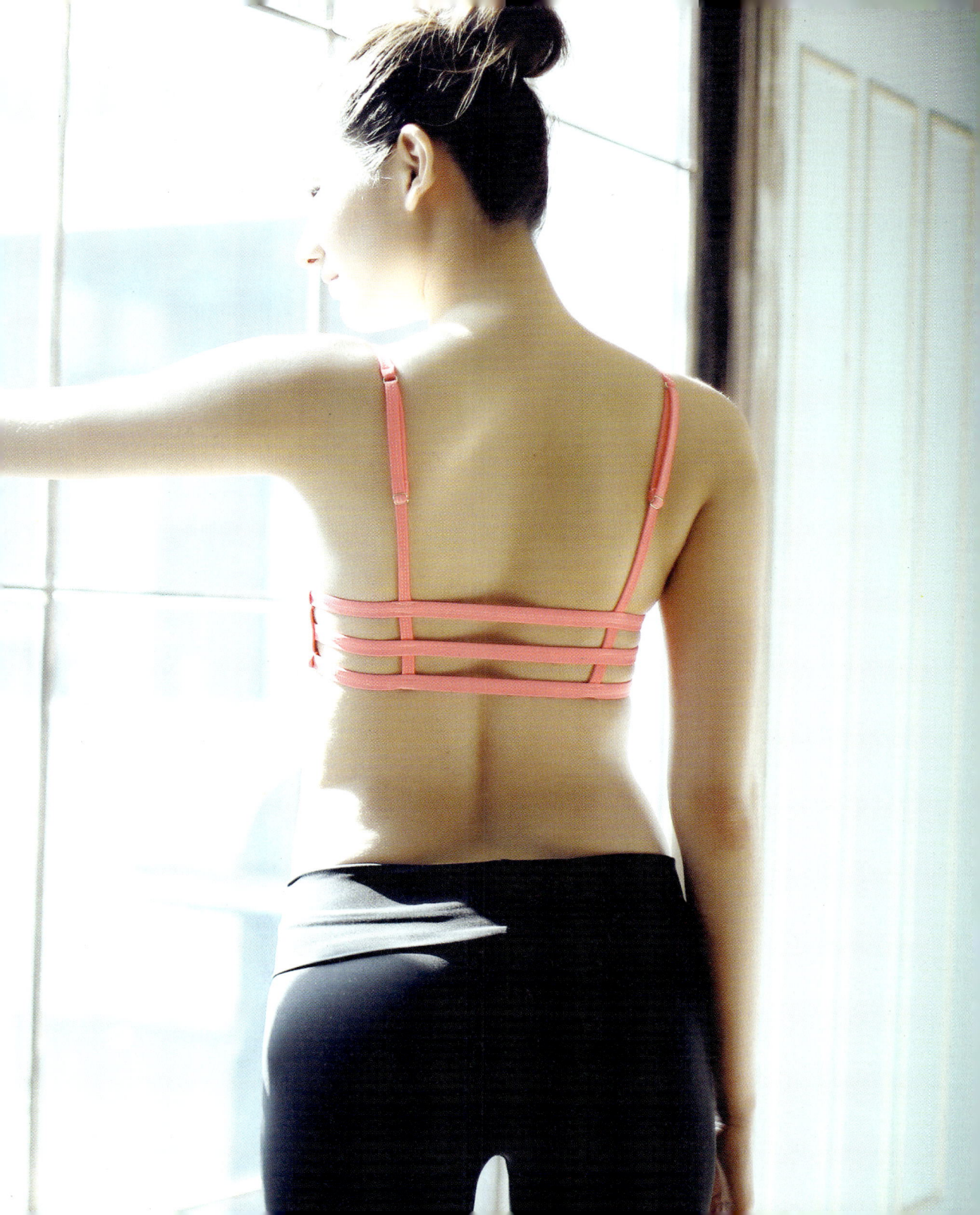

## PROBLEM 01

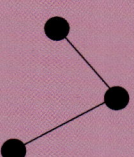

### 좌우 비대칭, 비뚤어진 목 라인 교정 운동

한쪽으로만 스마트폰을 사용하면서 목이 비뚤어지는 경우가 많다. 좌우 휘어진 척추와 비틀어진 골반을 교정시킨 후 목 근육까지 개운하게 풀어주면 이러한 한쪽으로 비뚤어져 기울어진 경추(목)를 바르게 만들어줄 수 있다.

**CONTENTS**
- 무릎 꿇고 몸통 비틀기
- 한쪽 다리 넘겨 골반 비틀기
- 목 옆 스트레칭
- 목 45도 스트레칭

## 무릎 꿇고 몸통 비틀기

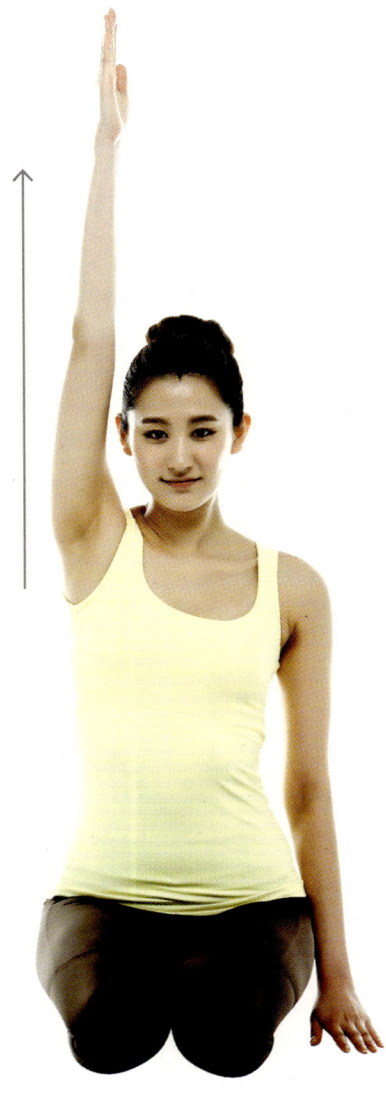

**1**

척추의 정렬을 바로잡아 상체를 곧게 펴 무릎을 꿇고 앉는다. 왼손은 왼쪽 고관절 옆에 놓고 동시에 오른팔을 곧게 위로 뻗어 척추를 늘려준다.

PART 04 고민 부위별 자세 교정 운동

틀어지고 휘어진 척추를 곧게 교정시킨다.
동시에 뻣뻣한 등과 허리를 개운하게 풀어준다.

**HOW TO**

1세트 10개, 좌우 30개(3세트)

그대로 오른손을 왼쪽으로 기울여 왼손 위에 얹으면서 몸통을 왼쪽으로 비틀어주고 고개를 숙인다. 엉덩이를 오른쪽으로 빼면서 척추 근육을 최대한 늘려준다. 동작 완성 시 5~10초간 멈췄다가 원위치한다. 방향 바꿔 똑같은 동작을 반복해준다.

**응용 동작 ▼**

골반을 발목 바깥 방향으로 빼주면 휘어진 척추와 뻣뻣한 척추기립근에 보다 강한 자극을 주어 확실한 척추 교정 효과를 얻게 된다.

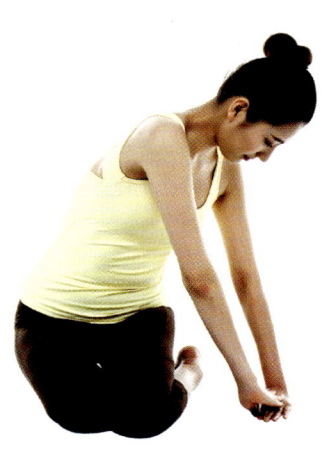

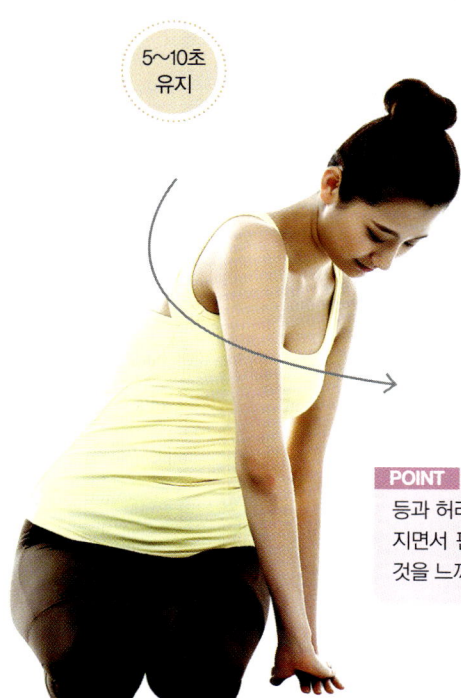

5~10초 유지

**POINT**
등과 허리 근육이 개운해지면서 판판하게 펴지는 것을 느껴야 한다.

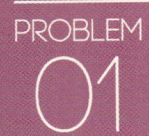

# PROBLEM 01 한쪽 다리 넘겨 골반 비틀기

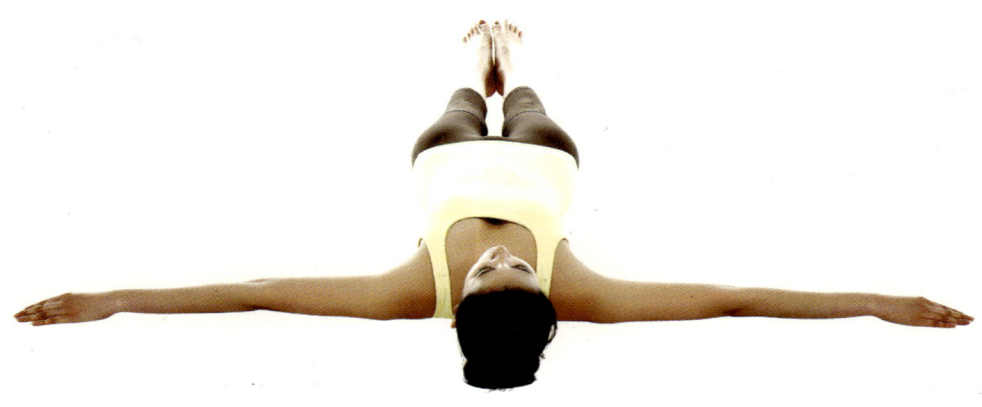

**1**

척추 정렬을 바로잡고 양팔을 좌우로 펴 눕는다.

바깥쪽 복부, 외복사근에 힘이 들어가고 틀어진 허리를 교정시켜 줘 잘록한 허리로 만들어준다.

## HOW TO

1세트 10개, 좌우 30개(3세트)

# 2

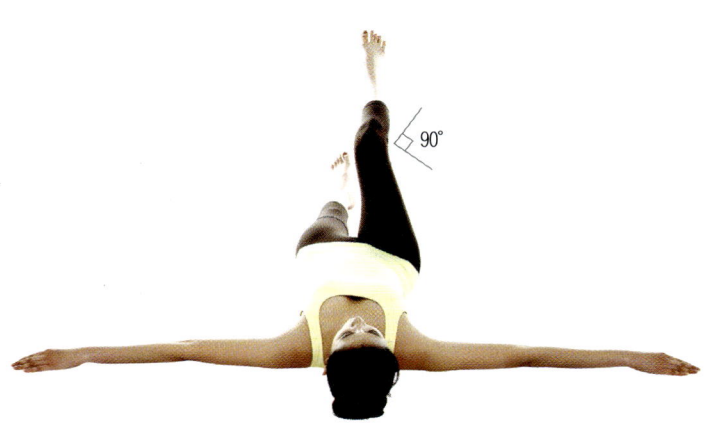

오른쪽 다리의 무릎을 90도로 굽혀 왼쪽으로 넘긴다. 이때 시선은 다리와 반대 방향인 오른쪽으로 돌린다. 동작 완성 시 5초간 정지했다가 원위치한다. 방향 바꿔 똑같은 동작을 반복해준다.

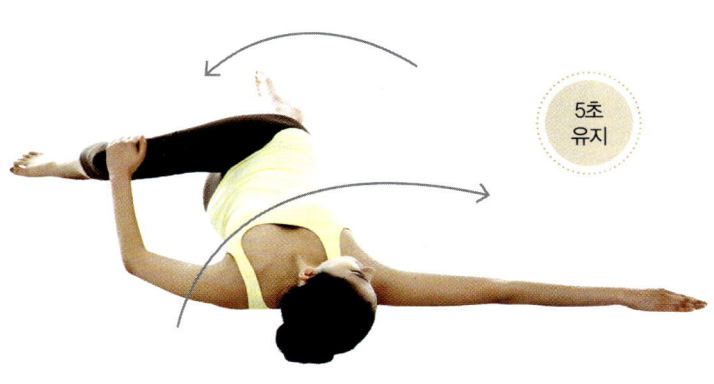

5초 유지

**POINT**
무릎을 손으로 눌러주면 더 자극이 잘된다.

**POINT**
어깨가 뜨지 않아야 한다. 비틀어진 골반과 허리가 교정되면서 뻣뻣한 허리가 개운해지는 느낌이 들어야 한다.

## PROBLEM 01 목 옆 스트레칭

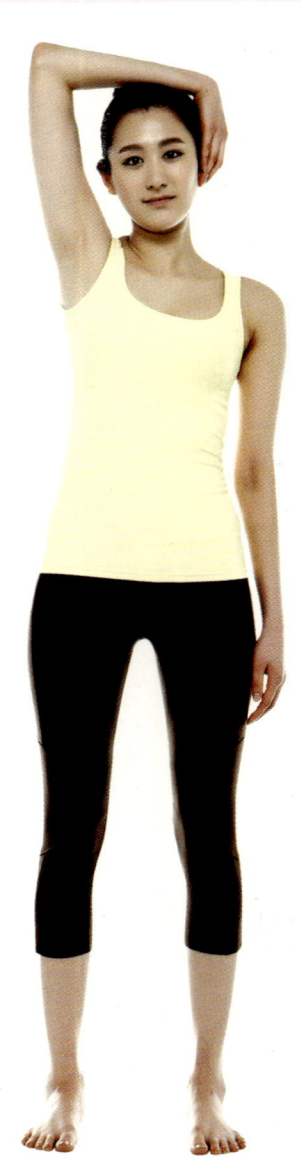

**1**

양발을 어깨너비로 벌리고 바른 자세로 서서 오른팔을 들어 머리 위를 지나 왼쪽 귀 부분에 손바닥을 댄다.

뻣뻣한 목과 어깨가 개운하게 풀어지며 목이 길어 보이게 된다.

1세트 10개, 좌우 20개(2세트)

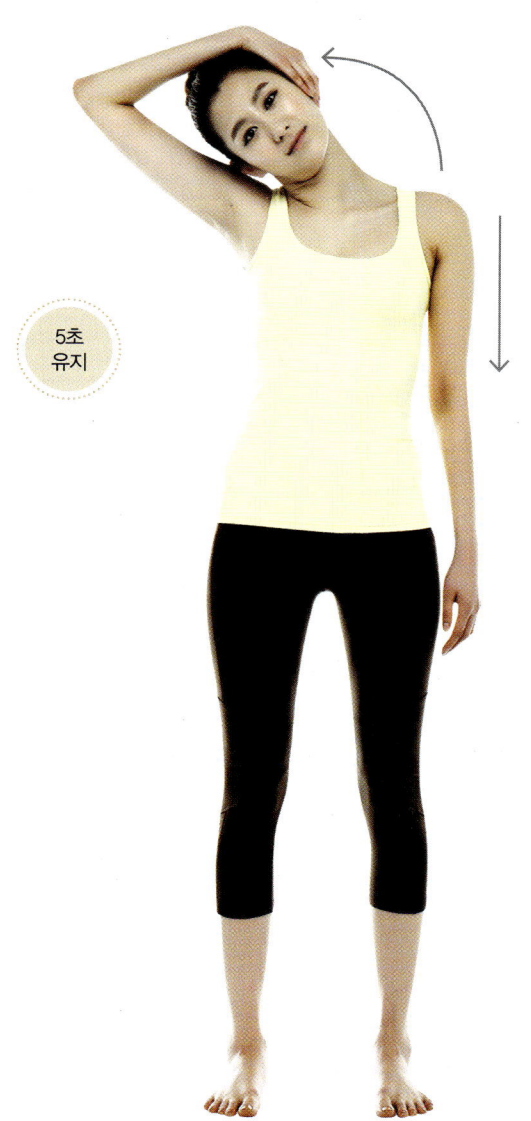

5초 유지

**POINT**
- 목과 어깨 옆 부분 전체가 판판하게 펴지며 개운해지는 것을 느껴야 한다.
- 반대편 어깨는 아래로 내려준다.

## 2

손목과 팔꿈치의 힘으로 오른쪽으로 목을 지그시 눌러준다. 동작 완성 시 5초간 멈췄다가 원위치한다. 손을 바꿔 똑같은 동작을 반복해 준다.

# PROBLEM 01

# 목 45도 스트레칭

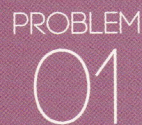

**POINT** 귀 뒷부분을 잡는다.

## 1

양발을 어깨너비로 벌리고 바른 자세로 서서 오른팔을 들어 머리 위를 지나 왼쪽 귀 뒷부분에 오른손 손바닥을 댄다.

목과 어깨 옆 부분 전체를 풀어준다.

HOW TO

1세트 10개, 좌우 20개(2세트)

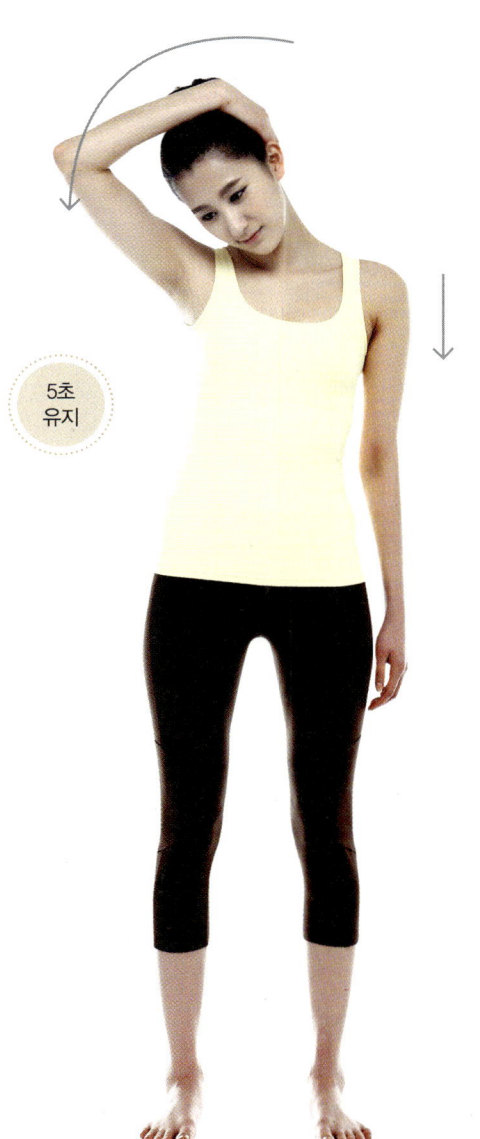

5초 유지

**POINT**
목을 눌러줄 때 반대편 어깨는 아래로 내려준다.

2

손목과 팔꿈치의 힘만으로 45도 방향으로 목을 지그시 아래로 눌러준다. 동작 완성 시 5초간 멈췄다가 원위치 한다. 방향 바꿔 똑같은 동작을 반복해준다.

## PROBLEM 02

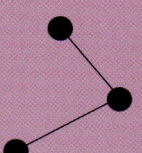

## 자글자글 목주름 제거 운동

앞으로 보기 안 좋게 튀어나온 거북목이 곧고 바르게 교정된다. 또한 좌우 비대칭, 비뚤어진 목 라인을 교정시킨다. 동시에 목 앞쪽의 보기 흉하게 여러 겹 쌓인 목주름을 판판하게 펴준다.

**CONTENTS**
- 목 뒤로 젖히기
- 목 사선 젖히기

# 목 뒤로 젖히기

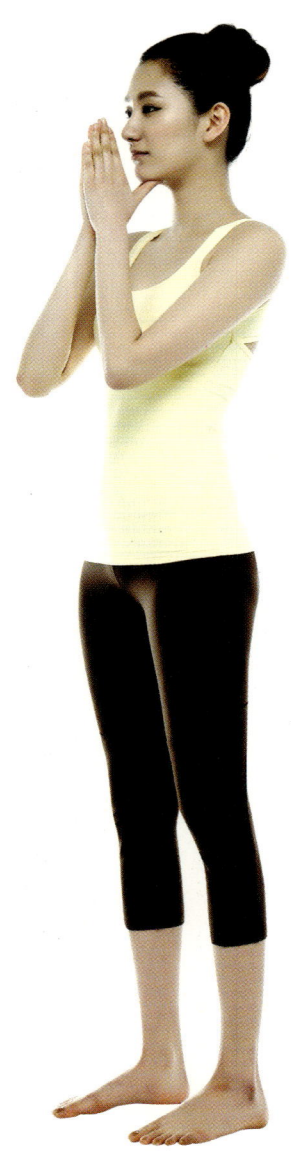

**1**

양발을 어깨너비로 벌리고 바른 자세로 선다. 양손을 모아 엄지손가락을 턱 중앙에 갖다 댄다.

PART 04 고민 부위별 자세 교정 운동

목 뒤 근육을 자극하고 축 늘어진 목주름을 판판하게 펴 앞으로 튀어나온 거북목을 교정시켜 준다.

1세트 10개, 20개(2세트)

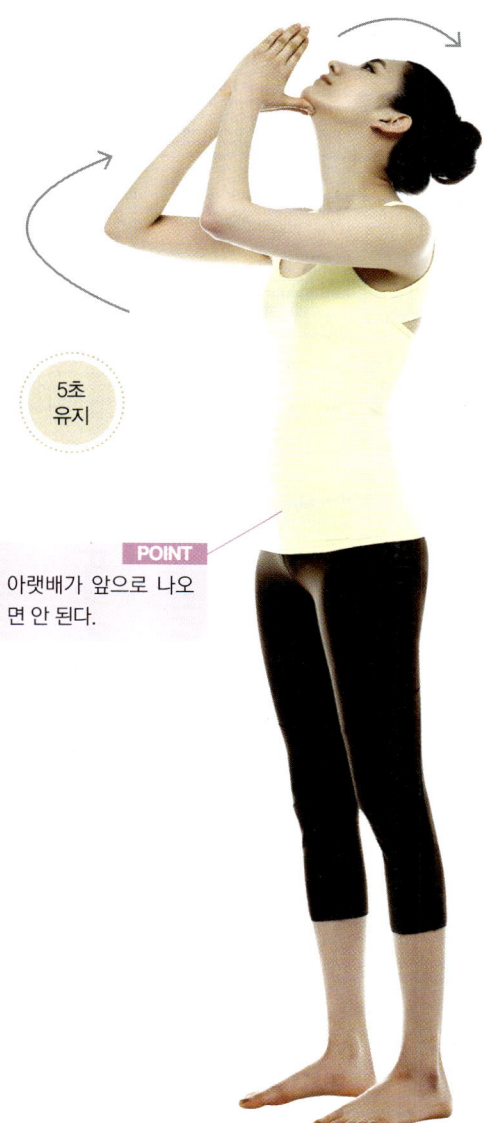

5초 유지

**POINT**
아랫배가 앞으로 나오면 안 된다.

**POINT**
- 목 앞이 개운해지면서 목주름이 펴지는 것을 느껴야 한다.
- 시신경은 목 근육과 연결되어 있어, 시선을 뒤로 할수록 목과 등을 더 뒤로 젖힐 수 있다.

## 2

턱을 들어올리면서 목을 최대한 뒤로 젖힌다. 이때 시선은 뒤를 쳐다본다. 동작 완성 시 5초간 멈췄다가 원위치한다.

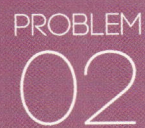

## PROBLEM 02 목 사선 젖히기

**1**

양발은 어깨너비로 벌리고
바른 자세로 선다.

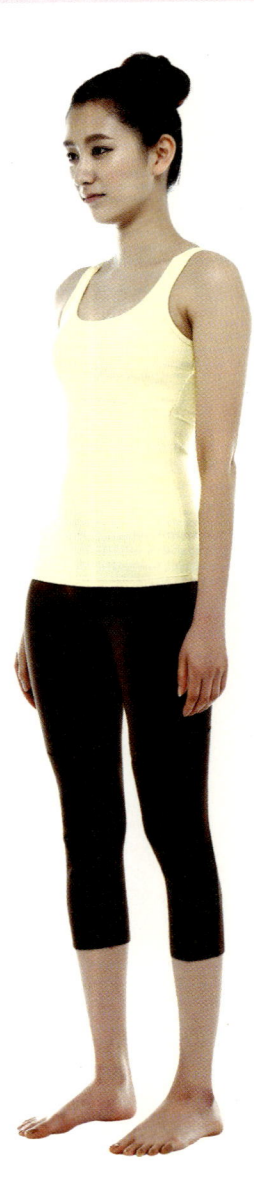

목 뒤 근육을 자극하고 축 늘어진 목주름을 판판하게 펴 앞으로 튀어나온 거북목을 교정시켜 준다.

1세트 10개, 좌우 20개

**POINT**
시신경은 목 근육과 연결되어 있어 시선을 뒤로 할수록 목과 등을 더 뒤로 젖힐 수 있다.

**POINT**
목 앞이 개운해지면서 목주름이 펴지는 것을 느껴야 한다.

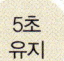
5초 유지

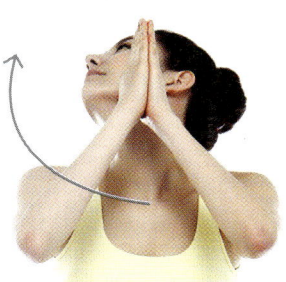

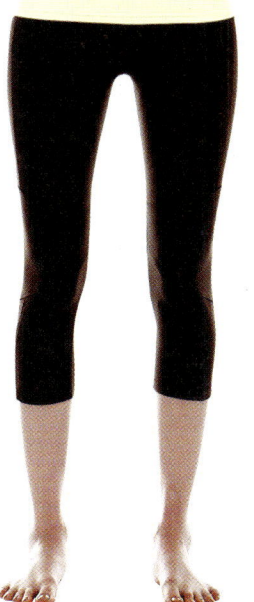

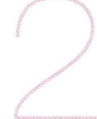

## 2

양손을 모아 엄지손가락을 턱 왼쪽 끝에 갖다 댄다. 턱을 들어 올리면서 45도 각도로 뒤로 젖힌다. 이때 시선은 최대한 뒤쪽을 쳐다본다. 동작 완성 시 5초간 멈췄다가 원위치한다. 엄지손가락을 오른쪽 끝에 대고 똑같은 동작을 반복해준다.

# PROBLEM 03

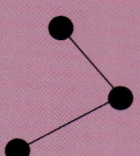

## 좁은 어깨 넓게 만드는 어깨 교정 운동

앞으로 구부러진 어깨와 뻣뻣해진 가슴, 어깨, 견갑 부위의 근육과 인대를 풀어주어 앞으로 말린 어깨가 판판해지고 넓어진다.

**CONTENTS**
- 굽은 어깨 스트레칭
- 짐볼 어깨 누르기
- 뒤쪽 척추 스트레칭
- 흉근 스트레칭

## 굽은 어깨 스트레칭

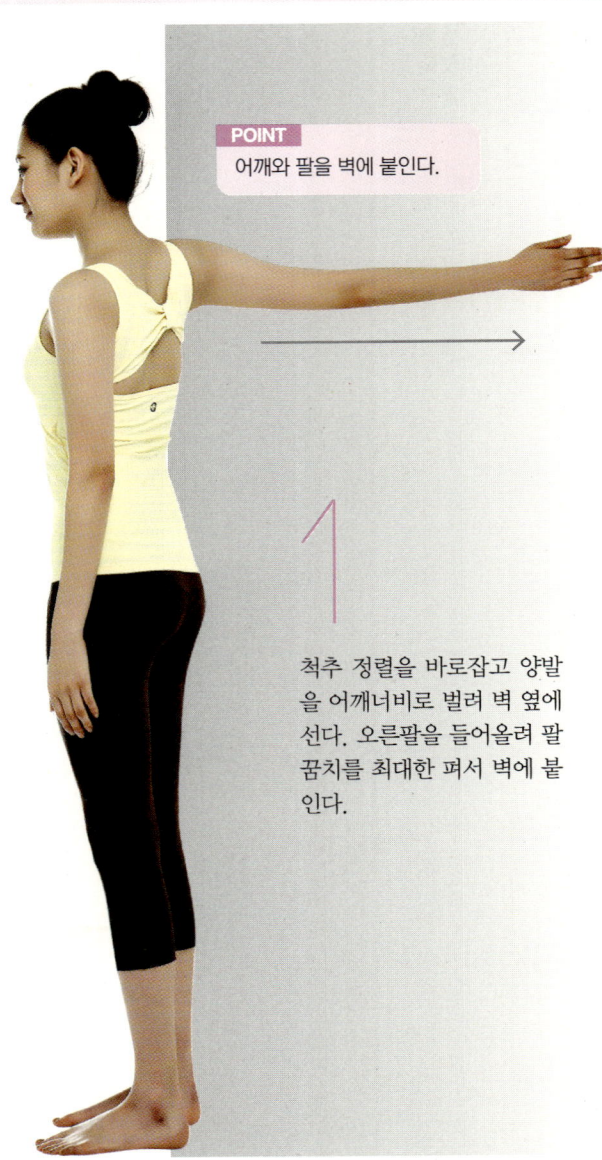

**POINT** 어깨와 팔을 벽에 붙인다.

### 1
척추 정렬을 바로잡고 양발을 어깨너비로 벌려 벽 옆에 선다. 오른팔을 들어올려 팔꿈치를 최대한 펴서 벽에 붙인다.

PART 04 고민 부위별 자세 교정 운동

앞으로 말린 굽은 어깨를 반듯하게 교정시켜 준다.

1세트 10개, 좌우 30개(3세트)

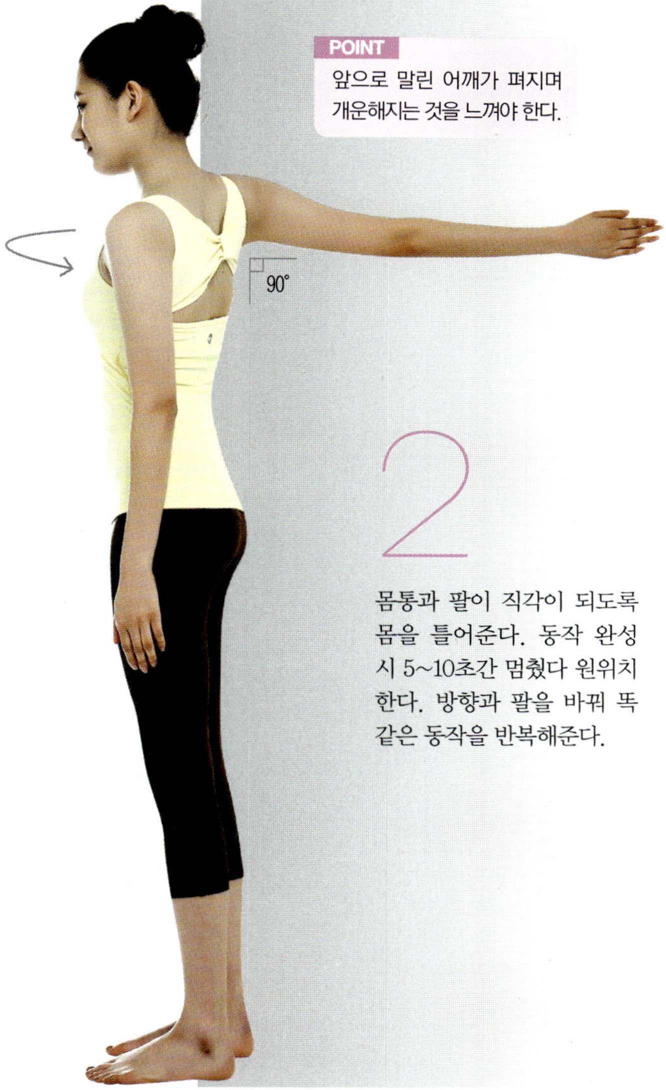

**POINT**
앞으로 말린 어깨가 펴지며 개운해지는 것을 느껴야 한다.

90°

5~10초 유지

## 2

몸통과 팔이 직각이 되도록 몸을 틀어준다. 동작 완성 시 5~10초간 멈췄다 원위치 한다. 방향과 팔을 바꿔 똑같은 동작을 반복해준다.

# PROBLEM 03 짐볼 어깨 누르기

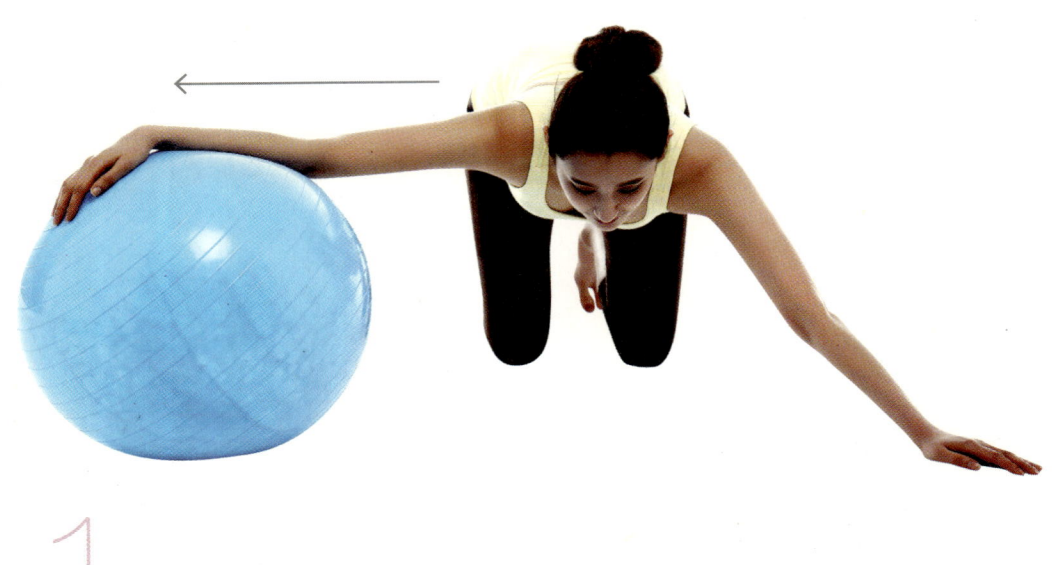

**1**

무릎을 꿇고 양손을 바닥에 대고 엎드린다. 짐볼에 한 팔을 펴서 얹는다.

구부정한 자세, 굽은 등을 곧고 반듯한 자세로 교정시킨다.

1세트 10개, 좌우 30개(3세트)

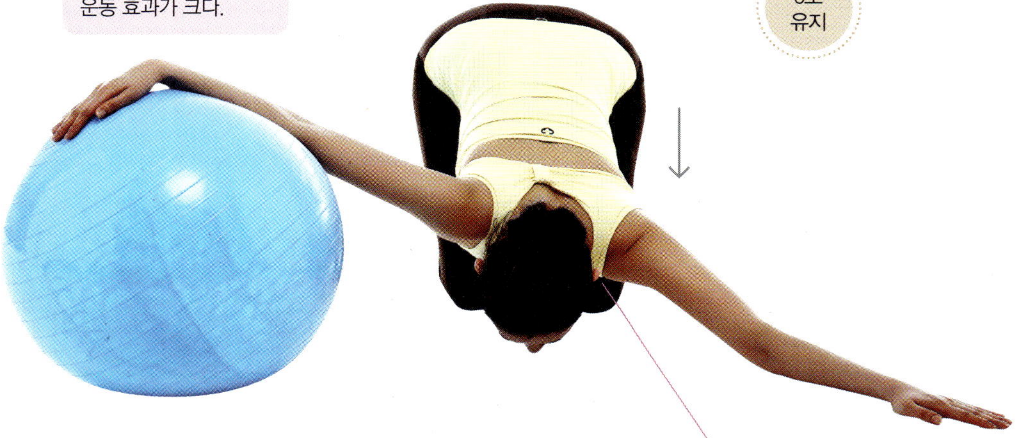

**POINT**
공이 손끝으로 갈수록 운동 효과가 크다.

5초 유지

## 2

팔 전체가 곧게 스트레칭되도록 하며 팔이 더 이상 뒤로 젖혀지지 않을 때까지 지그시 어깨를 아래로 눌러준다. 동작 완성 시 5초간 자세를 유지했다가 원위치한다. 팔을 바꿔 똑같은 동작을 반복해준다.

**POINT**
- 가슴과 등이 개운하고 판판하게 펴지는 느낌이 들어야 한다.
- 가슴이 최대한 바닥에 닿도록 눌러준다. 몸이 흔들리지 않게 중심을 잡는다.

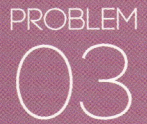

# 뒤쪽 척추 스트레칭

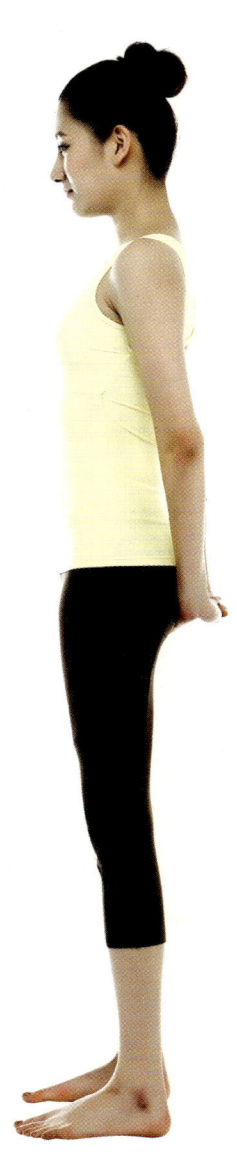

**1**

양발을 골반 넓이만큼 벌리고 바른 자세로 선 다음 양손은 뒤로 깍지를 낀다.

뻣뻣한 어깨 관절과 등 전체가 개운해진다.

HOW TO

1세트 10개, 30개(3세트)

3초 유지

**POINT**
웅크리고 컴퓨터 업무를 보느라 뻣뻣한 어깨 관절과 등 전체가 개운해지는 것을 느껴야 한다.

팔, 머리에서 힘을 빼고 상체를 아래쪽으로 숙인다. 이때 깍지 낀 양손은 위로 들어올린다. 동작 완성 시 3초간 멈췄다가 원위치한다.

**응용 동작** ▼

깍지 낀 손의 손바닥이 천장으로 향하도록 팔을 비틀어 올리면 스트레칭이 더 많이 된다.

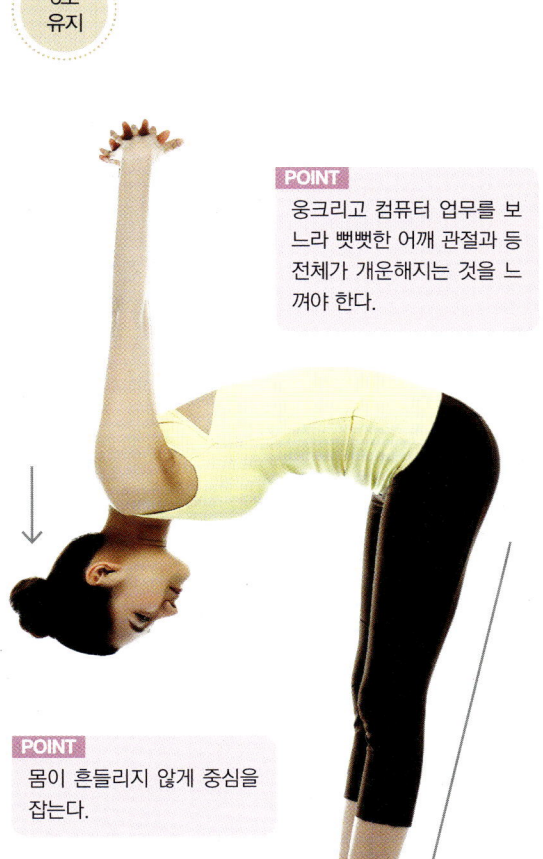

**POINT**
몸이 흔들리지 않게 중심을 잡는다.

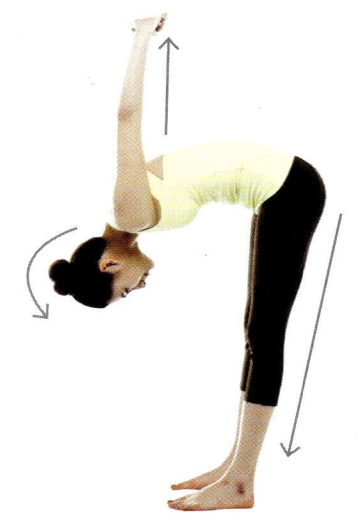

# PROBLEM 03 흉근 스트레칭

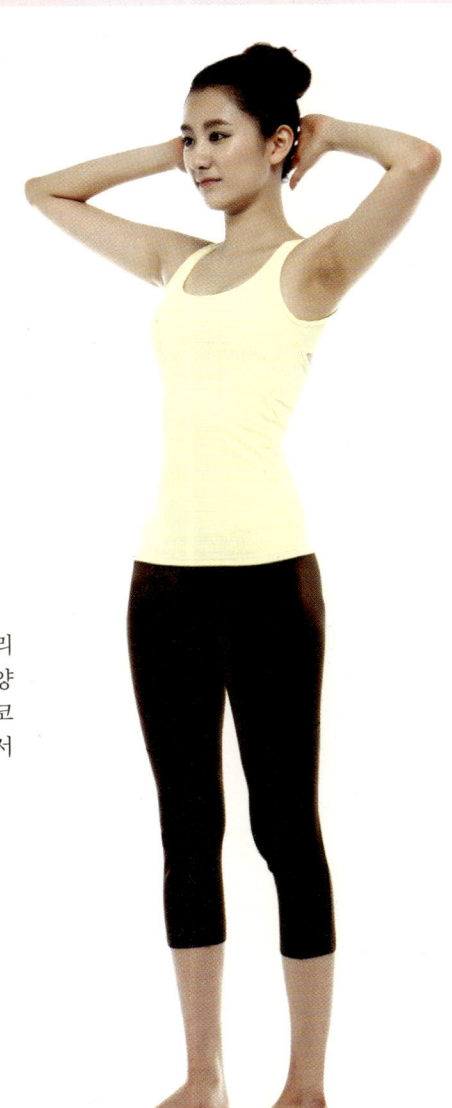

**1**

양발을 골반 넓이만큼 벌리고 바른 자세로 선 다음 양손을 머리 뒤쪽에 붙이고 코로 숨을 크게 들이마시면서 흉곽을 개방시킨다.

뻣뻣한 등 전체를 개운하게 풀어준다.

HOW TO

1세트 10개, 30개(3세트)

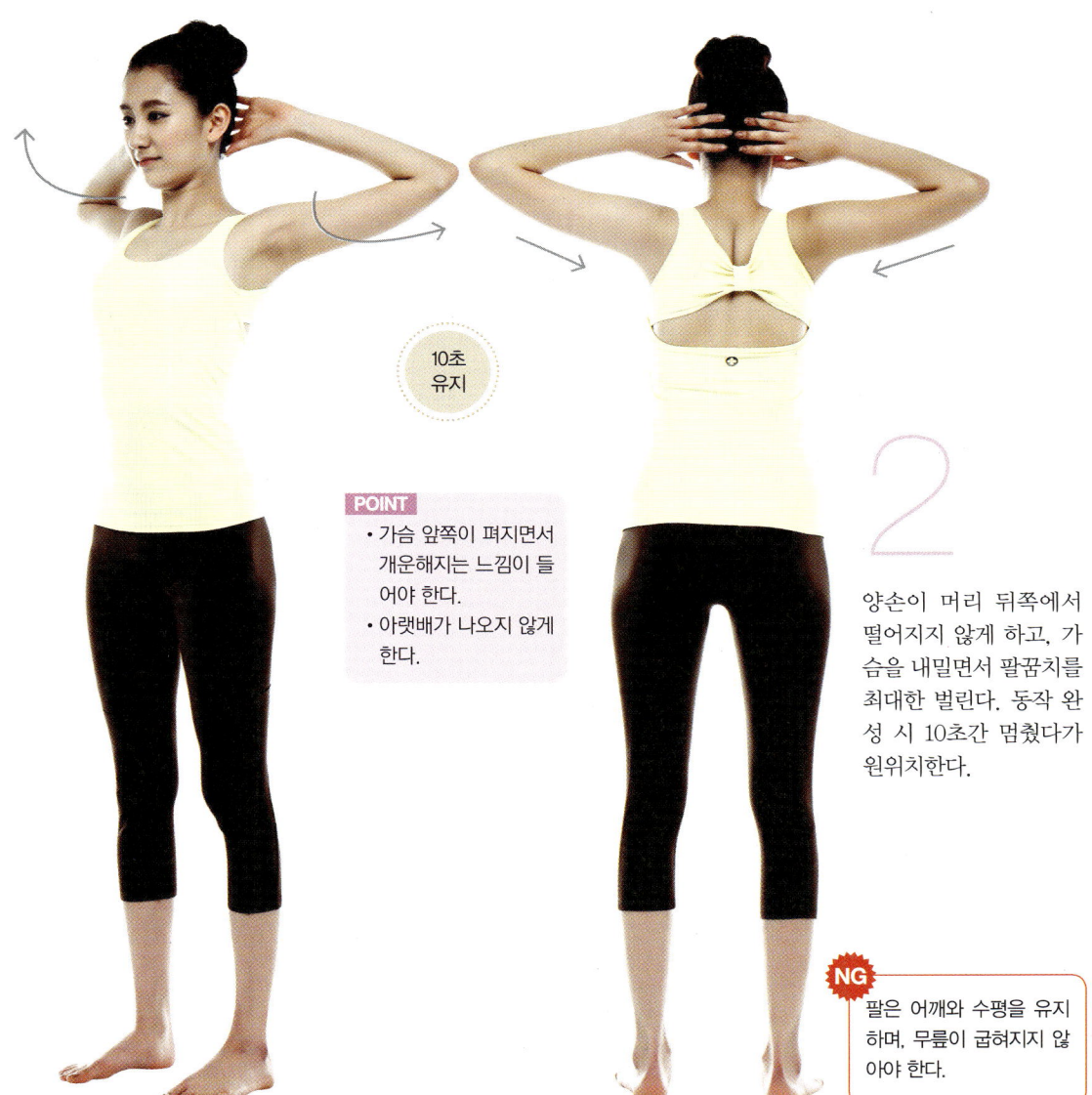

10초 유지

**POINT**
- 가슴 앞쪽이 펴지면서 개운해지는 느낌이 들어야 한다.
- 아랫배가 나오지 않게 한다.

2

양손이 머리 뒤쪽에서 떨어지지 않게 하고, 가슴을 내밀면서 팔꿈치를 최대한 벌린다. 동작 완성 시 10초간 멈췄다가 원위치한다.

**NG** 팔은 어깨와 수평을 유지하며, 무릎이 굽혀지지 않아야 한다.

## PROBLEM 04

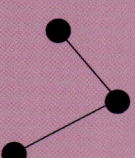

### 좌우 비대칭, 짝짝이 어깨 라인 교정 운동

비틀어지고 휘어진 척추에서는 연결된 쇄골과 견갑골의 높낮이가 비대칭으로 변형된다. 척추 교정 운동은 좌우 비뚤어진 목, 어깨, 쇄골 라인을 바르게 만들어준다.

**CONTENTS**
- 무릎 꿇고 몸통 비틀기
- 천사 날개
- 목 45도 스트레칭

## 무릎 꿇고 몸통 비틀기

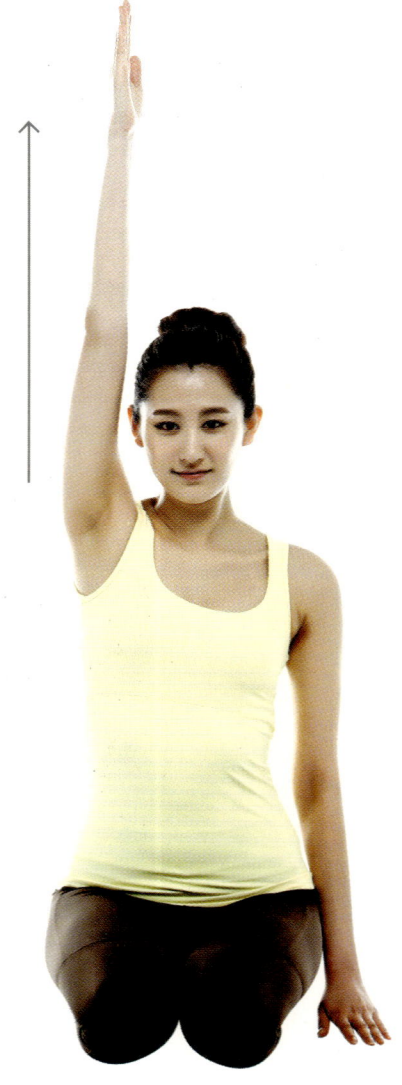

**1**

척추의 정렬을 바로잡아 상체를 곧게 펴 무릎을 꿇고 앉는다. 왼손은 왼쪽 고관절 옆에 놓고 동시에 오른쪽 팔을 곧게 위로 뻗어 척추를 늘려준다.

PART 04 고민 부위별 자세 교정 운동

틀어지고 휘어진 척추를 곧게 교정시킨다.
동시에 뻣뻣한 등과 허리를 개운하게 풀어준다.

1세트 10개, 좌우 30개(3세트)

그대로 오른손을 왼쪽으로 기울여 왼손 위에 얹으면서 몸통을 왼쪽으로 비틀어주고 고개를 숙인다. 엉덩이를 오른쪽으로 빼면서 척추 근육을 최대한 늘려준다. 동작 완성 시 5~10초간 멈췄다가 원위치한다. 방향 바꿔 똑같은 동작을 반복해준다.

**5~10초 유지**

**POINT**
등과 허리 근육이 개운해지면서 판판하게 펴지는 것을 느껴야 한다.

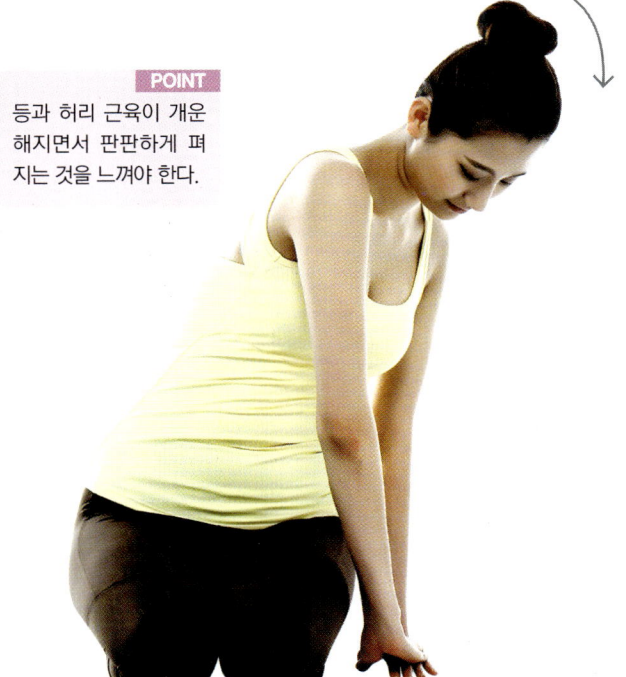

**응용 동작** ▼
골반을 양 발목 바깥 방향으로 빼주면 휘어진 척추와 뻣뻣한 척추기립근에 보다 강한 자극을 주어 확실한 척추 교정 효과를 얻게 된다.

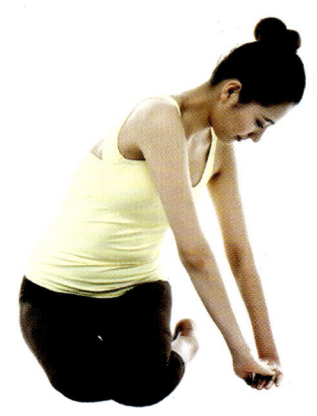

## PROBLEM 04 천사 날개

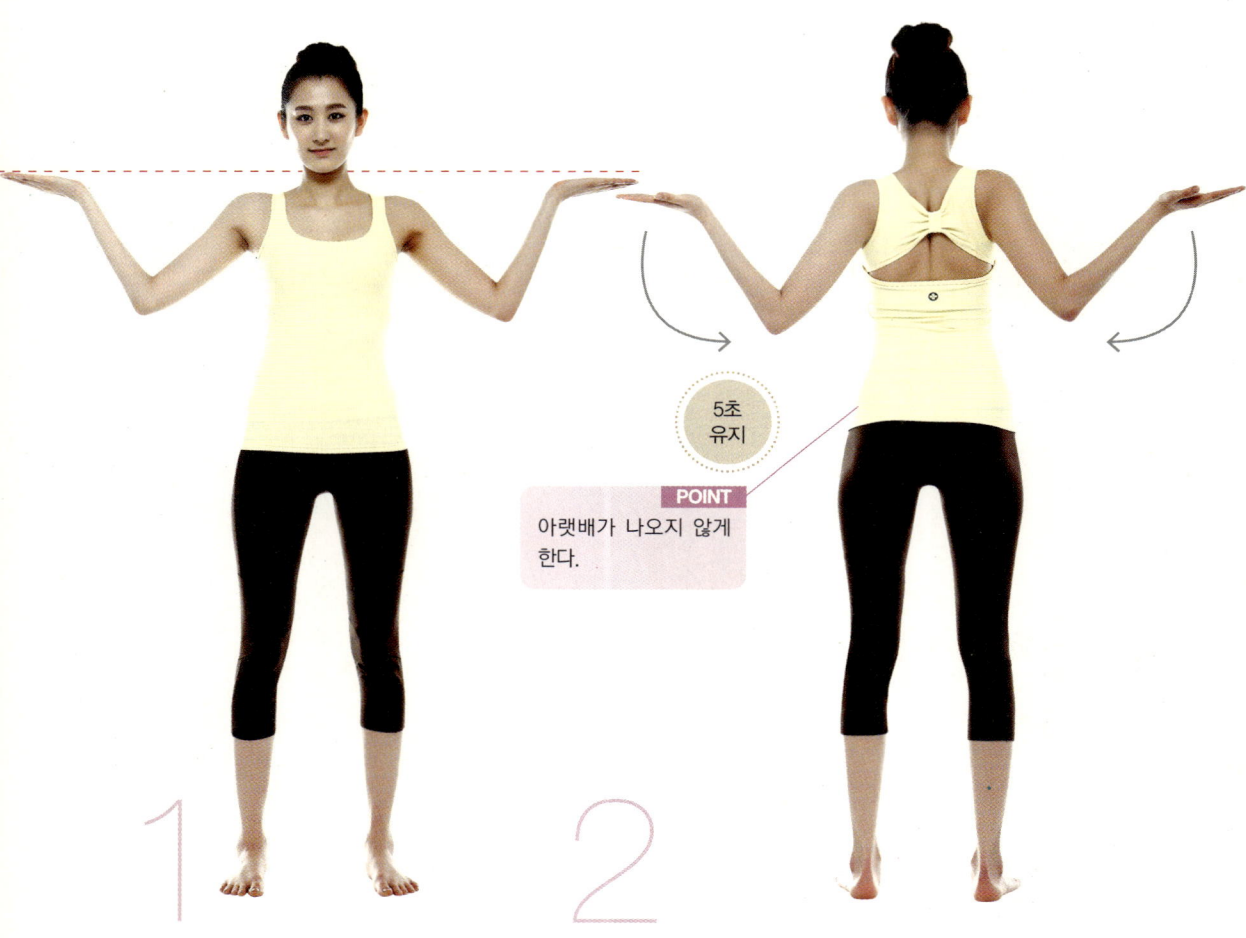

**POINT** 아랫배가 나오지 않게 한다.

5초 유지

**1** 척추 정렬을 바로잡고 양발을 어깨너비로 벌려 선 후, 양팔을 W자 모양으로 만든다.

**2** 양손이 어깨와 수평이 되도록 양팔을 옆으로 들어올린다. 그 상태에서 어깨와 팔을 최대한 등 뒤쪽으로 젖혀준다. 5초 동안 균형을 잡고 지그시 유지한다.

앞으로 말린 굽고 좁은 어깨를 뒤로 판판하게 펴준다

1세트 10개, 30개(3세트)

HOW TO

## 응용 동작

양쪽 팔의 높이에 따라 운동 부위가 달라진다.

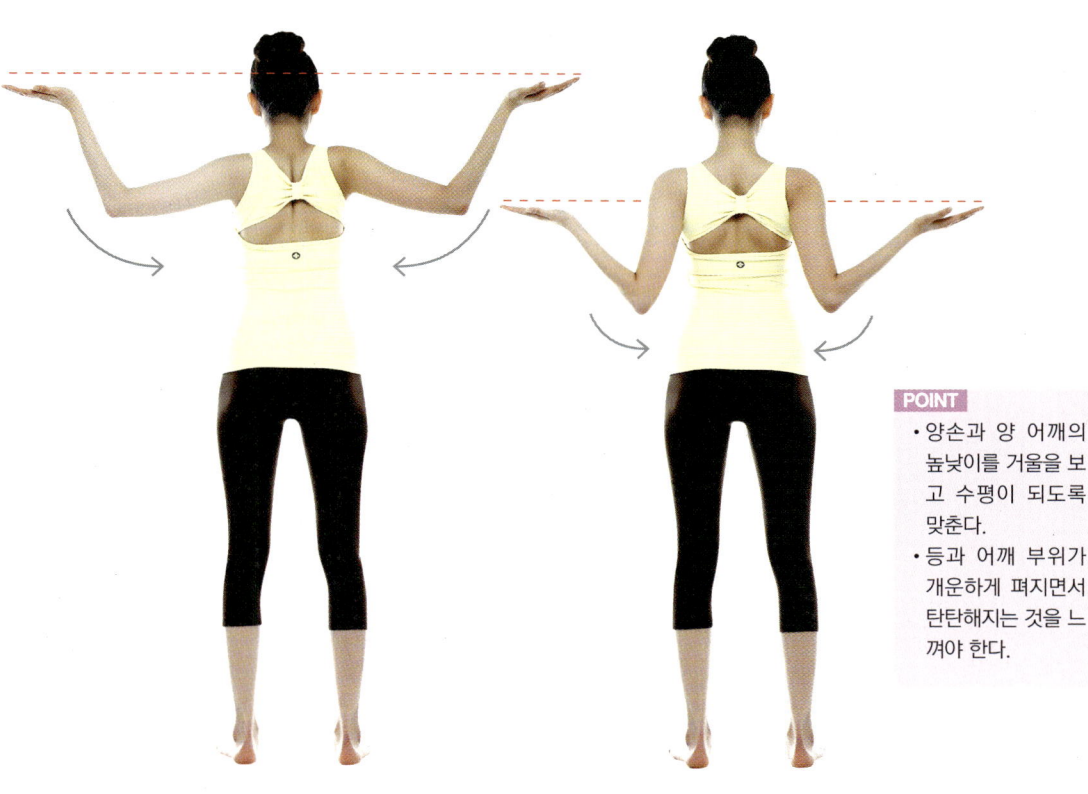

**POINT**
- 양손과 양 어깨의 높낮이를 거울을 보고 수평이 되도록 맞춘다.
- 등과 어깨 부위가 개운하게 펴지면서 탄탄해지는 것을 느껴야 한다.

**NG**
어깨와 팔만 뒤로 젖혀야 한다. 목과 상체, 하체가 앞으로 튀어나오지 않도록 주의해야 한다.

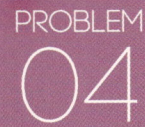

# 목 45도 스트레칭

**1**

양발을 어깨너비로 벌리고 바른 자세로 서서 오른팔을 들어 머리 위를 지나 왼쪽 귀 뒷부분에 오른손 손바닥을 댄다.

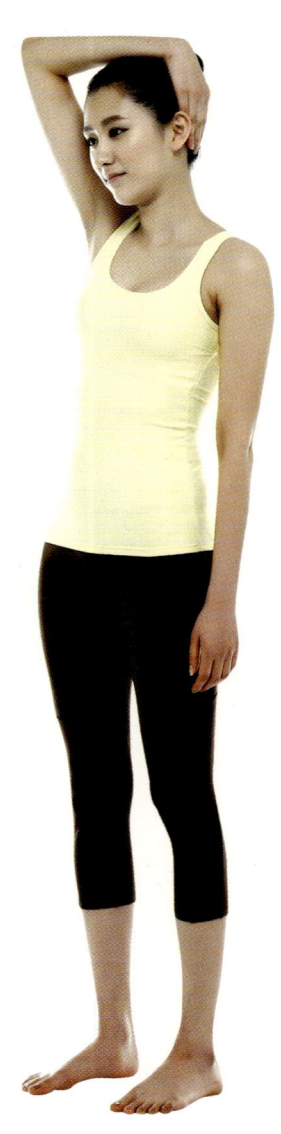

목과 어깨 옆 부분 전체를 풀어준다.

**HOW TO**

1세트 10개, 좌우 20개(2세트)

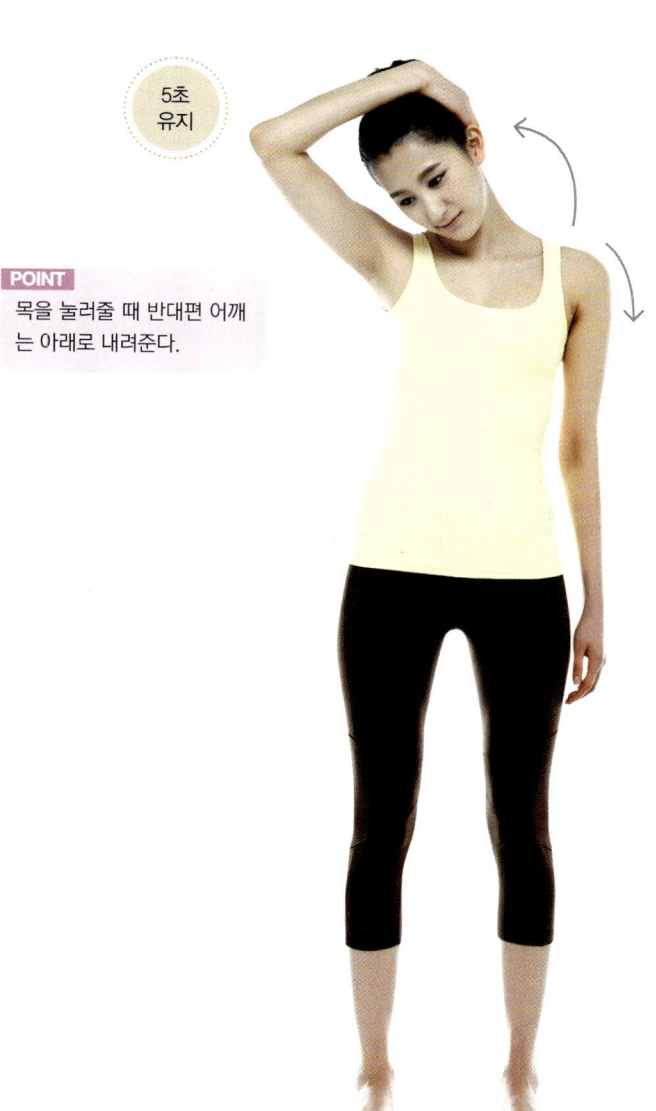

5초 유지

**POINT**
목을 눌러줄 때 반대편 어깨는 아래로 내려준다.

## 2

손목과 팔꿈치의 힘만으로 45도 방향으로 목을 지그시 아래로 눌러준다. 동작 완성 시 5초간 멈췄다가 원위치한다. 방향 바꿔 똑같은 동작을 반복해준다.

# PROBLEM 05

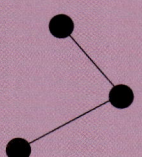

## 한쪽 등이 더욱 튀어나온 비틀어진 등 & 짝가슴 교정 운동

등과 허리가 한쪽으로 비틀어지면 한쪽 가슴이 더 크거나 작은 짝가슴, 한쪽 늑골(갈비뼈)과 등이 더욱 돌출되는 좌우 비대칭 등, 허리 라인을 균형 잡힌 잘록한 S라인으로 교정시켜 주는 운동이다. 동시에 틀어진 골반을 잡아주는 골반 교정 효과도 얻을 수 있다.

### CONTENTS
- 척추 비틀기
- 팔 벌려 숙여 풍차 돌리기
- 골반 빼기
- 무릎 굽혀 상체 돌리기

## 척추 비틀기

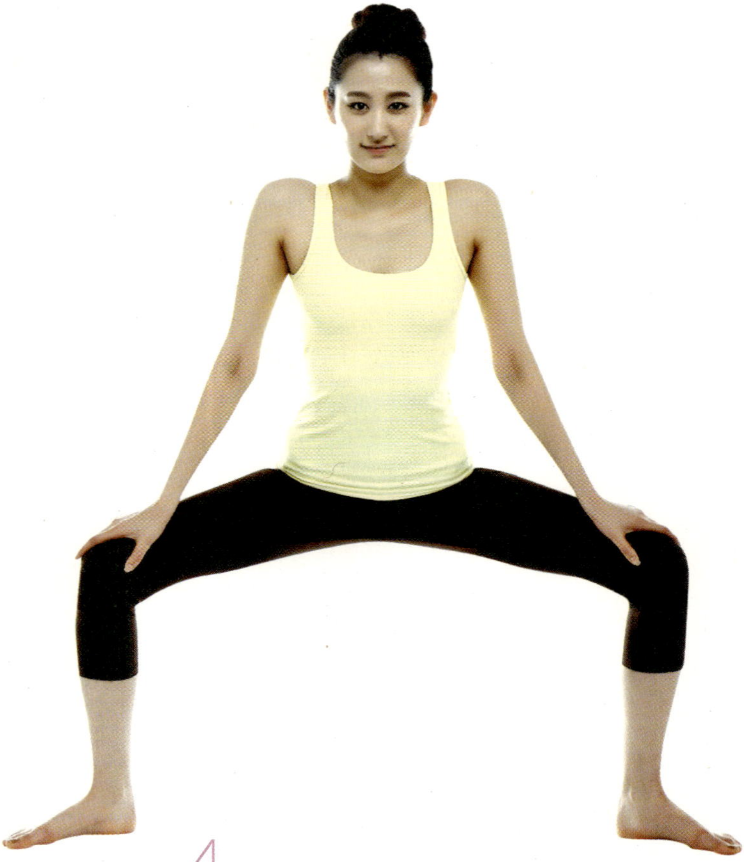

**1**

척추 정렬을 바로잡아 양다리를 어깨너비의 두 배 정도로 벌리고 무릎이 직각이 되도록 구부린다. 양손은 무릎 위에 얹는다.

PART 04 고민 부위별 자세 교정 운동

구부정한 자세(굽은 등)와 굽은 어깨, 비틀어진 척추가 바르게 교정된다.

HOW TO

1세트 10개, 좌우 30개(3세트)

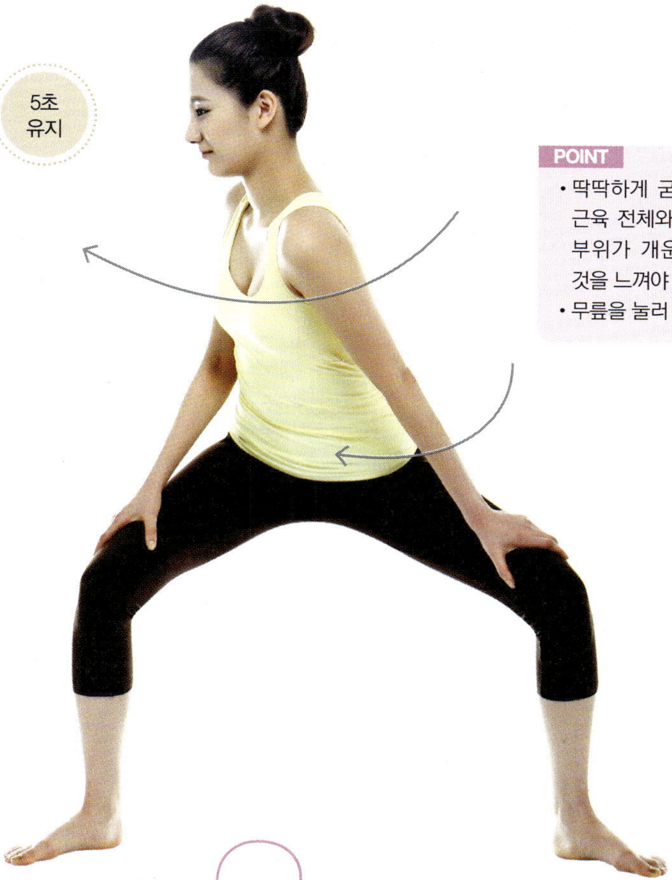

5초 유지

**POINT**

- 딱딱하게 굳어 있는 척추 근육 전체와 옆구리, 허리 부위가 개운하게 풀리는 것을 느껴야 한다.
- 무릎을 눌러 준다.

## 2

어깨를 왼쪽 앞으로 내밀면서 척추를 지그시 반대쪽으로 비틀어준다. 동작 완성 후 5초간 멈췄다가 원위치한다. 방향 바꿔 똑같은 동작을 반복해준다.

# PROBLEM 05 팔 벌려 숙여 풍차 돌리기

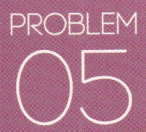

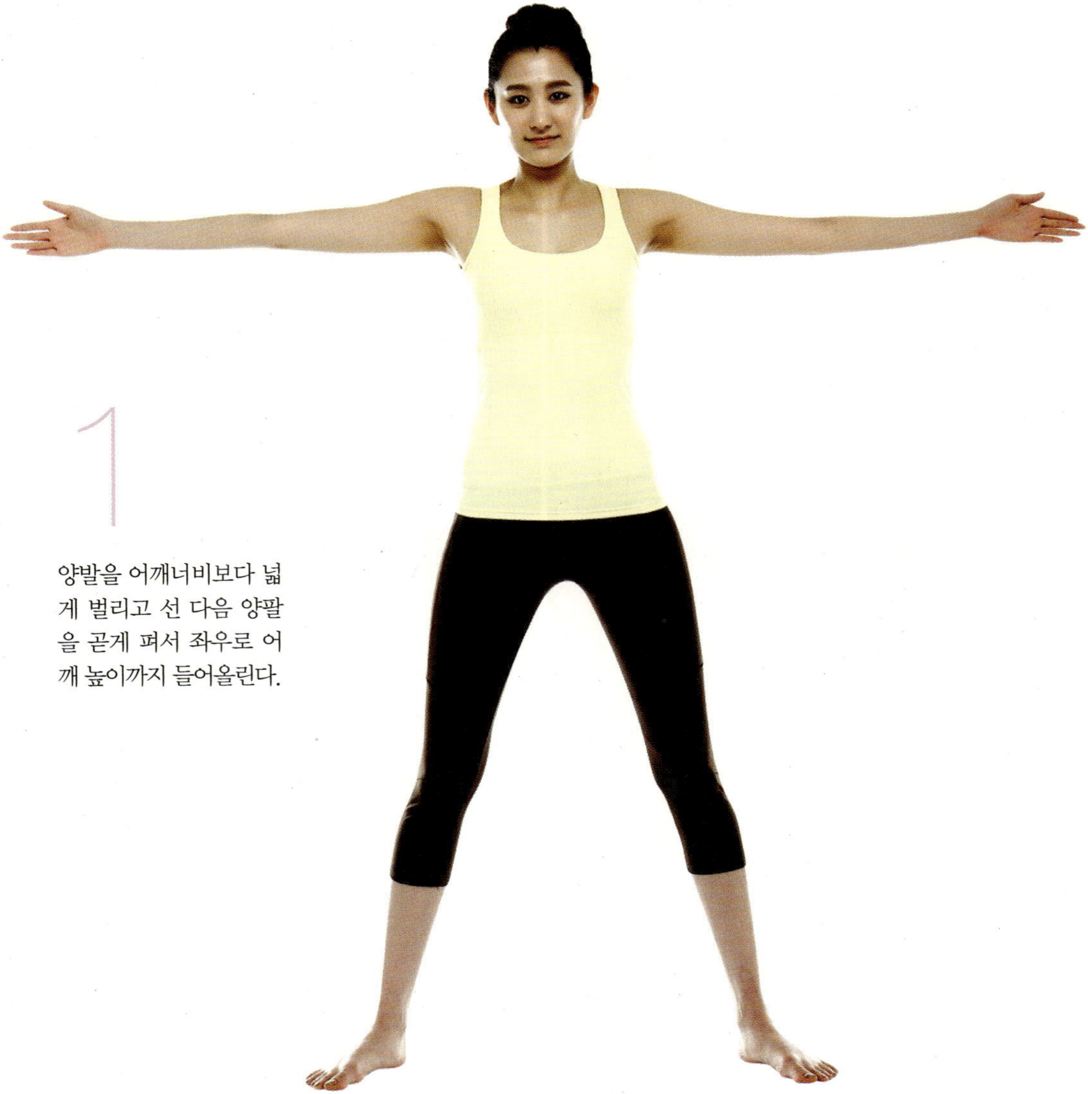

양발을 어깨너비보다 넓게 벌리고 선 다음 양팔을 곧게 펴서 좌우로 어깨 높이까지 들어올린다.

뭉치고 뻣뻣해진 척추 주변의 근육을 개운하게 풀어준다.

1세트 10개, 좌우 30개(3세트)

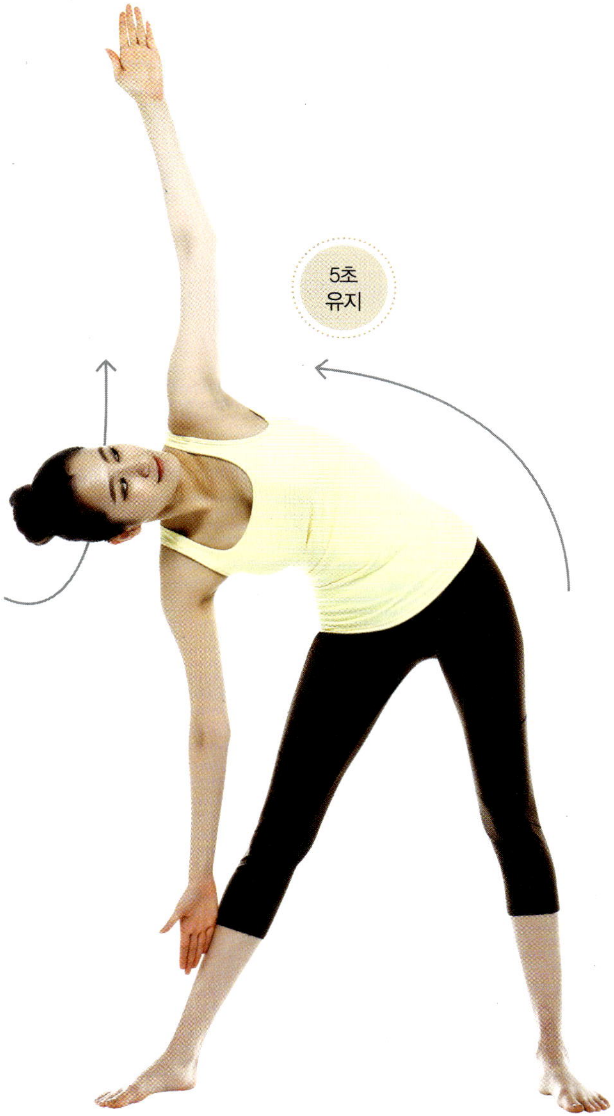

## 2

오른손을 오른쪽 발에 갖다 대면서 상체를 최대한 옆으로 숙인다. 이때 시선은 고개를 돌려 왼쪽 손끝을 바라본다. 동작 완성 후 5초간 멈췄다가 원위치한다. 방향 바꿔 똑같은 동작을 반복해준다.

**POINT**
등, 허리, 옆구리와 다리 전체가 개운하게 펴지는 것을 느껴야 한다.

5초 유지

# PROBLEM 05 골반 빼기

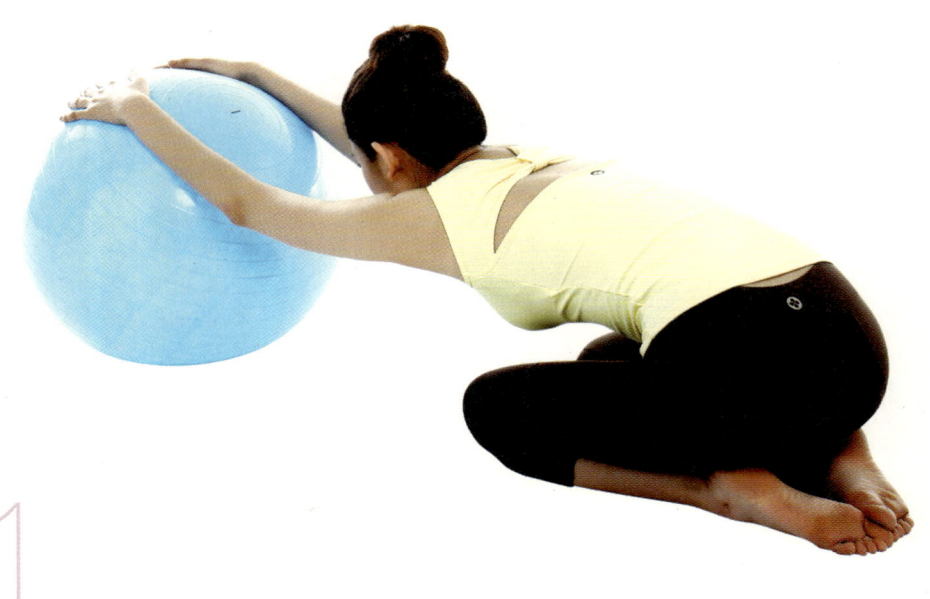

**1**

양발의 뒤꿈치가 엉덩이에 닿도록 해 무릎을 꿇고 앉는다. 척추가 쭉 늘어 나도록 앞으로 양팔을 뻗어 짐볼에 양 손을 올려놓는다.

틀어지고 휘어진 척추를 곧게 교정시킨다.

# HOW TO

1세트 10개, 좌우 30개(3세트)

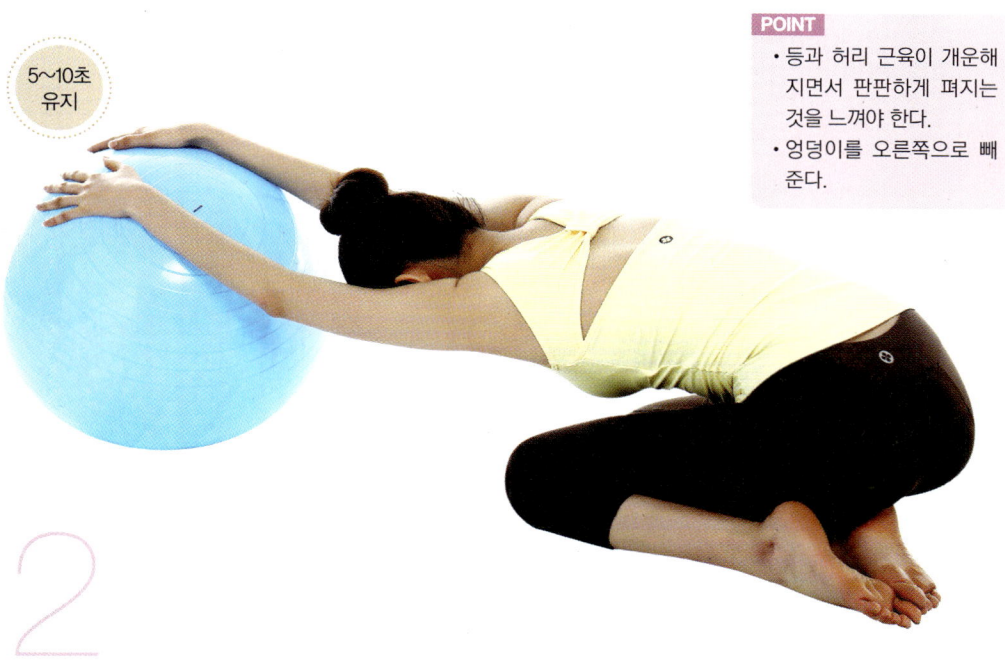

5~10초 유지

**POINT**
- 등과 허리 근육이 개운해지면서 판판하게 펴지는 것을 느껴야 한다.
- 엉덩이를 오른쪽으로 빼 준다.

## 2

엉덩이를 오른쪽으로 빼면서, 오른쪽 척추 근육을 최대한 늘려준다. 동작 완성 시 5~10초간 정지했다가 원위치 한다. 방향 바꿔 똑같은 동작을 반복해 준다.

### 응용 동작 ▼

골반을 양 발목 바깥 방향으로 완전히 빼주면 휘어진 척추와 뻣뻣한 척추기립근에 보다 강한 자극을 주어 보다 확실한 척추 교정 효과를 얻게 된다.

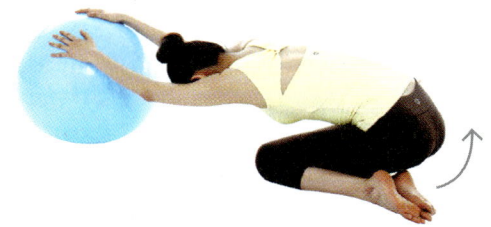

249

# PROBLEM 05 무릎 굽혀 상체 돌리기

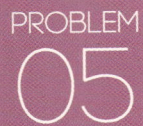

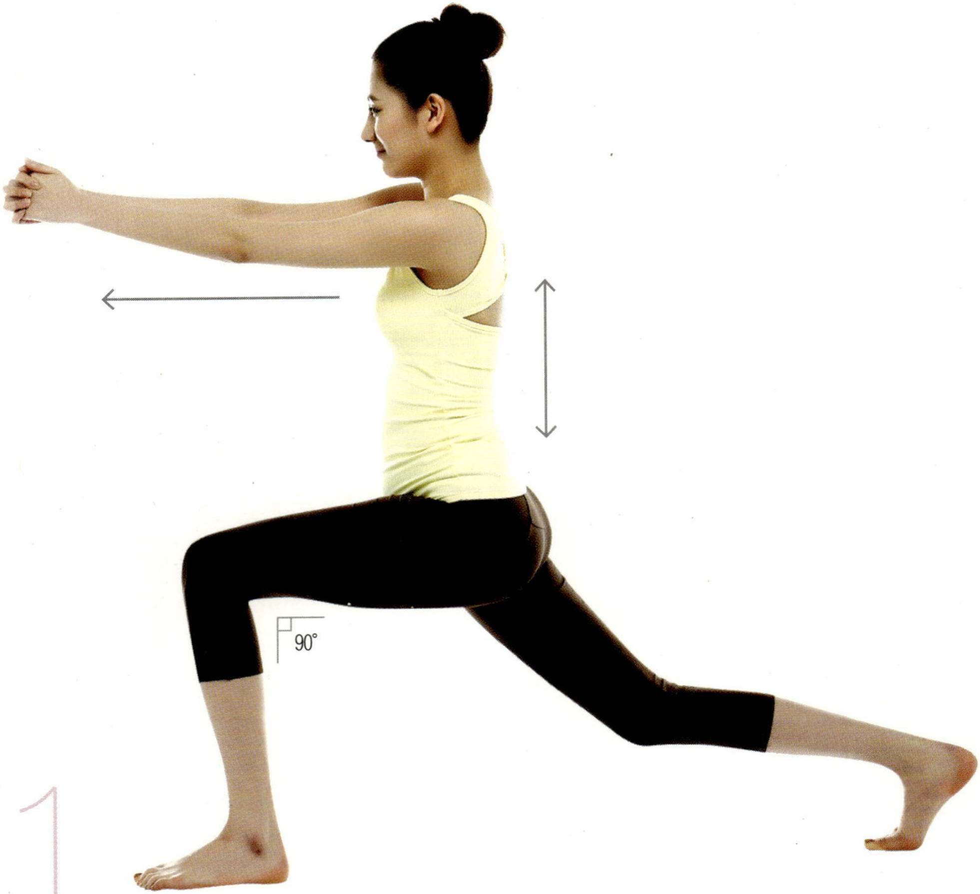

**1**

허리는 곧게 편 채 왼쪽 다리를 한 발 앞으로 내밀어 구부리고 오른쪽 다리는 뒤로 해 앞뒤로 어깨너비보다 넓게 벌리고 선다. 양손은 마주잡아 앞으로 쭉 뻗어준다.

허리와 다리, 팔 위쪽 근육 등을 풀어준다.

**HOW TO**

1세트 10개, 좌우 30개(3세트)

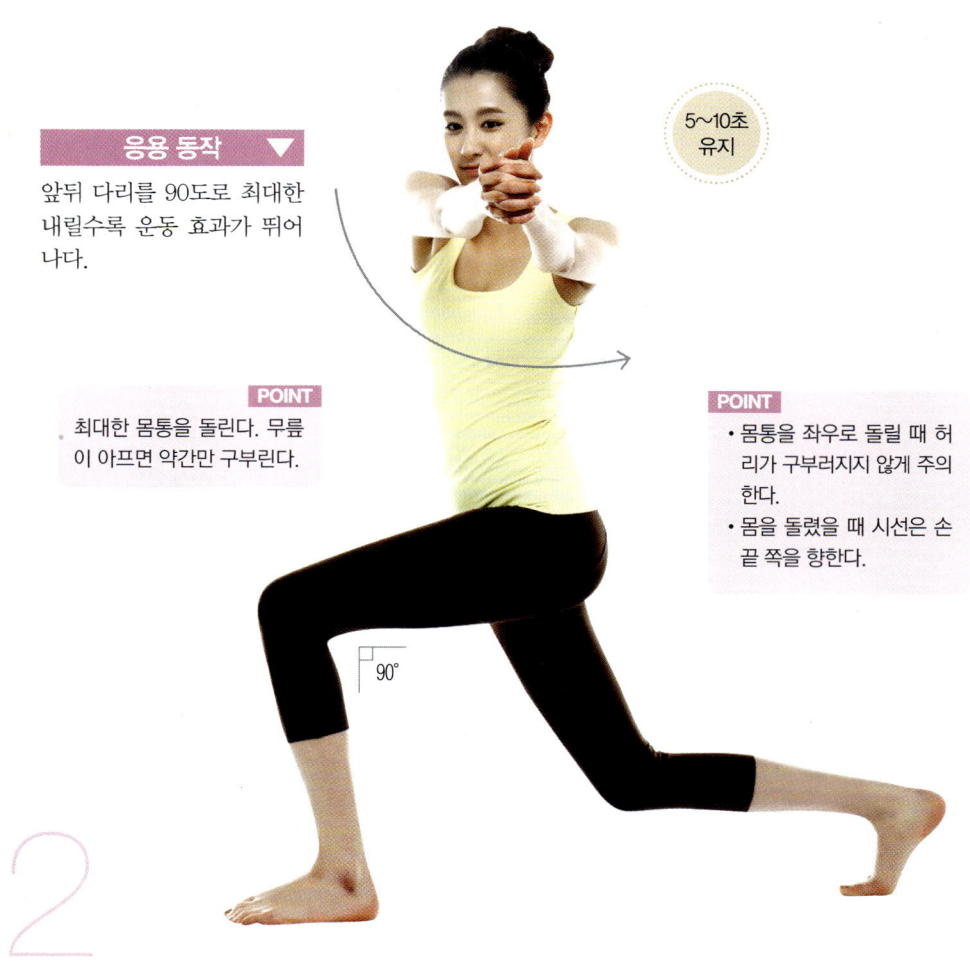

**응용 동작** ▼
앞뒤 다리를 90도로 최대한 내릴수록 운동 효과가 뛰어나다.

5~10초 유지

**POINT**
최대한 몸통을 돌린다. 무릎이 아프면 약간만 구부린다.

**POINT**
- 몸통을 좌우로 돌릴 때 허리가 구부러지지 않게 주의한다.
- 몸을 돌렸을 때 시선은 손 끝 쪽을 향한다.

## 2

마주잡은 양손을 옆으로 이동시키며 허리를 돌려준다. 최대한 몸통을 비튼 상태에서 5~10초간 정지한다. 방향 바꿔 똑같은 동작을 반복해준다.

# PROBLEM 06

## 짐볼 다리 펴 엉덩이 들기

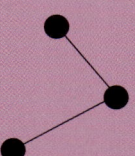

**돌출된 아랫배 곧고 판판하게 펴주는 탄력 운동**

통통하게 튀어나온 아랫배 돌출(요추전만 체형 불균형)을 판판하게 교정시켜 주며, 아랫배 군살(똥배)을 확실하게 제거해준다.

**CONTENTS**
- 짐볼 다리 펴 엉덩이 들기
- 다리 쭉 펴 엉덩이 들기

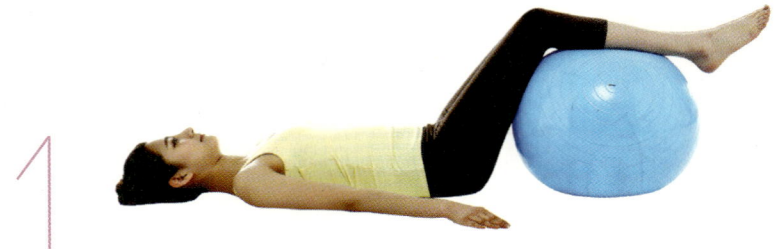

1. 척추의 정렬을 바로잡고 누워 짐볼 위에 다리를 올려놓는다. 양손은 엉덩이 옆으로 벌려 짚어 몸이 흔들리지 않도록 균형을 잡는다.

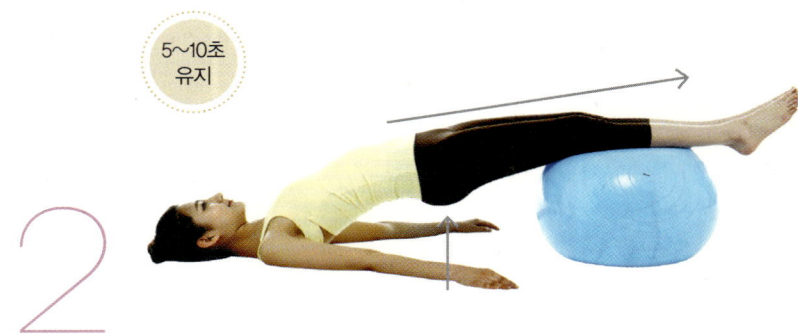

*5~10초 유지*

2. 엉덩이를 최대한 바닥에서 들어올려 몸을 일직선으로 만들어준다. 정지 상태에서 5~10초 동안 지탱한 다음 원위치한다.

PART 04 고민 부위별 자세 교정 운동

구부정한 자세(굽은 등)와 굽은 어깨, 비틀어진 척추가 바르게 교정된다.

HOW TO

1세트 10개, 30개(3세트)

### 응용 동작 ▼

짐볼이 없는 경우 척추의 정렬을 바로잡고 양쪽 무릎을 세워 눕는다. 엉덩이를 최대한 바닥에서 들어올려 상체와 허벅지 라인을 일직선으로 만들어준다.

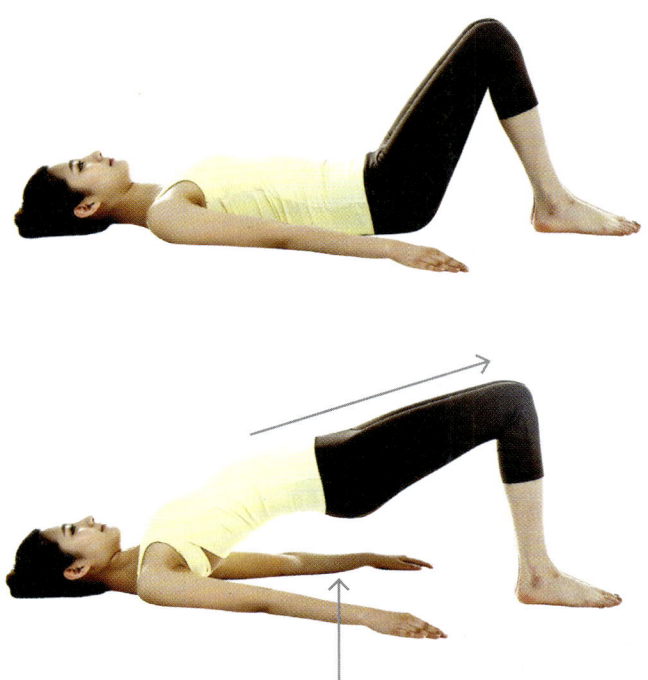

### POINT

- 몸이 앞뒤, 좌우로 흔들리지 않도록 균형을 유지하여야 한다. 흔들리는 상태에서 지탱하면 운동효과가 적거나 없다.
- 등, 복부, 엉덩이와 허벅지 부위가 탄탄해지는 것을 느껴야 한다.

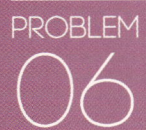

# 다리 쭉 펴 엉덩이 들기

## 1

척추의 정렬을 바로잡고 양발을 쭉 펴 모은 다음 양 손을 등 뒤쪽에 놓고 앉는다.

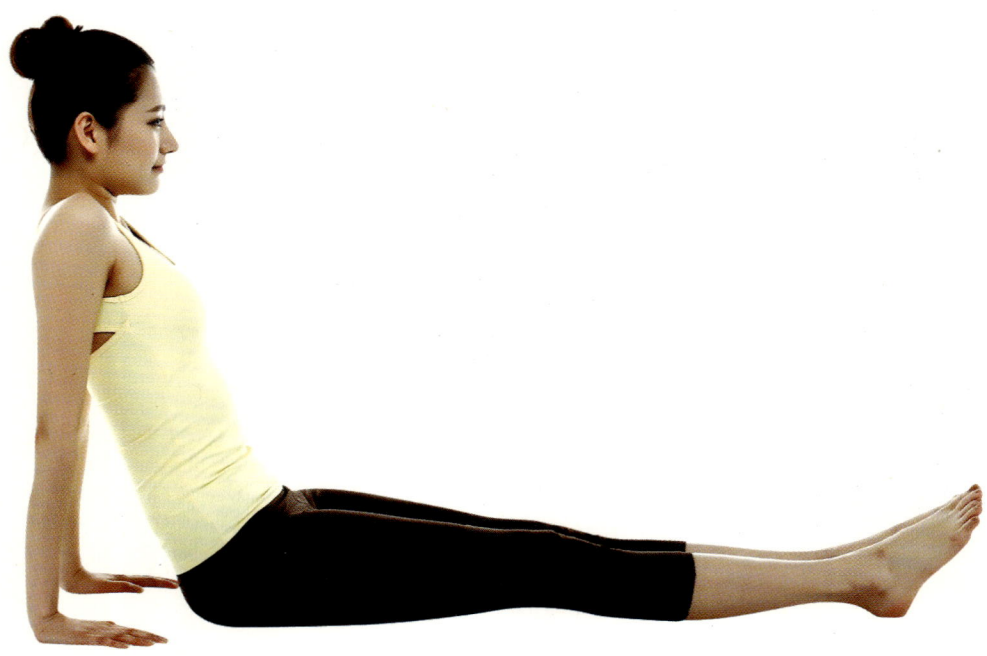

처진 등, 복부, 어깨, 겨드랑이와 팔뚝 주변의 흐트러진 군살을 잡아주며 탄력을 더해준다.

1세트 10개, 30개(3세트)

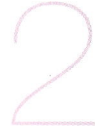

엉덩이를 위로 힘차게 들어올려 하체와 상체를 일직선으로 만들어준 상태에서 시선은 천장을 보면서 5~10초 동안 균형을 잡아 지탱한다.

**POINT**
- 몸이 앞뒤, 좌우로 흔들리지 않도록 균형을 유지하여야 한다. 흔들린 상태에서 지탱하면 운동 효과가 적거나 없다.
- 복부와 엉덩이, 허벅지 부위가 탄탄해지는 것을 느껴야 한다.

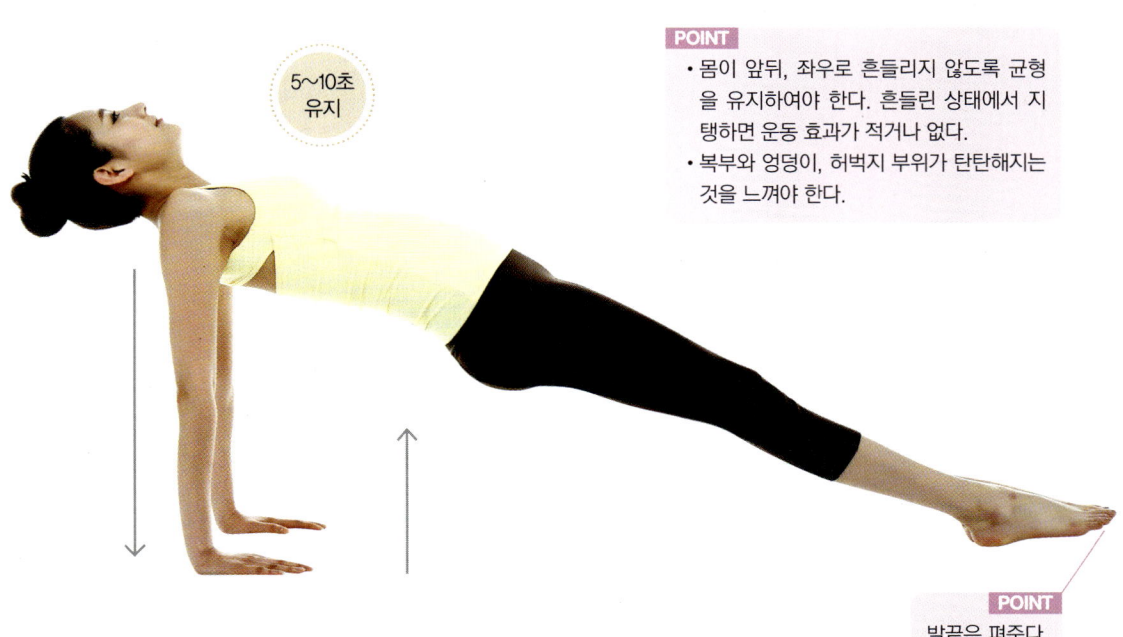

5~10초 유지

**POINT**
발끝은 펴준다.

# PART5
# 명품 웨딩드레스 뒤태 만들기

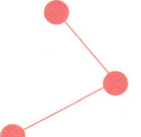

예비 신부에게 특히 중요한, 시선을 사로잡는 명품 웨딩드레스 라인 만들기 3주 속성 전신 체형 교정 운동 프로그램. 트렌디한 웨딩드레스를 더욱 돋보이게 하기 위해서는 날씬한 체형은 기본! 군살 없는 등, 판판한 복부, 잘록한 옆구리, 힙업 엉덩이, 탄탄한 허벅지, 맵시 있는 다리 라인 등, 시선을 사로잡는 웨딩드레스 체형 만들기 3주 속성 프로그램을 지금 공개한다.

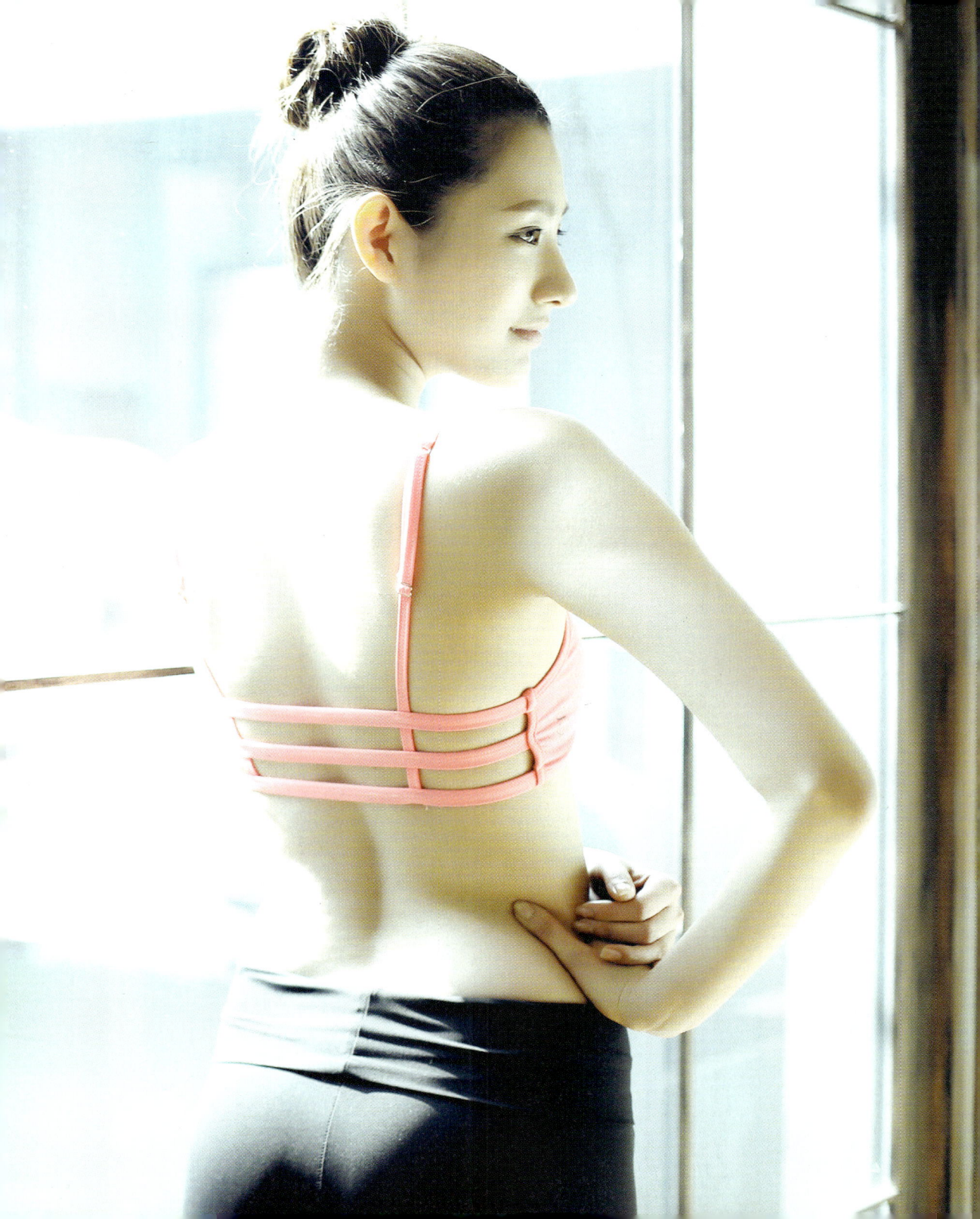

# 결혼식의 하이라이트는 웨딩드레스 자태

**최신 웨딩드레스는 뒤태와 체형 라인 노출 디자인이 대세!**

웨딩드레스만큼 그때그때의 유행을 바로 반영하는 패션도 없다. 과거에는 몸매의 대부분을 가리는 웨딩드레스가 유행하여 주로 머리와 화장에 더 신경을 썼다. 하지만 요즘은 목선, 어깨선, 등 라인, 허리 라인까지 몸매를 최대한 노출시키는 디자인, 특히 상체와 뒤태를 훤히 드러내는 것이 대세이다.

그러나 구부정한 자세, 비틀어진 척추, 울퉁불퉁 바디 라인이라면……. 웨딩드레스는 갈수록 몸에 붙고 앞뒤로 깊이 파이는데 내 몸은 따라가지 못하니 결혼을 앞둔 많은 여성들이 한숨을 쉬곤 한다. 결국 결혼식이 다가올수록 예비 신부들은 극단적인 결혼 다이어트에 돌입하게 된다. 하지만 음식 섭취만 절제하는 다이어트를 하면 살은 빠질지 몰라도 균형 잡히고 탄탄한 몸매 라인은 얻을 수 없다. 앞으로 튀어나온 거북목, 굽은 어깨, 비틀어진 골반 라인까지 잡아주는 다음의 3주 속성 체형교정 운동을 함께 실천해보자. 흐트러진 몸매 라인을 꼭 탄탄하게 만들어 명품 웨딩드레스 자태를 마음껏 뽐내보길 진심으로 바란다.

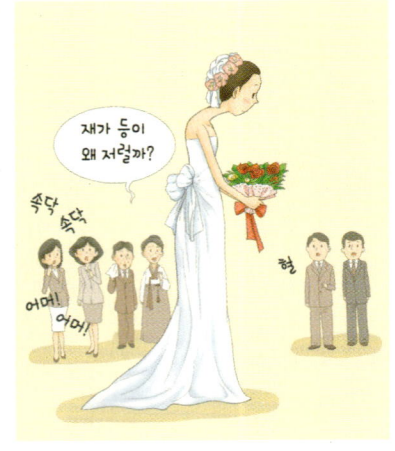 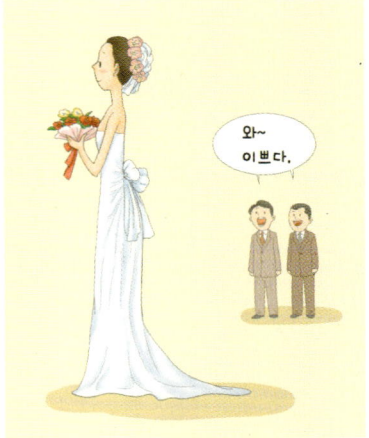

PART 05 명품 웨딩드레스 뒤태 만들기

## 명품 웨딩드레스 뒤태 만들기 3주 속성 프로그램 운동법

**POINT**

- 운동 전 가벼운 스트레칭을 해야, 운동 시 피로감과 불필요한 통증이 없다.
- 각각의 동작을 1회(5~10초 지속), 10회씩(1세트) 쉬지 않고 연속된 동작으로 5~10회(5~10세트) 반복한다, 힘들다고 중간에 쉬면 효과가 떨어진다.
- 한 동작 한 동작 정확하게 한다, 빨리 하려고만 하여 동작을 정확하게 하지 않으면 효과가 떨어진다.
- 1~13번(258~283쪽)까지 동작을 하루에 모두 따라한다. 3주간 꾸준히 해야 명품 뒤태 라인을 만들 수 있다.

HOW TO

# WEDDING PROGRAM

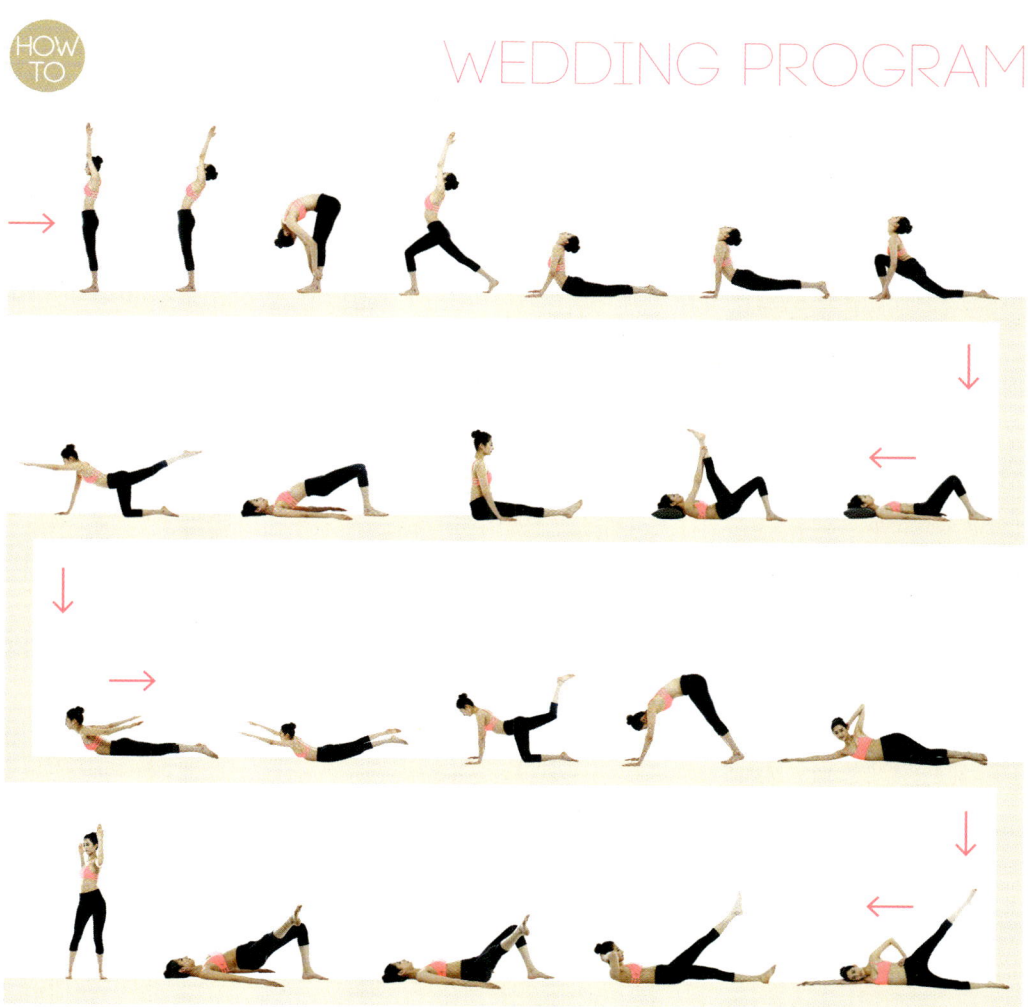

# 3WEEK 01

## 전신 교정 다이어트 심부 코어 근육 스트레칭 연속 운동 01~13

자세 핵심 근육을 단기간에 풀어줘 체형 라인을 확실하게 되살려준다. 특히 팔, 어깨, 등, 엉덩이의 군살을 제거해 체형 라인을 돋보이게 만들어 준다.

## 바른 자세 속성 교정 연속 운동 1

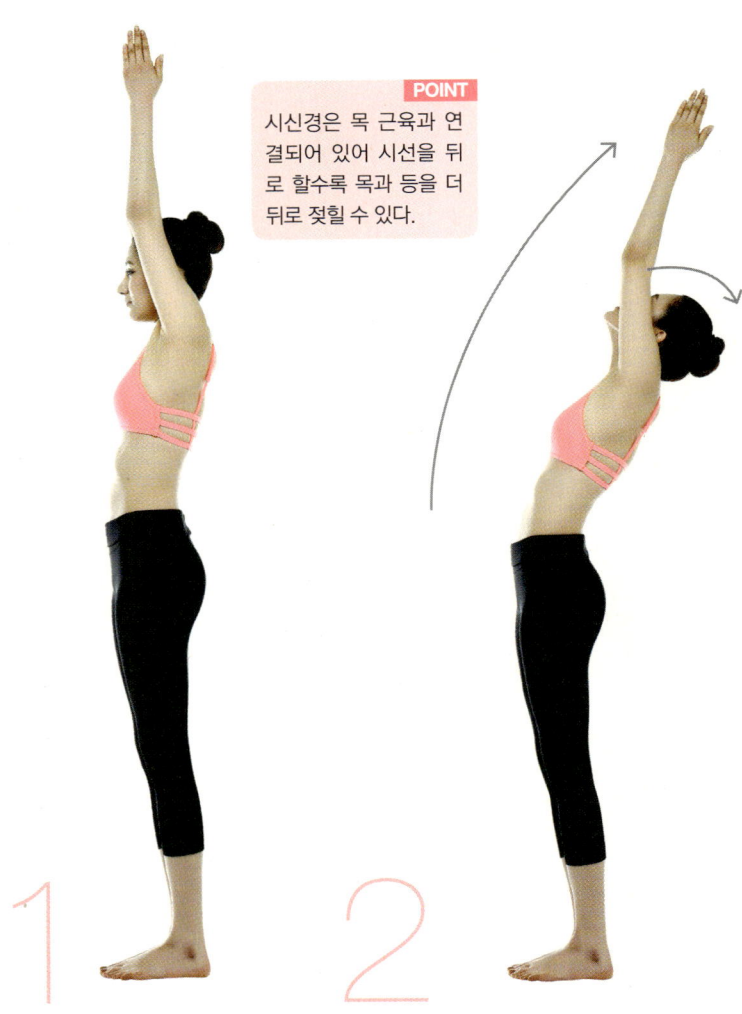

**POINT**
시신경은 목 근육과 연결되어 있어 시선을 뒤로 할수록 목과 등을 더 뒤로 젖힐 수 있다.

**1** 척추 정렬을 잡아 바르게 선다. 양손은 마주대 위로 들어준다.

**2** 양손을 최대한 뒤로 젖혀준다. 이때 시선은 손끝을 향하도록 한다.

PART 05 명품 웨딩드레스 뒤태 만들기

굽은 자세가 전반적으로 곧게 교정된다.

1세트 10개, 좌우 30개(3세트)

**POINT**
전체적으로 몸이 개운해지고 가벼워지는 것을 느껴야 한다.

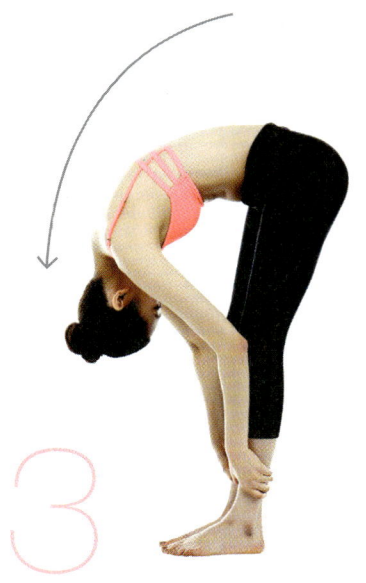

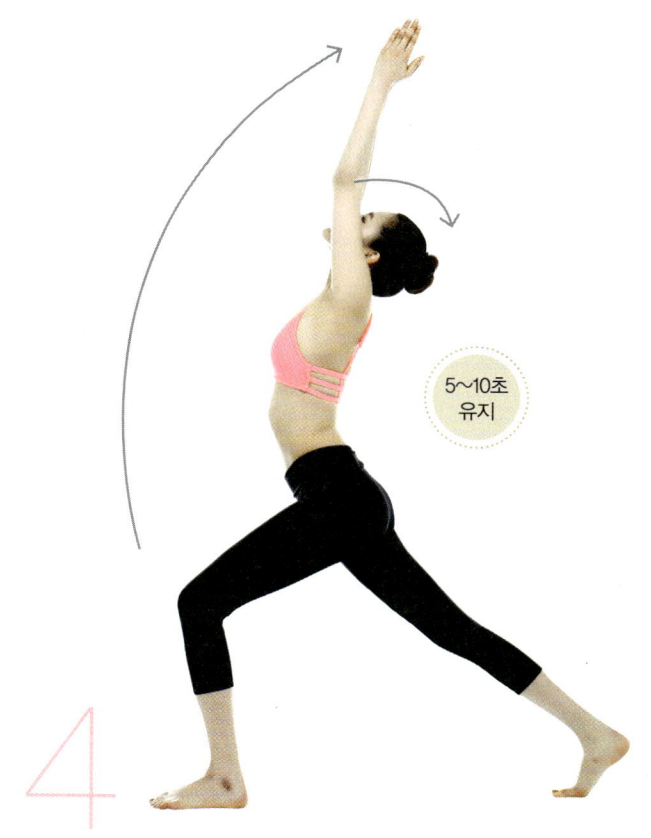

5~10초 유지

상체를 숙여 양손으로 발목을 잡는다.

왼쪽 발을 앞으로 내밀어 무릎을 구부리고, 최대한 뒤쪽 다리의 허벅지가 펴지도록 고개를 젖히면서 상체를 내린다. 다리 바꿔 똑같은 운동을 반복해준다.

3WEEK 02

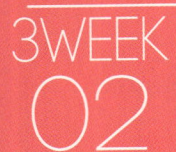

# 바른 자세 속성 교정 연속 운동 2

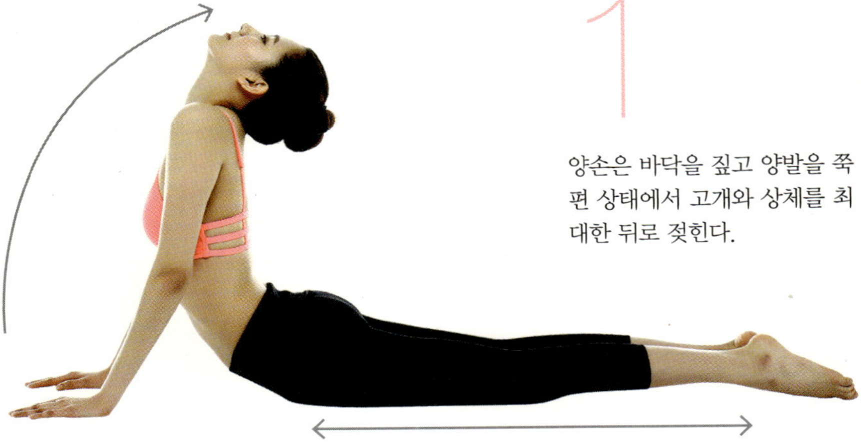

1

양손은 바닥을 짚고 양발을 쭉 편 상태에서 고개와 상체를 최대한 뒤로 젖힌다.

5~10초 유지

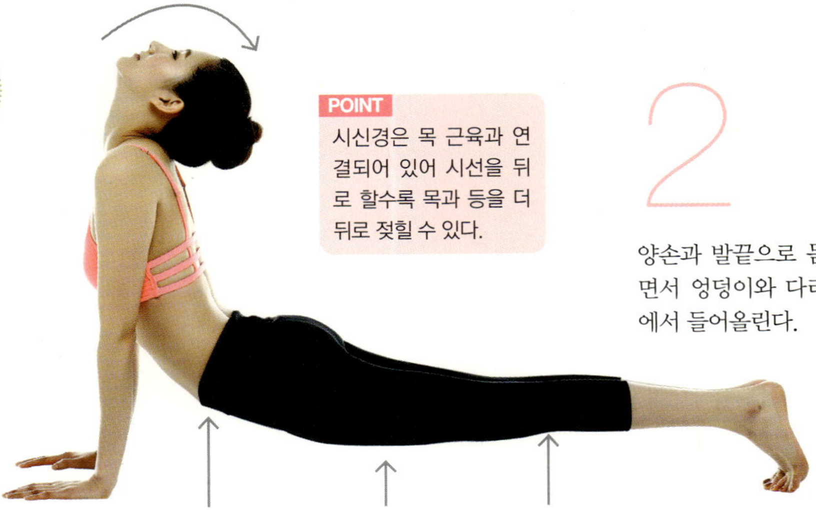

**POINT**
시신경은 목 근육과 연결되어 있어 시선을 뒤로 할수록 목과 등을 더 뒤로 젖힐 수 있다.

2

양손과 발끝으로 몸을 지탱하면서 엉덩이와 다리까지 바닥에서 들어올린다.

연속 동작으로, 굽은 자세와 굽은 등을 최대한 곧게 펴준다.

> HOW TO
>
> 1세트 10개, 좌우 30개(3세트)

## 3

왼쪽 다리를 앞으로 내밀어 무릎을 세우고 오른쪽 다리는 뒤로 펴 바닥에 댄다. 고개는 최대한 뒤로 젖힌다.

5~10초 유지

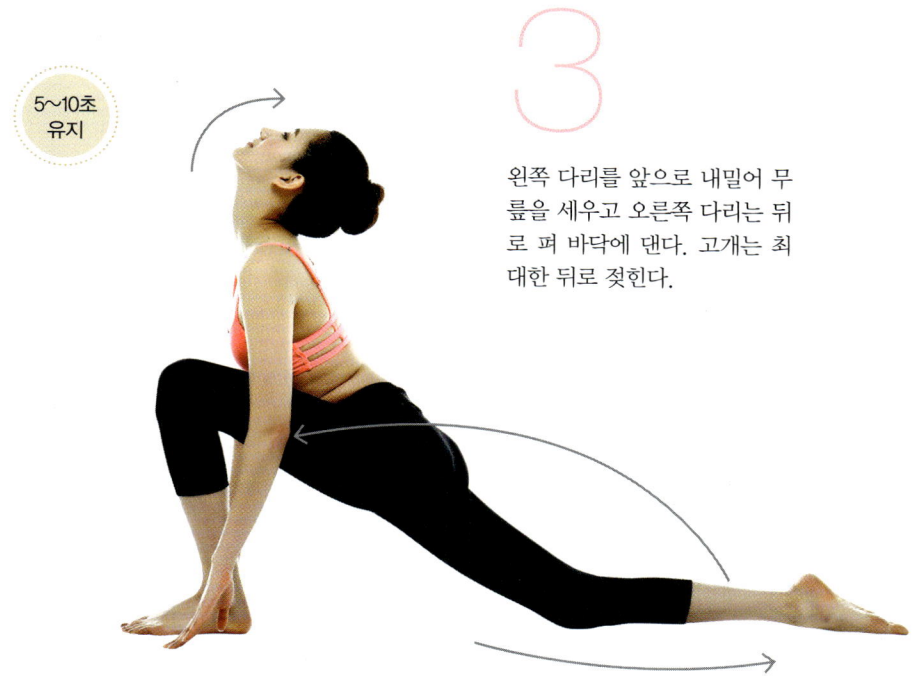

**POINT**
굽은 등과 굽은 자세가 판판하게 펴지면서 몸이 개운해지는 것을 느껴야 한다.

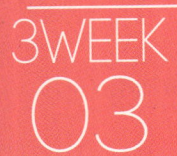

# 학다리 잡아당기기

**1**

머리 뒤쪽에 공이나 베개를 대고 무릎을 세워 눕는다.

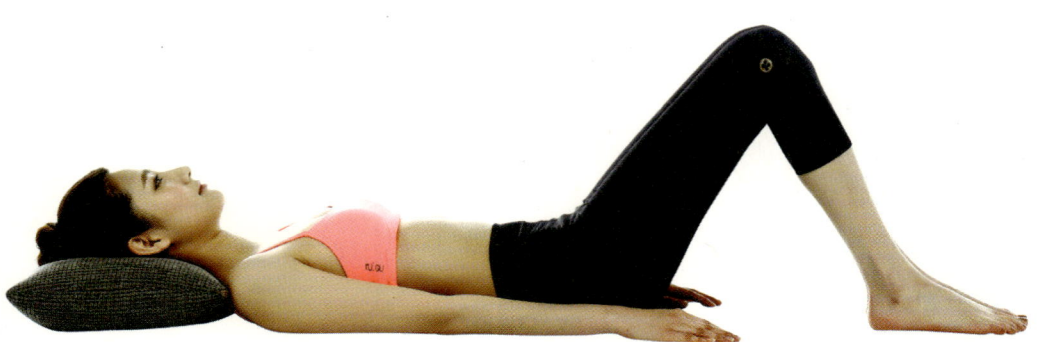

다리 부기가 가라앉고 종아리, 허벅지 라인이 예뻐진다.

1세트 10개, 좌우 30개(3세트)

**POINT**
유연성이 부족한 경우에는 무리하지 않는다. 몸이 흔들리지 않게 중심을 잡는다.

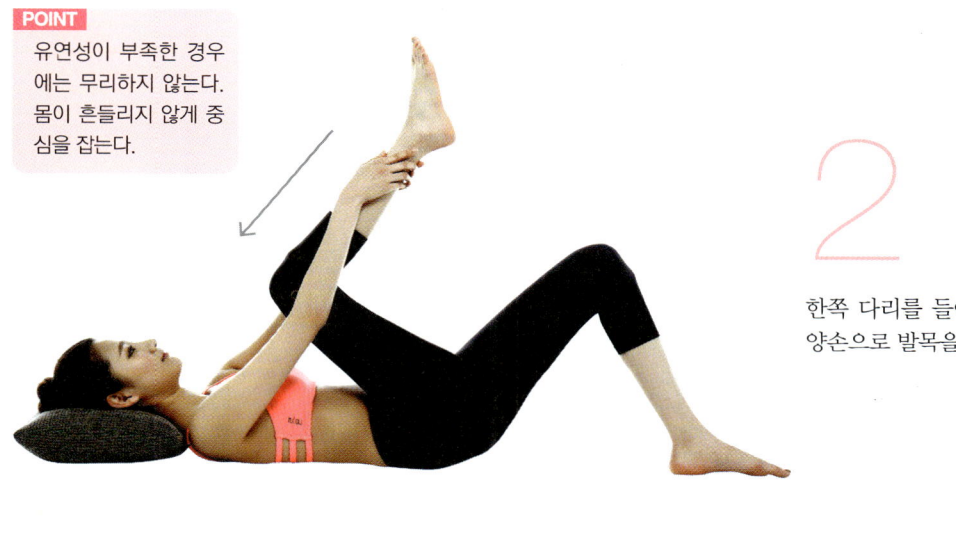

## 2
한쪽 다리를 들어올리고 양손으로 발목을 잡는다.

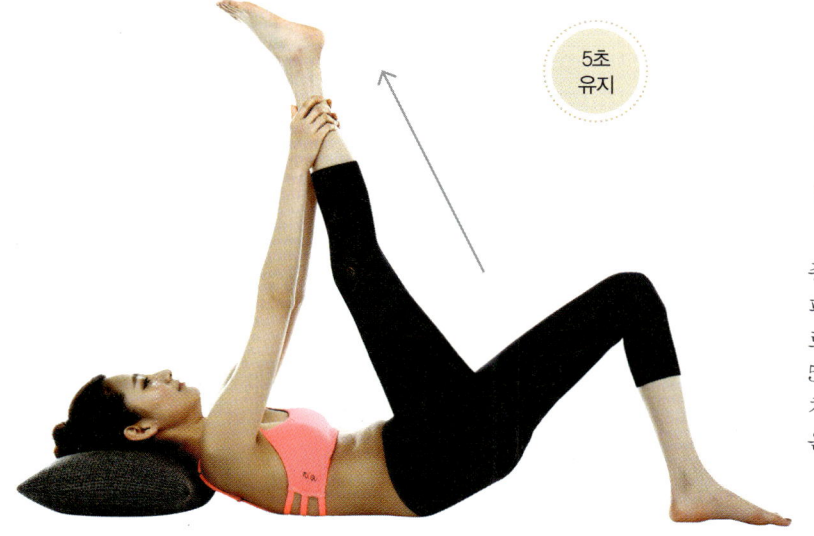

5초 유지

## 3
종아리와 허벅지를 쭉 펴고 최대한 가슴 쪽으로 다리를 잡아당긴다. 5초 동안 멈췄다가 원위치한다. 다리 바꿔 똑같은 동작을 반복한다.

# 3WEEK 04 다리 펴서 들어 발끝 잡아당기기

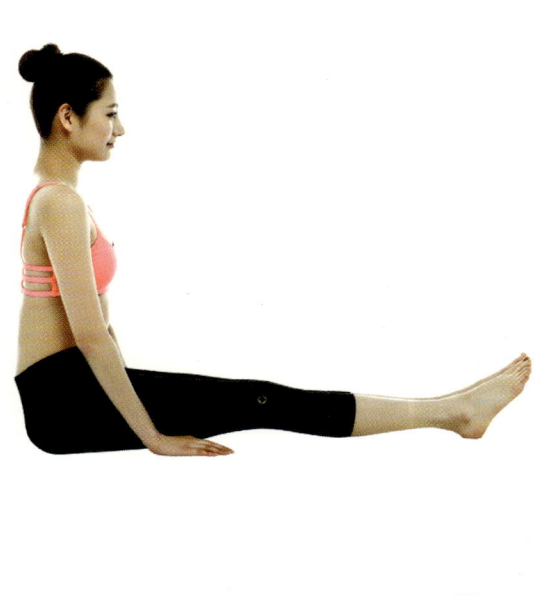

## 1
척추 정렬을 바로잡고 허리를 세워 앉는다.

## 2
한 손으로 같은 쪽 발끝을 잡고 그대로 다리를 곧게 펴 들어올린다. 5초 동안 멈췄다가 처음의 위치로 돌아간다. 다리와 손을 바꿔 똑같은 동작을 반복해준다.

5초 유지

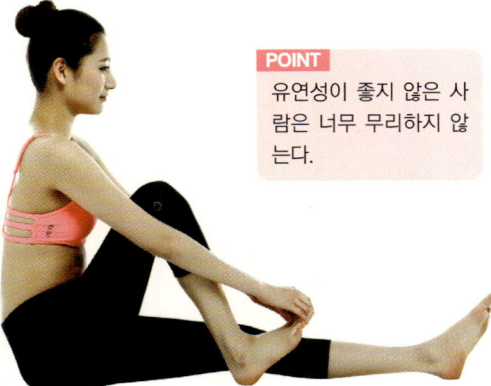

**POINT**
유연성이 좋지 않은 사람은 너무 무리하지 않는다.

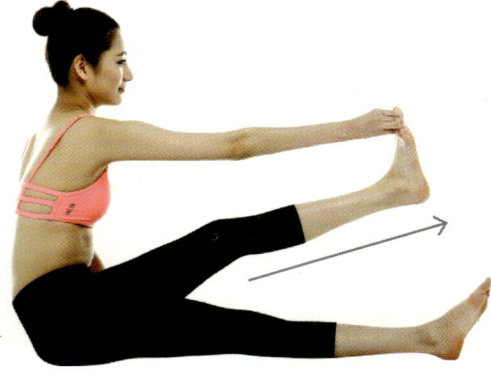

종아리, 허벅지 군살을 제거하고 다리 전체 뒤쪽의 라인이 예뻐진다.

HOW TO

1세트 10개, 좌우 30개(3세트)

**응용 동작** ▼

유연성 부족 시 수건이나 고무밴드로 한쪽 발바닥을 감싸 들어올려도 된다.

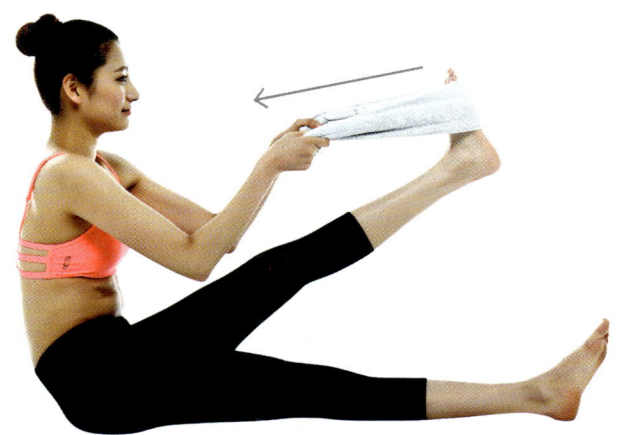

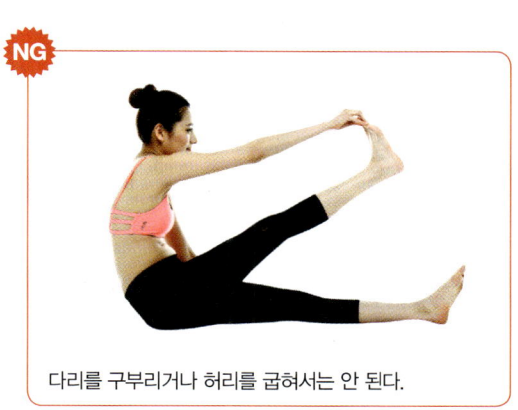

다리를 구부리거나 허리를 굽혀서는 안 된다.

# 3WEEK 05 코어 근육 강화 연속 운동

## 1

척추의 정렬을 바로 잡고 천장을 보고 양 무릎을 세워 눕는다.

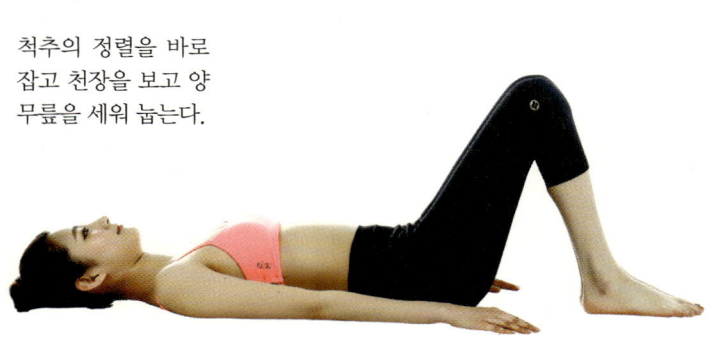

## 2

힘차게 엉덩이를 들어 올리고 그 상태에서 5초 동안 지탱한다.

5초 유지

**POINT** 유연성이 좋지 않은 사람은 너무 무리하지 않는다.

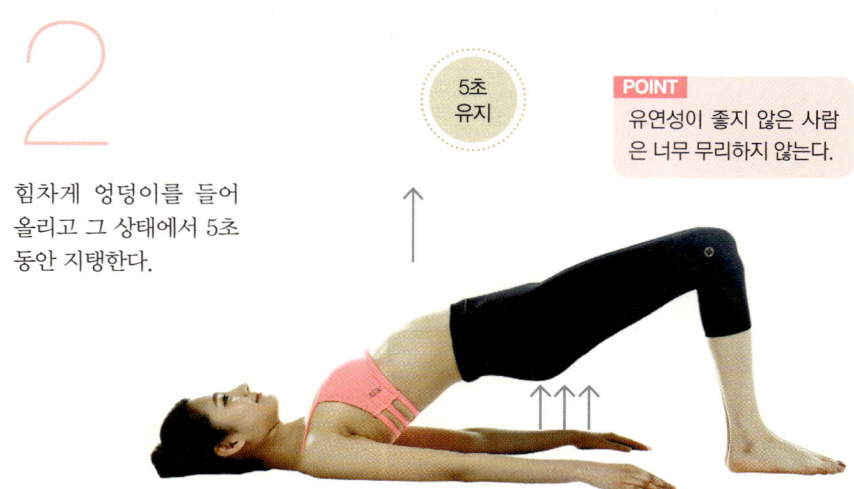

팔, 어깨, 등, 엉덩이의 군살을 제거해 체형 라인을 돋보이게 만들어준다.

1세트 10개, 30개(3세트)

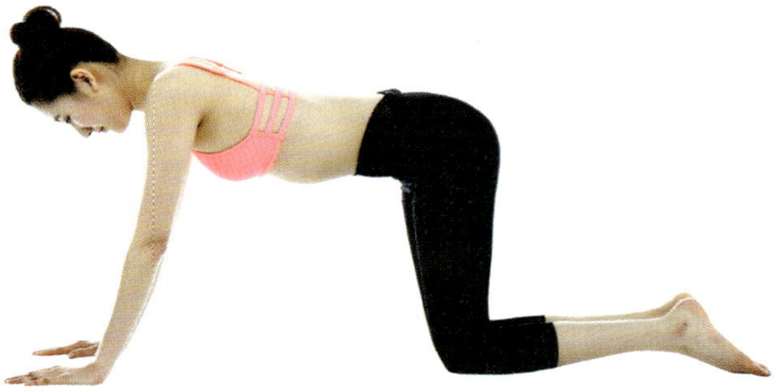

## 3
양손으로 바닥을 짚고 무릎을 꿇고 엎드린다.

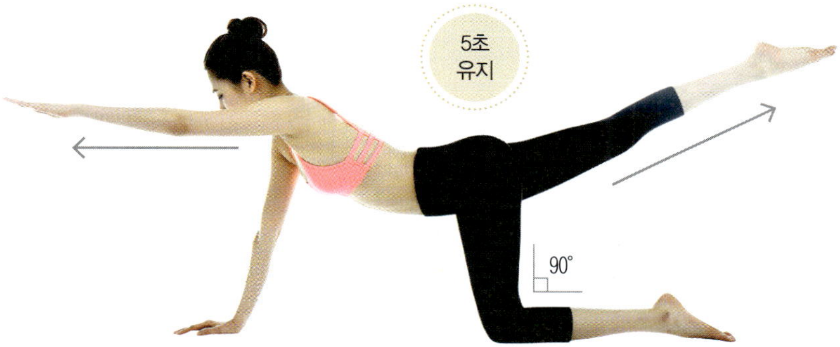

## 4
왼쪽 팔을 들어 앞으로 쭉 뻗고 오른쪽 다리도 들어올려 쭉 뻗어준다. 5초 동안 몸이 흔들리지 않도록 중심을 잡고 지탱한다. 다리와 손을 바꿔 똑같은 동작을 반복해준다.

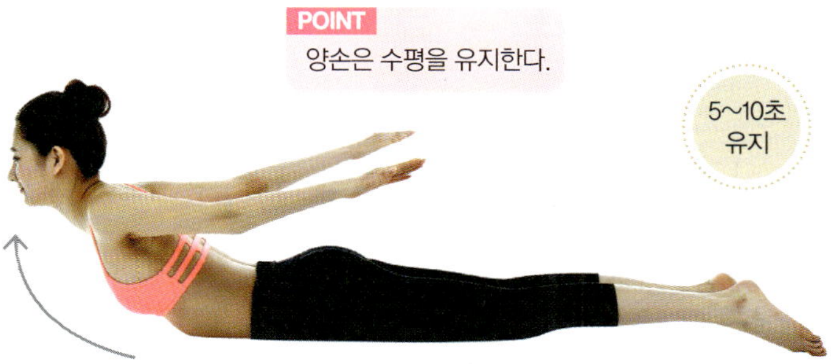

**POINT** 양손은 수평을 유지한다.

5초 유지

90°

## 5
바닥에 완전히 엎드린 다음 그대로 가슴과 얼굴을 지면에서 힘차게 들어올린다. 팔도 손바닥이 아래로 향하도록 해 들어올린다. 5~10초 동안 몸이 흔들리지 않도록 주의하며 자세를 유지한다.

5~10초 유지

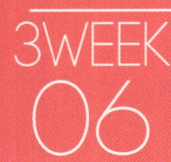

# 엎드려 양팔, 양다리 X자 동시 들기

## 1

척추 정렬을 바로잡아 양팔과 양다리를 X자로 벌려 엎드린다. 이때 양손은 어깨너비, 양발은 골반 넓이로 벌려준다.

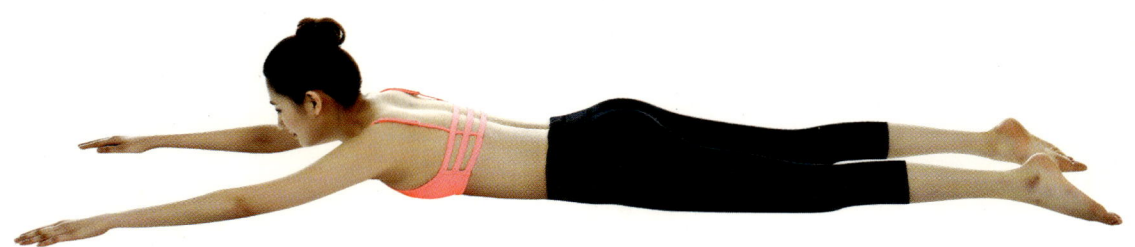

**POINT**
양팔과 양다리가 벌어진 각도가 비슷해야 한다.

허벅지 뒤쪽 햄스트링을 강화시키며 판판하게 해 탄력적인 허벅지 라인을 만들어준다.

1세트 10개, 30개(3세트)

양팔과 양다리를 동시에 펴서 최대한 들어올려준다. 동작 완성 시 5~10초 동안 정지했다가 원위치한다.

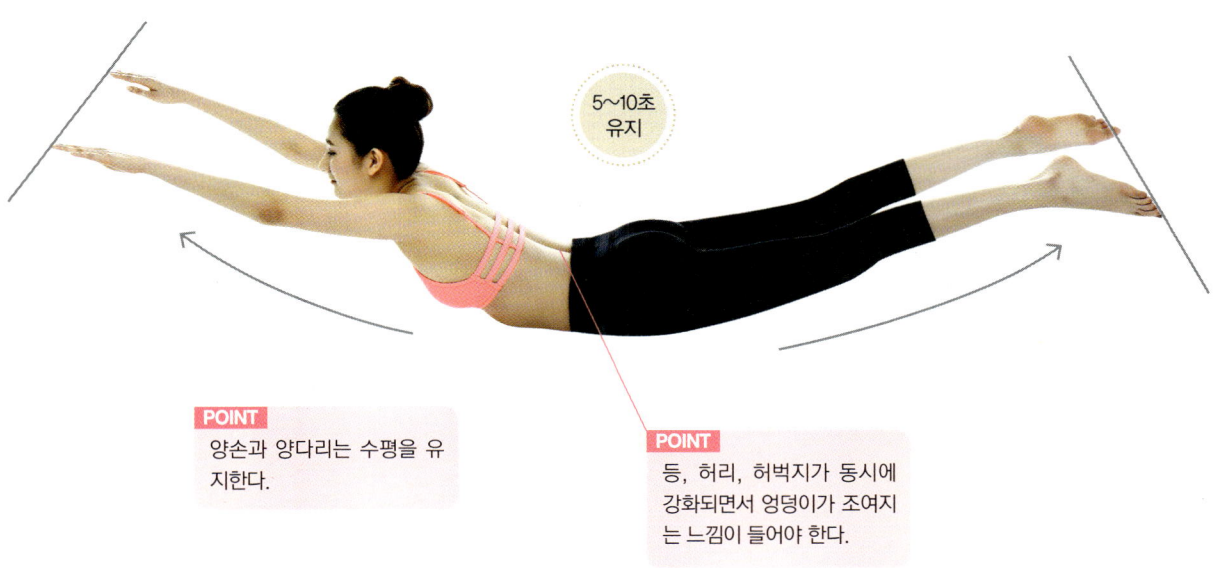

5~10초 유지

**POINT** 양손과 양다리는 수평을 유지한다.

**POINT** 등, 허리, 허벅지가 동시에 강화되면서 엉덩이가 조여지는 느낌이 들어야 한다.

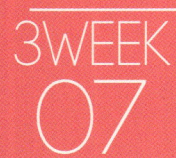

# 전갈 꼬리

**1**

바닥에 양손을 짚고 무릎을 대고 엎드린다.

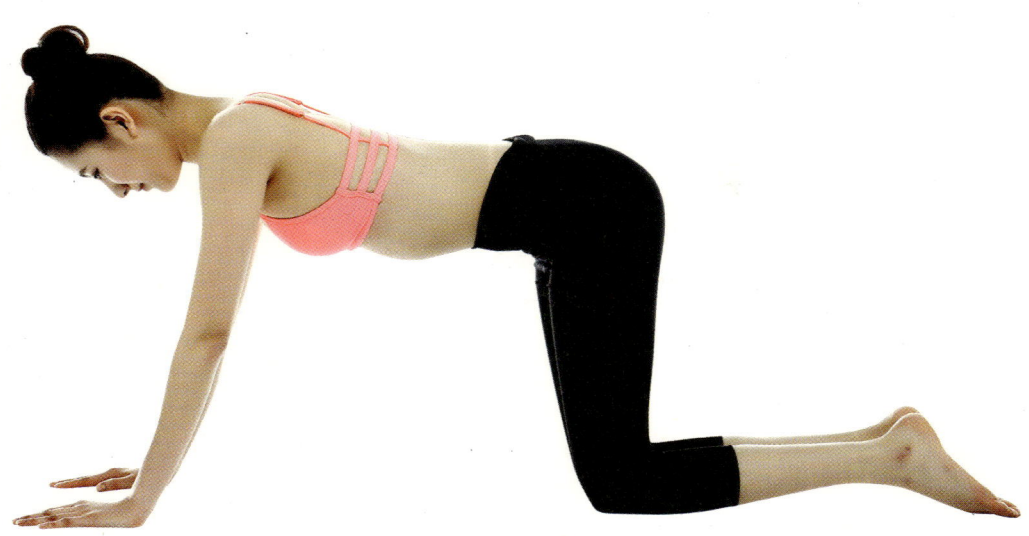

허벅지 햄스트링 강화로 탄탄한 허벅지로 만들어준다.

HOW TO

1세트 10개, 좌우 30개(3세트)

## 2

오른쪽 무릎을 90도로 구부려 위로 들어올린다. 동작 완성 시 5~10초간 멈췄다가 무릎이 바닥에 닿지 않은 상태에서 다리를 들었다 내렸다 10회 반복한 후 다리 바꿔 똑같은 운동을 해준다.

**POINT**
- 몸의 균형이 깨지지 않도록 해야 한다.
- 디스크, 협착증 같은 척추질환을 갖고 있는 경우 다리를 들어올리는 동작 시 통증이 생길 수도 있다. 통증이 심한 경우 운동을 중단한다.

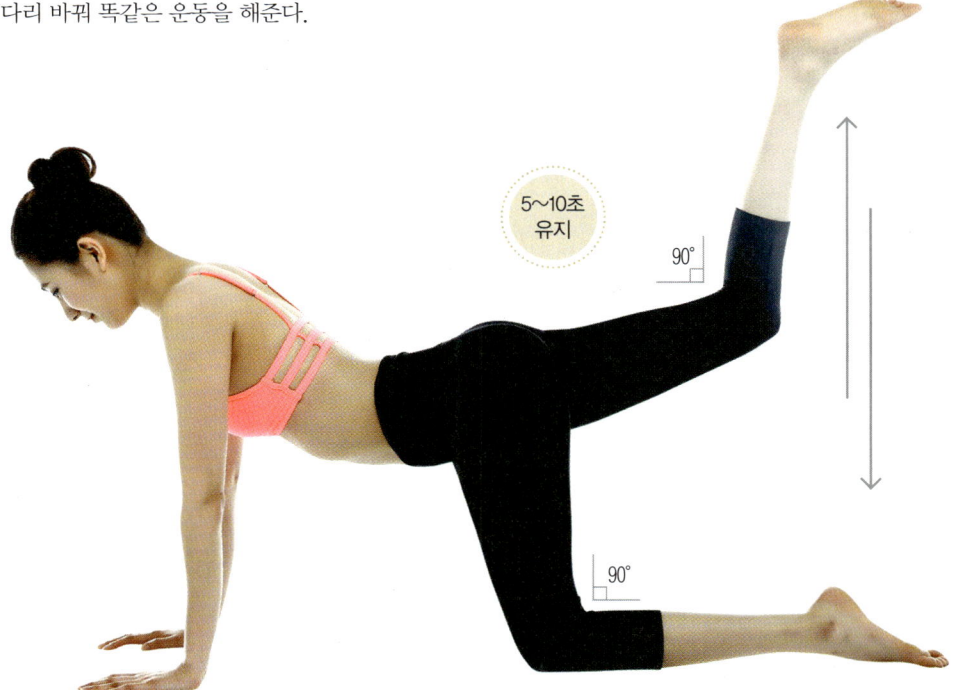

5~10초 유지

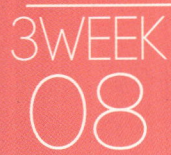

## 팔 짚어 A자 만들기

**1**

척추의 정렬을 바로잡고 양손으로 바닥을 짚고 무릎을 꿇고 엎드린다.

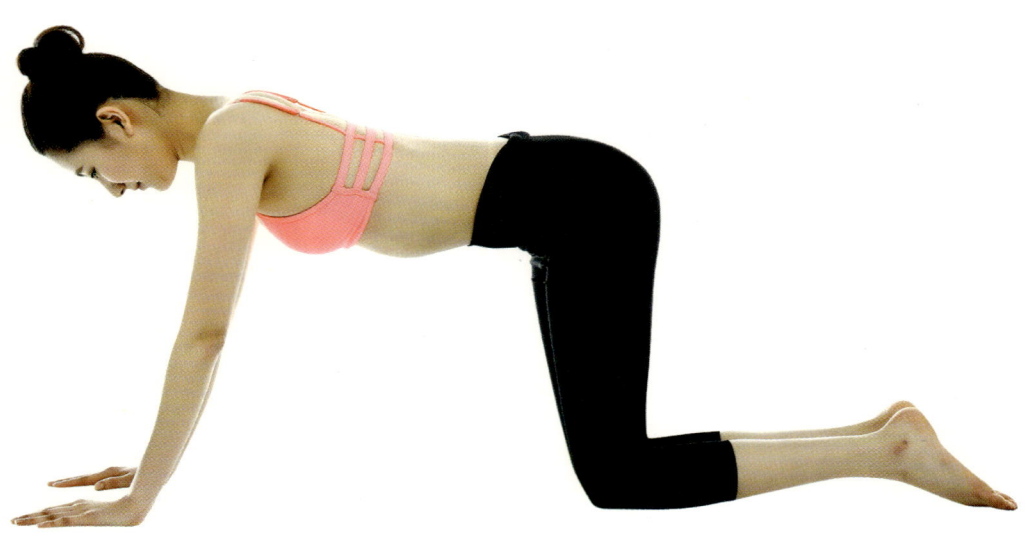

처진 등을 곧게 교정시켜 주며 등, 복부, 엉덩이, 허벅지 군살을 제거해 탄력을 준다.

HOW TO

1세트 10개, 30개(3세트)

## 2

엉덩이를 세워 몸을 A자 형으로 만든다. 5초 동안 상하체가 흔들리지 않도록 균형을 잡아 지탱한다.

5초 유지

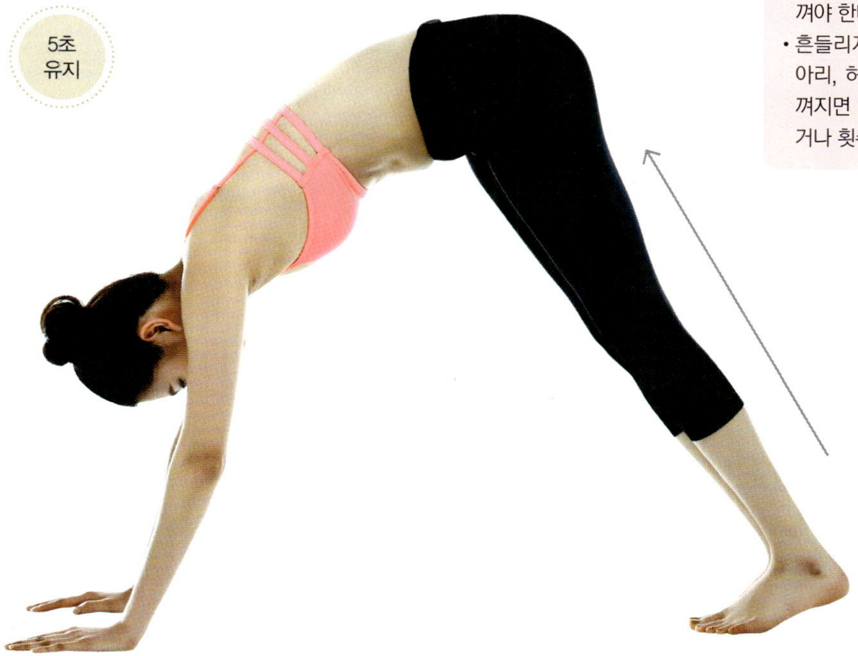

**POINT**

- 등, 복부와 엉덩이, 허벅지 부위가 탄탄해지는 것을 느껴야 한다.
- 흔들리지 않아야 한다. 종아리, 허리 등에 통증이 느껴지면 3초 이하로 지탱하거나 횟수를 줄인다.

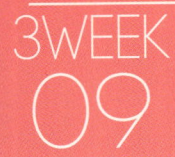

# 측면 윗몸 일으키기

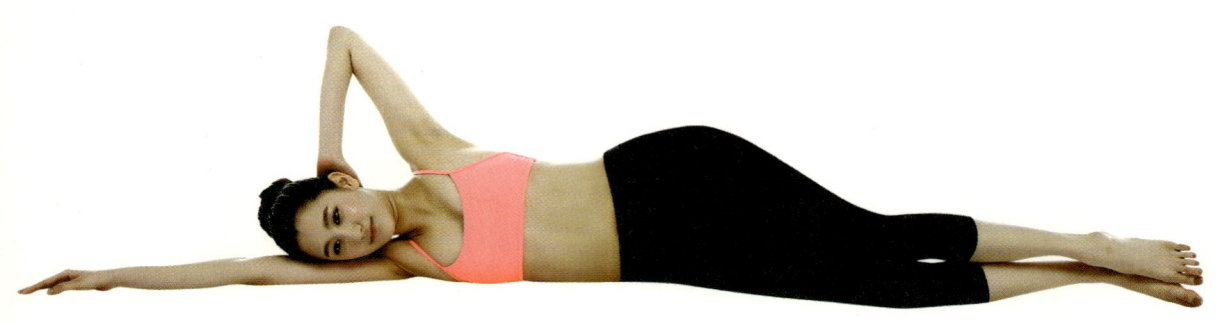

**1**

골반은 세우고 양 무릎은 살짝 구부려 옆으로 눕는다. 오른손은 쭉 펴서 머리 밑에 대는데 이때 팔꿈치가 천장을 가리키게 한다. 왼팔은 구부려 귀 뒤에 올려놓는다.

옆구리 근육 강화로 잘록한 S자 허리 라인을 만들어준다.

HOW TO

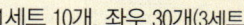

1세트 10개, 좌우 30개(3세트)

NG

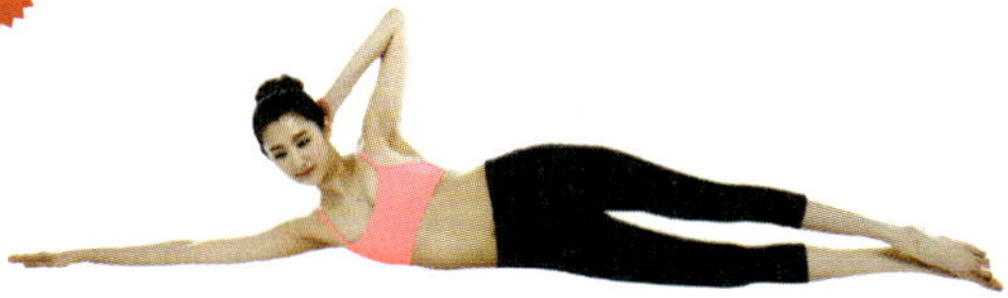

다리가 벌어지거나 들리면 운동 효과가 없다.

5~10초 유지

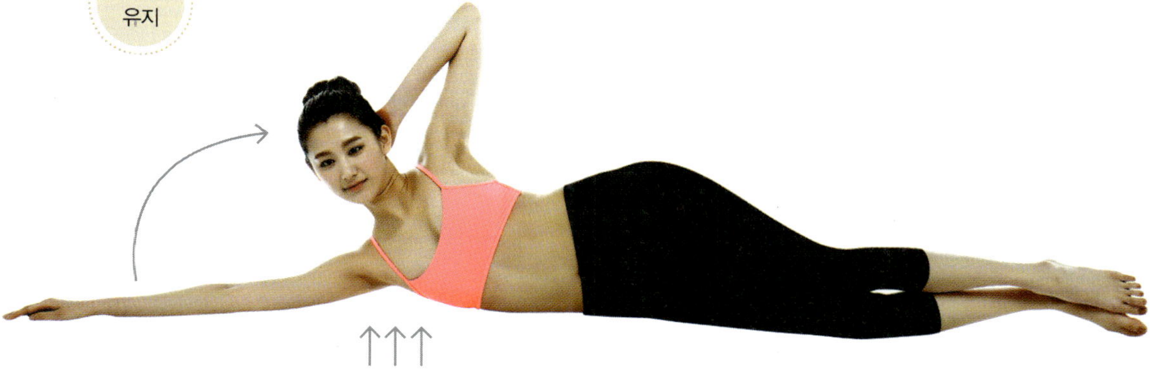

2

옆구리와 허리가 당기는 느낌이 들 때까지 상체를 다리 쪽으로 들어올려 준다. 동작 완성 시 5~10초간 멈췄다가 원위치한다. 방향 바꿔 똑같은 동작을 반복해준다.

**POINT**
옆으로 누워 있는 자세 균형이 무너지지 않도록 한다.

# 옆으로 누워 다리 들기

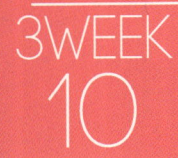

1

골반을 세우고 무릎을 모아 옆으로 눕는다. 오른손은 쭉 펴서 머리 밑에 대는데 이때 팔꿈치가 천장을 가리키게 한다. 왼팔은 구부려 허리 위에 올려놓는다.

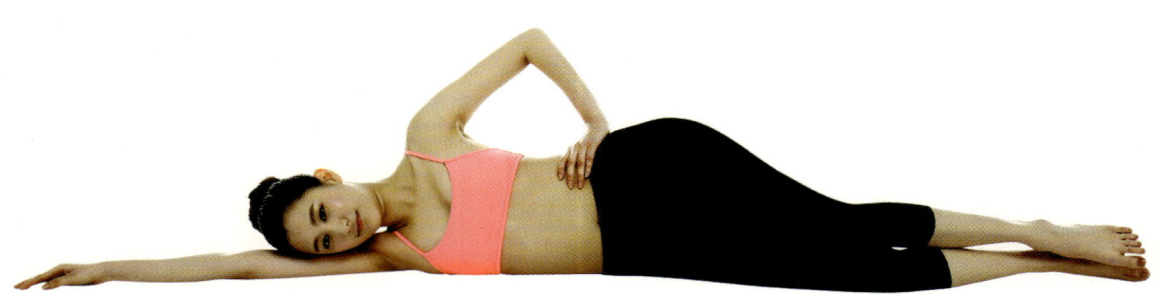

허벅지 바깥쪽과 둔부, 엉덩이 근육을 자극시켜
탄력적인 힙업, 허벅지 라인을 만들어준다.

1세트 10개, 좌우 30개(3세트)

## 2

발끝을 당긴 상태에서 골반이 흔들리지 않게 유지한
후, 왼쪽 다리를 위로 쭉 뻗어 올려준다.

**POINT**
몸이 옆으로 세워져 있도록 중심을 잡는다. 몸이 앞쪽으로 기울어지면 안 된다.

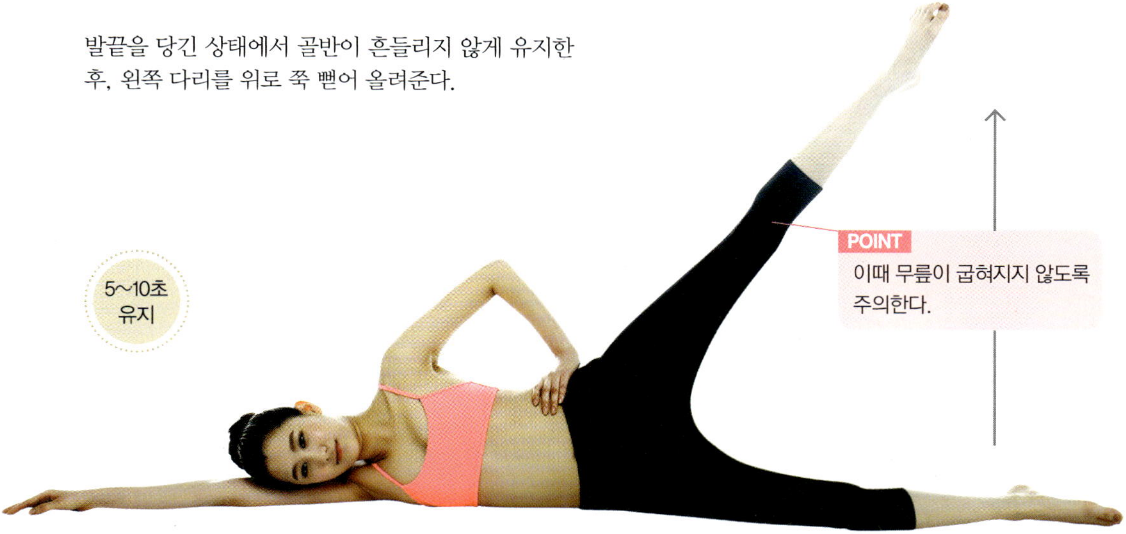

5~10초
유지

**POINT**
이때 무릎이 굽혀지지 않도록 주의한다.

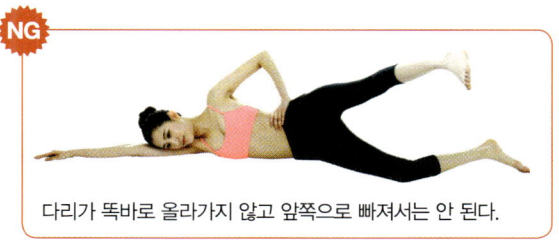

**NG**
다리가 똑바로 올라가지 않고 앞쪽으로 빠져서는 안 된다.

279

# 3WEEK 11 상체 들어 다리 올리기

## 1

똑바로 누워서 양손을
머리 뒤에 댄다.

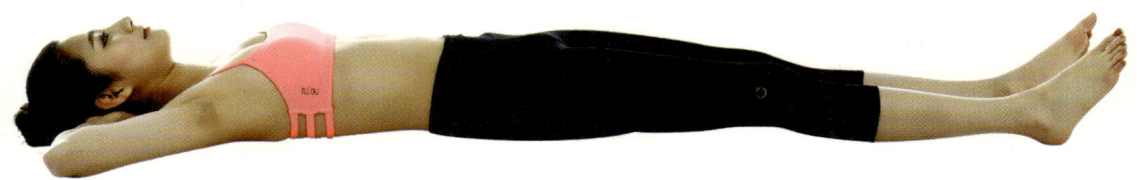

다리 근력을 키워주어 탄력적인 다리 라인으로 만들어준다.

1세트 10개, 좌우 30개(3세트)

## 2

어깨가 바닥에서 떨어지도록 상체를 올리고 오른쪽 다리를 천천히 들어올린다. 3~5초 동안 멈췄다가 원위치한다. 다리 바꿔 똑같은 동작을 반복해준다.

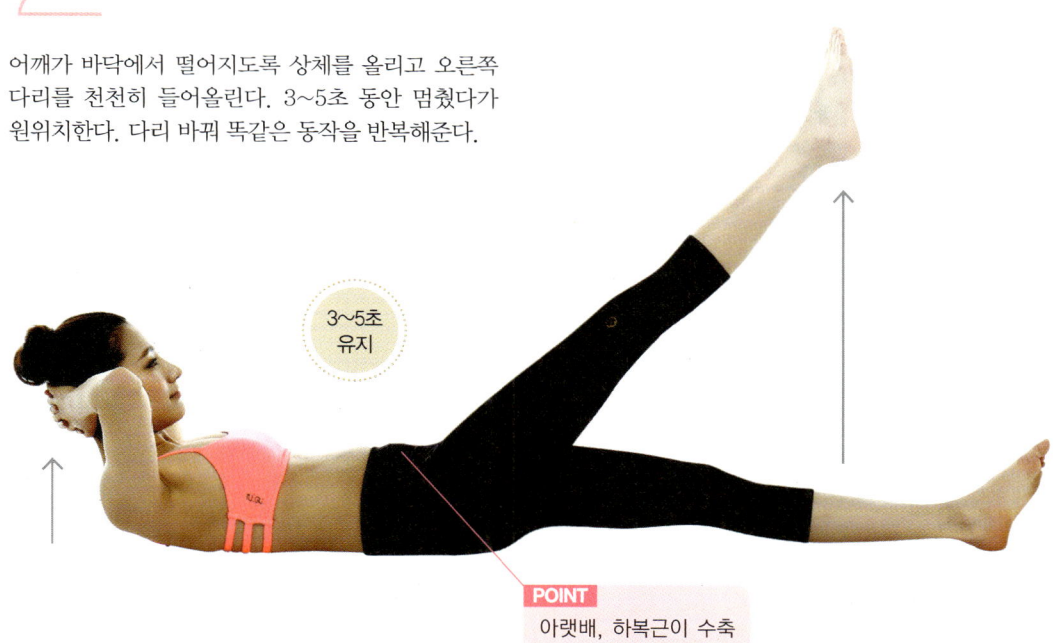

3~5초 유지

**POINT**
아랫배, 하복근이 수축 되는 것을 느껴야 한다.

# 3WEEK 12 누워서 학다리, 원 그리기

## 1

바르게 누워 오른쪽 발을 곧게 펴서 들어올린다. 이때 왼쪽 다리는 무릎을 세우고 양손은 골반 옆에 놓는다.

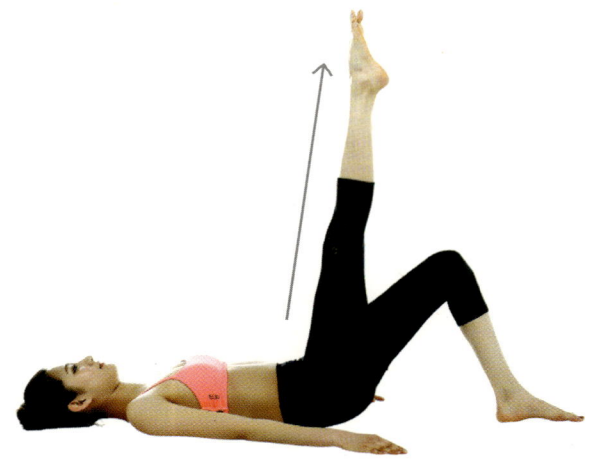

**POINT**
다리와 고관절 근육이 개운하게 풀어지는 것을 느껴야 한다.

## 2

골반이 흔들리지 않게 주의하며, 발끝으로 크게 원을 그린다. 바깥쪽으로 열 번, 안쪽으로 열 번을 그린다. 다리 바꿔 똑같은 동작을 반복해준다.

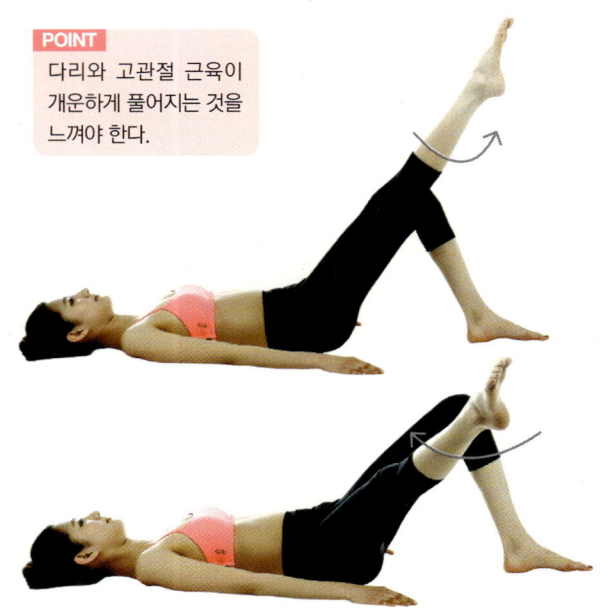

뻑뻑한 고관절을 풀어주고, 허벅지 라인을 탄탄하게 만든다.

**HOW TO**

1세트 10개, 좌우 20개(2세트)

## 응용 동작 ▼

엉덩이를 들고 하면 운동효과가 더 크다.

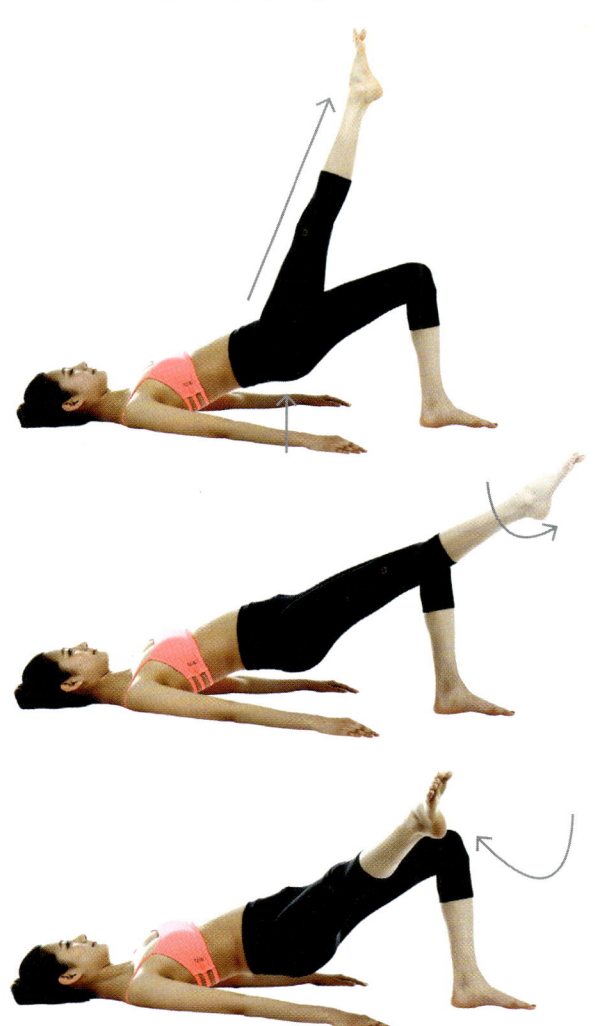

**NG** 원을 그릴 때 무릎이 굽혀져서는 안 된다.

# 3WEEK 13 척추 비틀기

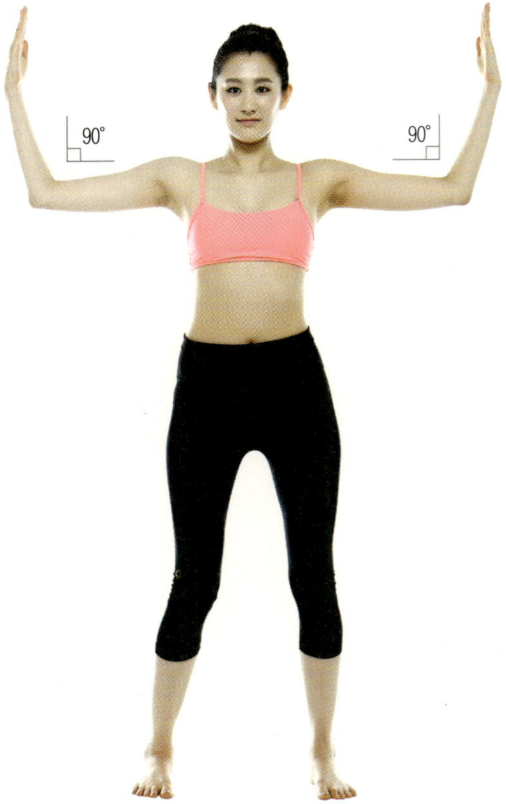

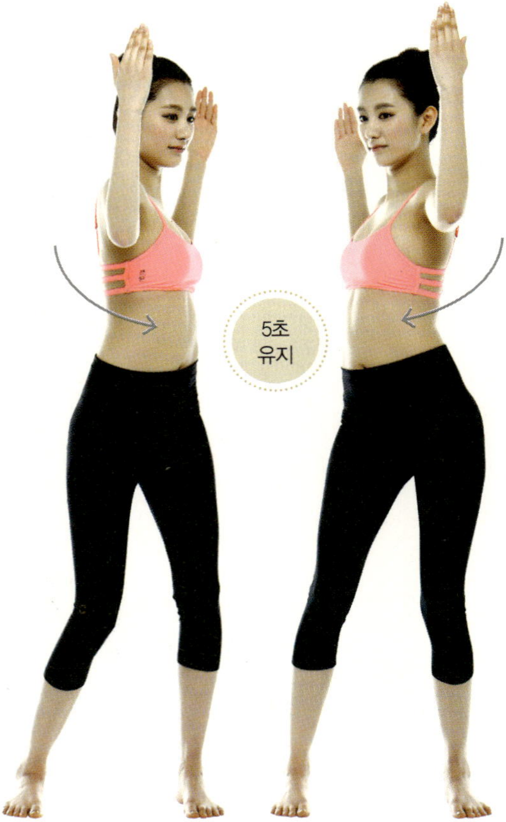

**1** 척추 정렬을 바로잡고 양다리를 어깨너비보다 살짝 넓게 벌리고 무릎을 약간 구부린다. 양팔은 직각으로 해 양옆으로 어깨 높이까지 들어올린다.

**2** 그 상태에서 양손과 허리를 최대한 왼쪽으로 돌려준다. 동작 완성 후 5초간 멈췄다가 원위치한다. 방향 바꿔 똑같은 동작을 반복해준다.

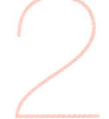
5초 유지

구부정한 자세(굽은 등)와 굽은 어깨, 비틀어진 척추가 바르게 교정된다.

HOW TO

1세트 10개, 좌우 30개(3세트)

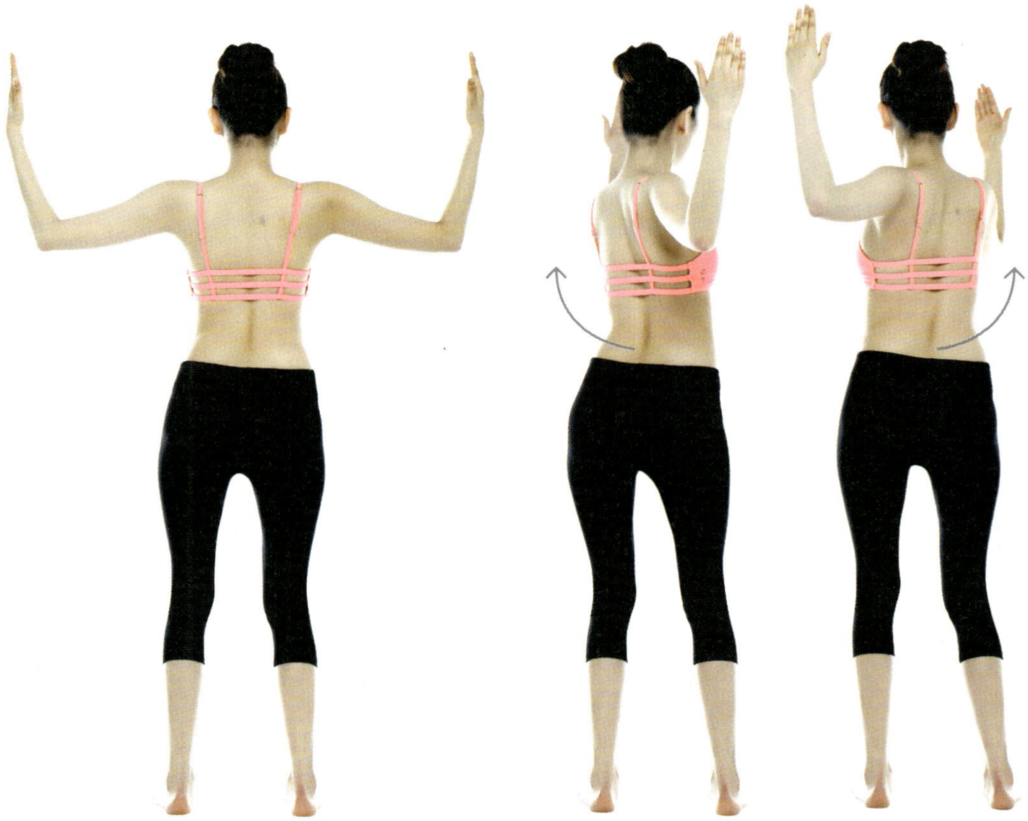

**POINT**

상체만 돌려야 한다. 엉덩이가 옆으로 과도하게 빠지면 안 된다.

**POINT**

딱딱하게 굳어 있는 척추 근육 전체와 옆구리, 허리 부위가 개운하게 풀리는 것을 느껴야 한다.

## 각질 제거보다 자세 교정이 우선이다

찜질방이나 목욕탕에 가면 발뒤꿈치 각질을 없애기 위해 깎고 문지르는 사람을 많이들 볼 수 있다. 그만큼 각질은 깎고 문질러도 계속해서 생긴다. 하지만 재발되지 않게 근본적으로 해결할 방법이 있다. 더 이상 힘들게 각질 제거하느라 땀 뻘뻘 흘려가면서 깎고 문지를 필요가 없다는 말이다.

우리 몸은 전신의 체형 관절이 상호 유기적으로 연결된 하나의 잘 만들어진 기계와도 같다. 그래서 한 부위의 문제는 전신의 다른 부위에 영향을 주는데 발뒤꿈치의 각질 또한 마찬가지이다. 결론적으로 발뒤꿈치에 각질이 생기는 근본적인 이유는 전신의 체중 하중이 유독 발뒤꿈치에만 쏠리는 신체의 불균형 때문이다.

상체의 무게중심이 앞쪽으로 기울어지면 자세가 구부정해지고 골반과 배가 튀어나오며 무릎관절이 구부러지는 현상이 생긴다. 그러면 무게중심이 앞쪽에 실리게 되는데 이를 보완하기 위해 체중 하중이 유독 발뒤꿈치에만 쏠리게 된다.

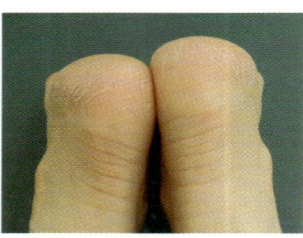

**자세 교정 전**
다리 길이 비대칭,
발뒤꿈치 각질

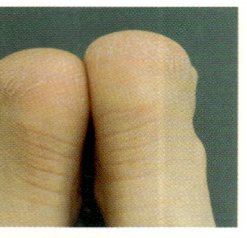

**자세 교정 후**
다리 길이 대칭,
각질 제거 완료

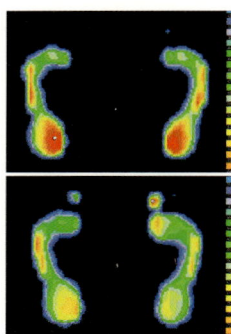

굽은 자세의 발 검사 사진(위는 교정 전, 아래는 교정 후)으로 각질 부위, 발뒤꿈치 부위에 집중적으로 체중이 쏠려 있다.

상체가 지나치게 앞쪽으로 쏠리면 골반과 무릎은 자연히 발뒤꿈치에 하중을 전달시켜 족부 계측기 측정 시 발뒤꿈치에 심각한 하중 쏠림 현상이 나타나게 된다. 체형이 불균형적인 대다수의 노인들은 만성적인 무릎, 허리 통증과 함께 각질 문제를 공통적으로 가지고 있다. 또한 최근 들어 장시간 하이힐을 착용해 발이 변형되고 발뒤꿈치 각질이 늘어난다는 여성들이 상당히 급증했는데, 이 또한 전신 체형과 골반이 틀어지고 상체가 앞으로 쏠리게 되면서 일어나는 증상이다.

불균형 체형으로 발이 변형된 상태에서 계속 걷고 나쁜 자세를 지속하게 되면 관절과 근육의 노화가 촉진되면서 심각한 퇴행적 변형이 진행된다.

요새는 많은 사람들이 발의 편안함보다는 신발의 디자인과 멋을 먼저 생각한다. 이 또한 발 건강 문제에 한몫을 한다. 이제 신발을 고를 때 건강도 함께 고려해보는 것은 어떨까? 불편한 신발로 체형이 균형을 잃어버리면 발뒤꿈치의 굳은살과 각질 등 이상증상은 계속해서 생기기 마련이다. 각질제거기로 아무리 밀어도 일시적인 해결책일 뿐이다.

체형을 교정하기 위해 필자를 방문하는 대다수 회원은 공통적으로 굽은 자세, 체형 불균형 증상뿐만 아니라 발뒤꿈치의 각질과 굳은살 문제를 동시에 고민한다. 근본적으로 자세 교정과 체형 교정을 통해 전신의 균형을 유지해야 발의 변형까지 예방할 수 있다. 그래야 각질도 다시 생기지 않는다.

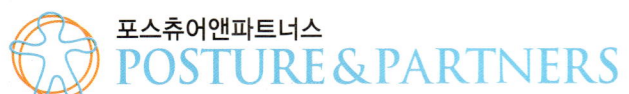

**9년 연속 100% 환불제 체형교정 1위**

## 전신 체형 관리 프로그램

### 01 체형 검사
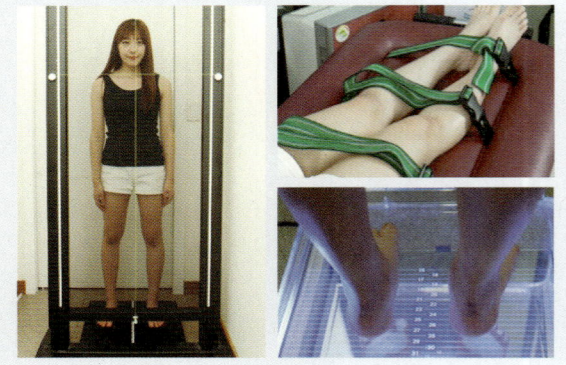

### 03 맞춤형 기구 운동
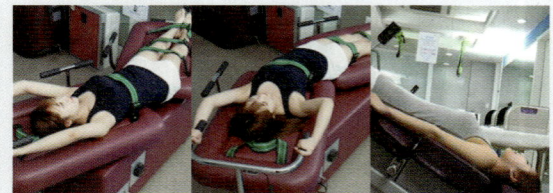
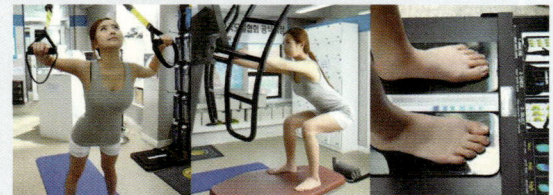
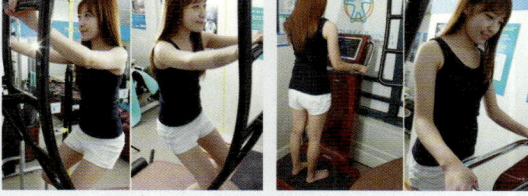

### 02 맞춤형 수기 관리
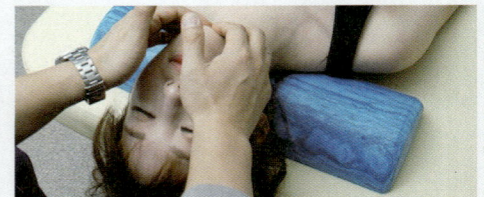
목·어깨 변형관리

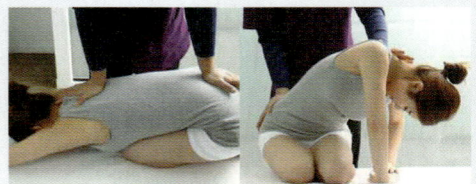
등·허리 변형관리

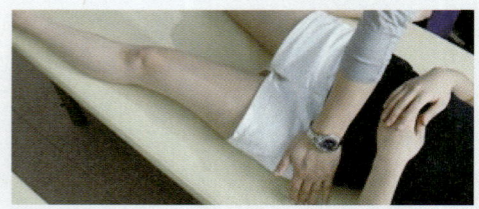
골반 및 하체관리

### 04 1:1 맞춤 상담 및 체형관리 결과 확인
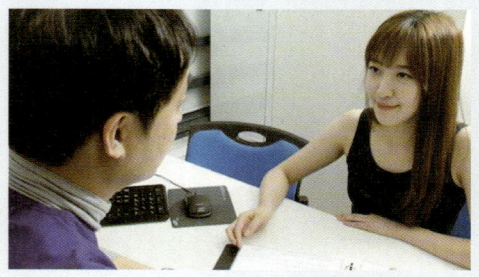